肺系病
临证经验集

主　编　王　洋

副主编　薛晓明　关　炜　陈　旭　张罗丹　尚　芳

编　委　（按姓氏笔画排序）

王　洋　冯海莲　关　炜　杜素俊　李　清

李韶妮　张　莉　张罗丹　陈　旭　尚　芳

季贝慈　周波波　赵勤萍　耿志霞　常佳婧

董兰东　韩　谕　程洋洋　温立强　薛晓明

人民卫生出版社
·北京·

图书在版编目（CIP）数据

肺系病临证经验集 / 王洋主编. — 北京：人民卫
生出版社，2023.3（2024.3重印）
ISBN 978-7-117-33996-4

Ⅰ.①肺…　Ⅱ.①王…　Ⅲ.①肺病（中医）－中医临床
－经验－中国－现代　Ⅳ.①R256.1

中国版本图书馆 CIP 数据核字（2022）第 208581 号

| 人卫智网 | www.ipmph.com | 医学教育、学术、考试、健康，购书智慧智能综合服务平台 |
| 人卫官网 | www.pmph.com | 人卫官方资讯发布平台 |

肺系病临证经验集
Feixibing Linzheng Jingyanji

主　　编：王　洋
出版发行：人民卫生出版社（中继线 010-59780011）
地　　址：北京市朝阳区潘家园南里 19 号
邮　　编：100021
E - mail：pmph @ pmph.com
购书热线：010-59787592　010-59787584　010-65264830
印　　刷：三河市宏达印刷有限公司
经　　销：新华书店
开　　本：710×1000　1/16　印张：15
字　　数：230 千字
版　　次：2023 年 3 月第 1 版
印　　次：2024 年 3 月第 2 次印刷
标准书号：ISBN 978-7-117-33996-4
定　　价：65.00 元
打击盗版举报电话：010-59787491　E-mail：WQ @ pmph.com
质量问题联系电话：010-59787234　E-mail：zhiliang @ pmph.com
数字融合服务电话：4001118166　　E-mail：zengzhi @ pmph.com

主编简介

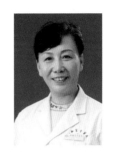

王洋，女，主任医师，山西省名中医，硕士研究生导师，山西省中医院肺病科名誉主任，第三批全国老中医药专家学术经验继承工作继承人，山西省老中医药专家学术经验继承工作指导老师，山西中医药大学中医师承教育班指导老师，中国民族医药学会热病分会副会长，中国中西医结合学会呼吸病专业委员会委员，山西省中西医结合学会常务委员，山西省突发公共事件专家组成员，山西省医疗事故鉴定委员会专家库成员，国家药品临床研究基地（中药）山西省中医院呼吸基地负责人。

从事呼吸系统疾病的临床、教学和科研工作 30 余年，曾先后到首都医科大学附属北京朝阳医院、中国中医科学院西苑医院进修。传承第三批全国老中医药专家学术经验继承工作指导老师王裕颐的学术思想，对心脑血管疾病及疑难杂症的诊治颇有心得。坚持严谨、认真、客观的工作态度，在中医药防治支气管哮喘、慢性阻塞性肺疾病、呼吸道感染性疾病等方面有丰富的临床经验。对于肺间质纤维化，重视痰、瘀、热、虚的整体治疗，以补气化湿、活血祛痰、补肺益肾为主要治法，以自拟肺纤方为基础加减，临床研究不断有新的突破；对于慢性阻塞性肺疾病，从"痰、瘀、虚"进行辨证论治，完整把握疾病发展的各个阶段，采用不同的治疗思想；对于支气管哮喘的急性发作期与缓解期，采用一套系列化、规范化的中西医结合治疗方案，如中西药气道给药、穴位贴敷、中药离子导入、穴位注射、肛滴平喘、自血疗法等，中医内治与外治并举，具有鲜明的特色和显著的临床疗效。

先后主持省、部级课题多项，发表论文 50 余篇，多次参加国内外学术交流，获山西省科学技术进步奖三等奖 2 项。先后荣获山西省抗击非典"双学双比"活动模范、山西省卫生厅先进个人，以及全国中医药应急工作先进个人等荣誉称号。培养硕士研究生 13 名。

前 言

中医药学是中国古代科学的瑰宝，也是打开中华文明宝库的钥匙，所以，传承好、发展好中医药传统文化在新时代具有深远的意义。长期以来，山西省中医院将中医药的继承、发展和创新工作视为医院发展过程中永恒的主题，并积极探索最科学、最有效的模式和途径。

2020年，在山西省卫生健康委员会及山西省中医院的支持下，王洋名医工作室正式成立。工作室成员积极收集整理临床典型医案、处方等原始资料，建立临证经验和文献数据库，开展学习交流、病案讨论和中医医案评价，总结萃集了我的学术经验，并收录了既往学术论文及成果，编著本书。

众所周知，呼吸系统疾病最常见的临床表现为咳嗽、咳痰、气喘，而中医素有"内不治喘、外不治癣"的说法，表明咳喘的治疗难度较大、容易反复发作，尤其对于年轻的中医师来讲，临床上很难找到行之有效的处方用药，所以总结和传承中医治疗肺系疾病的临床经验及中医特色诊疗方法，有着重要的实际意义。

本书归纳和总结了我行医近40年的学术思想和临证经验，具有很强的实用性和知识性。全书分两篇。上篇介绍了我对慢性咳嗽、支气管哮喘、支气管扩张、慢性阻塞性肺疾病、间质性肺疾病、肺结节、肺癌等呼吸系统疾病及其并发症的诊疗经验、用药心得，首次公开各种病证经验方及方解，并附有典型医案及分析，具有很强的临床实用性。下篇介绍了临床常用中医特色治疗，包括穴位贴敷、冬季膏方、自血疗法、肠疗、食疗等，首次公开穴位贴敷方药配比及穴位选择，采用辨病辨证辨体质的"三辨理论"开具个体化膏方，并详细介绍各种外治法操作流程及相关注意事项。临床诊疗中，中医与西医结合，各取所长，内治与外治并举，相得益彰，具有鲜明的特色和显著的临床疗效。

本书编写过程中，时间紧，工作量大，但工作室成员不辞辛苦，倾尽全力付出，让我备受鼓舞与感动，在此一并表示感谢。同时，编写不足之处，还请各位同道批评指正。

王 洋

2022年8月

目 录 ◎

上 篇

慢性咳嗽之咳嗽变异性哮喘　　　　　　002

慢性咳嗽之上气道咳嗽综合征　　　　　006

慢性咳嗽之胃食管反流性咳嗽　　　　　018

支气管哮喘　　　　　　　　　　　　　023

支气管扩张　　　　　　　　　　　　　036

慢性阻塞性肺疾病　　　　　　　　　　046

慢性肺源性心脏病　　　　　　　　　　055

间质性肺疾病　　　　　　　　　　　　062

肺结节　　　　　　　　　　　　　　　076

肺癌　　　　　　　　　　　　　　　　087

肺结核　　　　　　　　　　　　　　　096

感冒　　　　　　　　　　　　　　　　101

新型冠状病毒肺炎　　　　　　　　　　109

呼吸与情志　　　　　　　　　　　　　112

发热　　　　　　　　　　　　　　　　124

失眠　　　　　　　　　　　　　　　　138

汗证　　　　　　　　　　　　　　　　140

咳血　　　　　　　　　　　　　　　　142

水肿　　　　　　　　　　　　　　　　144

悬饮（胸腔积液）　　　　　　　　　　146

夜尿频多　　　　　　　　　　　　　　149

便秘　　　　　　　　　　　　　　　　152

下 篇

膏方　　　　　　　　　　　　156

伏九贴敷疗法　　　　　　　　171

肠疗　　　　　　　　　　　　182

慢性鼻窦炎外治法　　　　　　187

自血疗法　　　　　　　　　　188

呼吸系统疾病药膳食疗方　　　194

肺系疾病常用药对　　　　　　204

　对药　　　　　　　　　　　205

　角药　　　　　　　　　　　216

　组药　　　　　　　　　　　220

我的从医之路　　　　　　　　228

验方索引　　　　　　　　　　231

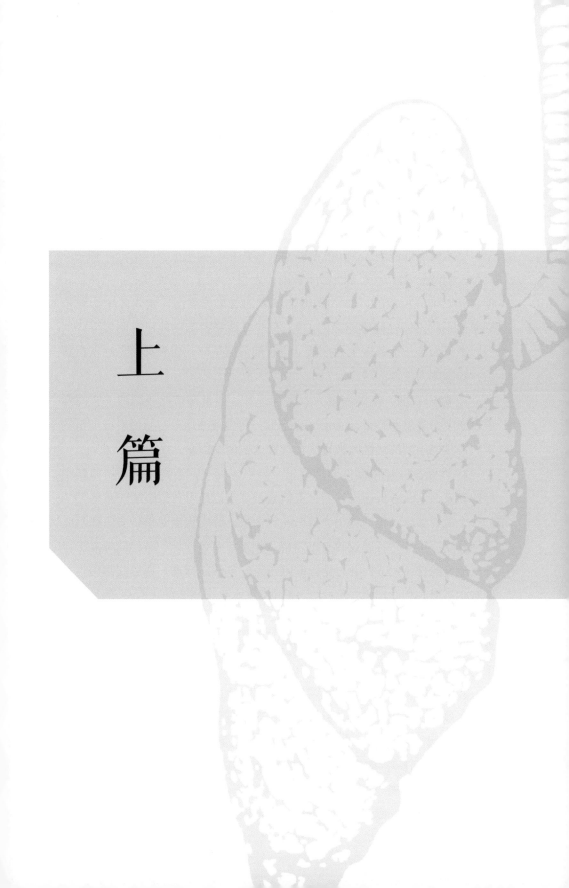

上 篇

慢性咳嗽之咳嗽变异性哮喘

一、西医部分

咳嗽变异性哮喘（cough variant asthma，CVA）是哮喘的一种特殊类型，咳嗽是其唯一或主要临床表现，无明显喘息、气促等症状或体征，但存在气道高反应性。CVA 是慢性咳嗽的最常见病因，国内多中心调查结果显示约占慢性咳嗽原因的 1/3。有些哮喘患者肺功能已有明显下降，但咳嗽仍为唯一症状或主要症状，也有部分典型哮喘患者在喘息症状缓解后，咳嗽成为主要症状。

1. 临床表现　主要表现为刺激性干咳，通常咳嗽比较剧烈，夜间及凌晨咳嗽为其重要特征。感冒、冷空气、灰尘及油烟等容易诱发或加重咳嗽，但其他原因的慢性咳嗽也同样存在这些诱发因素。

2. 诊断　应根据慢性咳嗽病史及特点、支气管激发试验和抗哮喘治疗的有效性综合分析作出诊断。支气管舒张剂治疗可有效缓解咳嗽是 CVA 的一个重要临床特征，但仍有部分（约 30%）哮喘患者对单纯支气管舒张剂治疗反应不佳，不建议将支气管舒张剂治疗有效作为一条诊断标准。但呼气流量峰值（PEF）平均变异率可作为一条诊断标准。诱导痰嗜酸性粒细胞水平增高和呼出气一氧化氮（FeNO）水平增高有助于 CVA 的诊断。推荐采用以下诊断标准（1A）：①慢性咳嗽，常伴有明显的夜间刺激性咳嗽；②支气管激发试验阳性，或 PEF 平均变异率 > 10%，或支气管舒张试验阳性；③抗哮喘治疗有效。

3. 治疗　CVA 的治疗原则与典型哮喘相同。①吸入性糖皮质激素（ICS）联合支气管舒张剂治疗比单用 ICS 或支气管舒张剂治疗能更快速和有效地缓解咳嗽症状。推荐使用 ICS 和支气管舒张剂（β_2 受体激动剂）的复方制剂（1B），如布地奈德/福莫特罗、氟替卡松/沙美特罗。建议治疗时间至少 8 周以上，部分患者需要长期治疗（2D）。②如果患者症状或气道炎症较重，或对 ICS 治疗反应不佳时，建议短期口服糖皮质激素治疗（10～20mg/d，3～5天）（2C）。如果口服激素治疗无效，需注意是否存在诊断错误、支气管激发试验假阳性，或其他疾病如早期的嗜酸性肉芽肿性多血管炎，或存在一些影响疗效的因素。③白三烯受体拮抗剂治疗CVA有效，能够减轻患者咳嗽症状、改善生活质量并减缓气道炎症（2B）。少数对ICS治疗无效的患者，使用白三烯受体拮抗剂治疗可能有效。疗程及对气道炎症的抑制作用仍有待进一步研究。

4. 预后 部分CVA患者会发展为典型哮喘。病程长、气道反应性高、诱导痰嗜酸性粒细胞水平增高是发展为典型哮喘的危险因素。长期吸入激素可能有助于预防典型哮喘的发生。

二、中医部分

咳嗽变异性哮喘以反复发作性咳嗽为主要表现，常伴咽痒、喷嚏等鼻咽部不适，属于中医学"咳嗽""风咳"范畴。

CVA的咳嗽呈发作性，伴反复咽中痒感，痒似虫行，又无法抑制，以及过敏因素，均反映了该病的风邪特点。风邪是本病发生、发展和演变过程中的主要致病因素。

1. 病因 风挟外邪（寒、热、燥邪）从口鼻、咽喉、皮毛而入，导致肺气郁闭，升降失司，肺管不利，气道挛急所致。

2. 病机 风动气逆，肺气失宣。

3. 治疗理念 笔者采用"辨病＋辨证"方法，选用加味脱敏增免汤，结合患者症状及舌脉辨证施治。兼热者，加清肺化痰之药；兼寒者，加辛温散寒之药；兼燥者，加养阴润燥之药；咽痒咳嗽剧烈者，加缓急收敛止咳之药；"久病入络"，日久兼瘀者，当予活血通络之药；"金水相生"，咳久及肾者，兼予补肺肾之品。

4. 基础方 加味脱敏增免汤。

组成：苍耳子6g，地龙20g，炙麻黄6g，杏仁12g，百部12g，乌梅12g，蝉蜕6g。

方解：苍耳子配地龙，具有通窍脱敏、通络定喘之功，为笔者常用对药之一；炙麻黄配地龙，麻黄辛温，地龙性寒味咸，寒温平调，具有疏风解痉、止咳平喘之功，为治疗风邪咳嗽的常用对药。炙麻黄配杏仁，炙麻黄辛温宣散，专疏肺郁，宣泄气机，与杏仁一宣一降，宣肺止咳，调畅肺的升降气机。乌梅、蝉蜕亦为常用对药，乌梅酸涩、敛肺止咳，蝉蜕甘寒、宣散风热而能透疹止痒，药理研究有抑制变态反应作用，二者一散一敛，共奏祛风止咳、脱敏除痒之功。百部，甘润苦降，微温不燥，专攻润肺止咳，无论外感、内伤、暴咳、久咳皆可用之。《名医别录》："百部根……主治咳嗽上气。"全方以地龙、蝉蜕、苍耳子、乌梅疏风脱敏为主；炙麻黄、杏仁、百部共为角药，调畅气机升降、宣肺止咳之力强，无论寒热虚实皆可配伍应用。

常用加减：

（1）风热者，常有咽痒，少量黄痰，加炙枇杷叶、黄芩、射干、牛蒡子。

（2）风寒者，伴清涕、喷嚏，加桂枝、细辛、白芷、防风。

（3）伴鼻干、咽干、口干明显者，加麦冬、玄参、黄芩、天花粉。

（4）伴黄痰、口干、口苦者，加黄芩、鱼腥草、瓜蒌等。

（5）伴久病，舌质暗红，考虑久病入络，加丹参、赤芍、当归。

（6）伴乏力、汗出、畏寒或亚健康状态，加防风、灵芝。

（7）伴腰背酸困、小便不利，加熟地黄、狗脊、杜仲、葛根、白茅根。

（8）缓解期常可联合膏方，调补肺肾。

5. 中成药　针对咳嗽变异性哮喘，可选用的中成药有苏黄止咳胶囊、肺力咳胶囊、通宣理肺丸等。

6. 病案

王某，女，35岁。初诊日期：2019年5月15日。

主诉：反复咳嗽、咳痰2个月，加重10天。

现病史：患者2个月前无明显诱因出现咳嗽，少量白痰，伴咽喉不利，自服甘草片后症状略有好转，但症状反复发作。平素对香水、油烟等气味敏感。近10日咳嗽症状再次加重，遇风或剧烈活动后加重，口服甘草片无缓解，就诊于我科。

现症见：咳嗽、咳痰色白，伴鼻塞，咽喉不利，纳眠可，二便调。舌质暗红，苔薄白，脉弦。

既往史：过敏性鼻炎病史 5 年，间断口服鼻炎康、氯雷他定等药物。

查体：双肺呼吸音清，未闻及干湿啰音，咽部充血。

辅助检查：呼出气一氧化氮（FeNO）88ppb。肺功能：气道反应性增高，激发末可闻及哮鸣音。

诊断：咳嗽变异性哮喘，过敏性鼻炎。

处方： 苍耳子 6g　　地　龙 10g　　乌　梅 10g　　蝉　蜕 10g

炙麻黄 6g　　杏　仁 12g　　百　部 10g　　桂　枝 10g

细　辛 3g　　防　风 10g　　桔　梗 12g　　生甘草 6g

7 剂，水煎服，日 1 剂，早晚分服。

药后咳嗽症状大减，继服 1 周，症状缓解。

[按语] 患者系过敏体质，现慢性咳嗽，反复发作，结合肺功能及呼出气一氧化氮测定，明确诊断为咳嗽变异性哮喘，治疗上采用辨病加辨证，在加味脱敏增免汤基础上加减。此外，患者咳嗽变异性哮喘合并过敏性鼻炎，治疗当肺鼻同治，方能达到预防疾病反复的目的。治疗 2 周后，患者咳嗽、鼻塞症状缓解，嘱其每于伏天行穴位贴敷联合中药汤剂治疗，冬季采用膏方调理，改善过敏体质。

慢性咳嗽之上气道咳嗽综合征

一、西医部分

1. 定义及临床特点　上气道咳嗽综合征（upper airway cough syndrome，UACS），又名鼻后滴漏综合征（post-nasal drip syndrome，PNDS），是指鼻腔、鼻窦炎性病变引起鼻分泌物倒流至鼻后和咽喉等部位，直接或间接刺激咳嗽感受器，导致的以咳嗽为主要临床表现的慢性疾病，是慢性咳嗽最常见的病因之一。本病的主要特点是患者出现持续性咳嗽，还可表现为鼻腔分泌物增加、频繁清嗓、鼻后滴漏感，长期咽部刺激可出现慢性咽炎、扁桃体炎，咽后壁可见淋巴滤泡明显增生（鹅卵石样改变），咽后壁黏液附着，变应性鼻炎可有黏膜苍白、水肿等，鼻窦炎可见总鼻道、中鼻道较多脓性分泌物，怀疑腺样体肥大可表现为夜间打鼾等。若长期鼻塞、嗅觉差者，建议行鼻窦镜检查，如果鼻息肉严重，中医称鼻痔，建议以手术治疗为主。

2. 治疗　治疗上气道咳嗽综合征时，需要结合患者具体病因。如急性细菌性鼻窦炎建议使用阿莫西林 / 克拉维酸、头孢类或喹诺酮类抗生素，并联合鼻用糖皮质激素。由慢性鼻窦炎引起的咳嗽推荐 3 周以上抗感染治疗，并口服第一代抗组胺药物联合减充血剂，同时应用鼻吸入激素治疗，辅助生理盐水鼻腔冲洗，必要时可经鼻内镜手术治疗。非变应性鼻炎患者，治疗首选第一代抗组胺药物和减充血剂。变应性鼻炎患者首选鼻腔吸入性糖皮质激素及口服第二代抗组胺药物治疗。

二、中医部分

1. 定义　笔者认为，上气道咳嗽综合征为肺、鼻、咽同病，属于中医学"咳嗽"范畴。肺居于胸中，膈以上，在脏腑之中的位置最高。《灵枢·九针论》载："肺者，五脏六腑之盖也。"肺为娇脏，其性喜润恶燥，不耐寒热，外合皮毛，开窍于鼻，与天气直接相通。六淫外邪侵犯人体，或从口鼻而入，或侵犯皮毛，皆易犯肺而致肺气不利，升降失司，出现咳嗽。《灵枢·五阅五使》曰："鼻者，肺之官也。"鼻主司嗅觉，其功能亦赖于肺气的宣发。《素问·五脏别论》载："故五气入鼻，藏于心肺，心肺有病，而鼻为之不利也。"故外邪侵袭，鼻窍闭塞，肺失宣降，则出现鼻塞、流涕、嗅觉不利。喉的通气和发声也直接受肺气的影响。喉是肺之门户以及呼吸的路径。《素问·六节藏象论》曰："五气入鼻，藏于心肺，上使五色修明，音声能彰。"故咽喉受邪，肺气不利，则出现咽痒、声嘶、咳嗽等症。

2. 病因 上气道咳嗽综合征的病因可分为外邪侵袭与脏腑内伤。

外感六淫之邪，或因吸入烟尘、异味气体，从鼻窍、咽喉侵袭肺脏，鼻窍不利则鼻塞、流涕，咽部经络不通则咽堵咽痒，肺失宣降则咳嗽，日久失治则迁延难愈。亦可见于先天禀赋不足，素体肺气亏虚，或患者素有痰疾，外邪犯肺，引发宿痰，阻滞气道，肺气失宣。

内伤可因嗜烟好酒，过食肥甘，酿湿生痰，痰气搏结于气道，肺气不利，发为咳嗽；痰气交阻，经络不通，气机升降不利，肺脏功能失调，日久则影响其母脏及子脏，导致肺脾气虚、肺肾阴虚。

3. 病机 主要病机为邪犯肺络，肺失宣降，肺气上逆。早期多属实证，涉及风、寒、热、燥、痰邪，后可逐渐由实转虚，或成虚实夹杂之证。本病的治疗应分清邪正虚实，初期肺实者以疏风宣肺、利咽通窍为主，兼散寒、清热、润燥；后期邪实正虚，以标实为主者治以祛邪止咳，以本虚为主者治以扶正补虚，并兼顾利咽通窍。辨证分为风盛挛急、热壅肺窍、痰气交阻、肺阴亏耗。

4. 诊疗经验

（1）重视上气道咳嗽综合征：作为慢性咳嗽的第二位病因，其患者多因咳嗽、鼻咽部不适前来就诊。病因可能为鼻窦炎、变应性鼻炎、非变应性非感染性鼻炎、感染性鼻炎、腺样体肥大、慢性扁桃体炎及慢性咽炎等，临床漏诊率高，宜在宣肺化痰止咳基础上联合抗炎、抗过敏、利咽、通窍治疗。

（2）把握耳鼻咽喉病变特点：上气道咳嗽综合征患者常因夜间平卧位

后鼻咽部分泌物倒流至咽中，导致咽喉部分泌物积存，晨起咳嗽、咳痰多，治疗重点在治肺基础上兼顾治疗鼻咽部疾病。

（3）重视慢性咽炎与情志病的关系：临床上部分慢性咽炎患者，疾病发作常与情绪相关，属于中医"梅核气"范畴，证属肝郁气滞，多由于情志因素，七情郁结，肝失条达，气机不和所致，症见咽部异物感、咽球综合征，空咽时咽喉部有明显的团块附着或胀满感，主诉有异物感、梗阻感、灼热感、蚁行感、呼吸不畅等不适感觉，吞咽食物时这一感觉反而并不明显，常与精神心理、神经因素有关，女性患者多于男性。

5. 基础方

（1）**鼻炎1号方**：该方侧重于治疗过敏性鼻炎，多用于素体肺虚、邪袭肺卫证，症见打喷嚏、流清涕，鼻痒不适。老年人多伴有宗气不足表现，如进食时鼻涕滴答不利；儿童多因禀赋不足、肾精亏虚，常伴有湿疹，属于过敏体质，症见打喷嚏、流涕、身痒、耳痒等过敏症状。成年人多于季节变化及冷热环境变化时加重，常因"感冒"就诊，病情迁延不愈，常诱发哮喘发作。

组成：炒苍耳子6g，细辛3g，辛夷12g，防风12g，制五味子12g，桂枝12g，白芍20g，甘草6g。

方解：鼻炎1号方是在苍耳子散基础上加减化裁而成。方中苍耳子辛苦温，入肺经，温和疏达，流利关节，宣通鼻窍，遍及孔窍肌肤而不偏干燥烈，又独能上达颠顶，疏通脑户之风寒，为风病之要药，而无辛香走窜、升泄过度、耗散正气之虑。苍耳子既可走上、走下、入内、出外，为通达之药，可通达九窍，亦为治风湿之药，不可单纯认为其为通鼻窍的药。辛夷辛温，趋向升浮，主入肺、胃经，气味芳香质轻，性升散，入肺经善散肺部风邪而宣通鼻窍，为治疗鼻渊之要药。苍耳子与辛夷，都能开窍通鼻，相辅相成，协同增效，为治疗过敏性鼻炎之要药。防风解表又祛风，有脱敏效果，可改善患者过敏体质；细辛祛风散寒、通窍之功效显著；五味子、桂枝、白芍温通经脉、收敛固涩；甘草调和诸药。

（2）**鼻炎2号方**：该方侧重于治疗过敏性鼻炎伴有鼻窦炎，证属痰热郁肺，鼻窍壅滞；症见打喷嚏，鼻塞，鼻有黄浊涕，甚则前额眉棱骨疼痛，头闷耳胀。治以清热化痰，除脓清窦。

组成： 炒苍耳子 6g，细辛 3g，辛夷 12g，白芷 12g，薄荷 12g，广藿香 10g，胆南星 10g，石菖蒲 12g，鱼腥草 30g，黄芩 12g。

方解： 鼻炎 2 号方是在藿胆丸基础上加减而成。藿胆丸主要由广藿香和猪胆粉制成，具有芳香化浊、清热通窍的功效，用于湿浊内蕴、胆经郁火所致鼻塞、流浊涕、前额头痛。鼻炎 2 号方将藿胆丸中的猪胆粉改为胆南星，并在苍耳子散基础上加石菖蒲、鱼腥草。其中，藿香善治外感暑湿食滞、头痛、鼻渊，黄芩清热解毒，石菖蒲、胆南星开窍醒神，鱼腥草清热排脓。全方共奏清热化痰、除脓清窦之功。处方应中病即止、不可久服，热清后仍需扶正收功。现代药理研究显示，细辛、辛夷、白芷等温性药物含挥发油成分，能收缩鼻黏膜血管，保护鼻腔黏膜，促进鼻腔黏膜分泌物吸收，改善微循环，从而减轻炎症，使鼻腔通畅。

常用加减（鼻炎 1 号方、鼻炎 2 号方）：

1）鼻痒、喷嚏重者，加蝉蜕、乌梅，以脱敏通窍。

2）合并湿疹者，加白鲜皮、土茯苓。

3）鼻塞重者，加鹅不食草以芳香通窍，但鹅不食草气味辛熏，内服剂量不可过大，一般 6g，否则易出现胃肠道反应。

4）鼻窍不通伴耳窍不利，如耳痒、耳闷、耳闭塞不通者，加郁金以利窍通络。

5）肺气虚者，在玉屏风散基础上加灵芝、红景天，以补肺益气。

6）脾胃虚弱者，以补中益气为基础方。

（3）**慢性鼻炎外用方：苍耳子油滴鼻剂。**

制备方法： 将苍耳子 30g 用文火炒至微黄，取出捣碎后用 50ml 香油浸泡，密封 3 日后可使用。

用法： 用棉棒浸润后涂抹在鼻腔，每日 2～3 次，可反复应用。

适应证： 用于治疗慢性鼻炎、鼻塞、嗅觉失灵等。

（4）**咽炎 1 号：** 此方侧重于治疗上呼吸道感染伴有过敏性咽炎、急性咽炎，证属风热袭肺、肺卫不固，症见咽干、咽痒，甚则咽痛，咽部有异物感，多于感冒后出现。

组成： 大青叶 15g，山豆根 6g，射干 12g，牛蒡子 10g，乌梅 12g，橘络 12g，桔梗 12g，生甘草 6g。

方解：方中大青叶、山豆根、牛蒡子、射干疏风清热、利咽解毒；乌梅、橘络生津止咳、化痰通络，合桔梗汤祛痰利咽。全方共奏疏风清热、利咽止咳之效。

（5）**咽炎 2 号方**：此方侧重于治疗无具体病因的咽部异感症，中医称梅核气。《金匮要略·妇人杂病脉证并治》中最早描述其特征为"妇人咽中如有炙脔"，发作常与情绪相关，西医称咽神经症、慢性咽炎。咽部受迷走神经、舌咽神经、副神经、三叉神经和颈丛分支等多种神经支配；这些神经末梢广泛裸露在咽部，起着传感器的作用，感觉异常灵敏，各种器质性病变、精神因素等刺激，使其黏膜表面的受体电位离子通道在介质作用下开放，从而产生咽部异常感觉。西医治疗上主要用黛力新（氟哌噻吨美利曲辛片）、谷维素、维生素 B$_1$ 类基础处方，可起到舒缓情绪、调节自主神经功能紊乱、改善神经炎的作用，并加以积极心理疏导，但是效果常不理想、易反复。中医治疗以疏肝理气化痰为主，常能起到事半功倍的效果。

组成：半夏 12g，厚朴 9g，茯苓 10g，苏梗 10g，陈皮 12g，郁金 10g，桔梗 12g，生甘草 6g。

方解：咽炎 2 号方由半夏厚朴汤化裁而成，重于行气化痰，利咽止咳。现代药理研究发现，半夏厚朴汤能降低下丘脑促肾上腺皮质激素释放激素（CRH）、血浆促肾上腺皮质激素（ACTH）及血清 CRH 的表达，具有抗抑郁作用。方中半夏化痰开结，降逆和胃；厚朴下气除满，开凝散结而通气利痰；茯苓渗湿健脾，助半夏化痰；苏梗芳香疏散，助厚朴顺气宽胸；加陈皮、郁金以加大理气开郁之力，桔梗、生甘草以祛痰利咽。

常用加减（咽炎 1 号方、咽炎 2 号方）：

1）若患者症状反复发作，加柴胡、薄荷，以疏肝解郁、清利头目。

2）若夜眠差，加合欢花、五加皮，以养心安神、宁心镇静。

3）若情绪起伏反复，加柴胡、黄芩、香附、玫瑰花，以加大理气开郁之力。

4）若咽部有发凉束缚感，加威灵仙、炒白芍，以缓急解痉。

（6）**咽炎 3 号方**：此方侧重于治疗慢性咽炎反复发作者，多与职业相关，如教师、歌手、文艺工作者。症见咽干、咽痒、声音嘶哑，常伴有频繁清嗓，证属肺肾阴虚，治以补肺益肾。

组成： 玄参 12g，沙参 30g，麦冬 10g，乌梅 12g，僵蚕 12g，薄荷 10g，石斛 12g，桔梗 12g，生甘草 6g。

方解： 方中沙参、麦冬、乌梅养阴润肺；玄参、薄荷、石斛滋阴利咽；僵蚕味咸，既能软坚散结，又兼可化痰；桔梗、生甘草合为桔梗汤，以祛痰利咽。

常用加减： 若咽炎兼有大便干燥，可用罗汉果，既可利咽，又可通便。

（7）**散结逐瘀方：** 此方主要用于声带小结，咽部淋巴滤泡增生，小儿腺样体肥大患者。症见声音嘶哑，咽部涩滞感，伴咽中异物感。查体咽部色暗红，舌质暗，脉涩。

组成： 当归 10g，赤芍 12g，全蝎 3g，僵蚕 10g，绿萼梅 12g，野菊花 15g，海浮石 15g，桔梗 12g，生甘草 6g。

方解： 当归味甘而辛，甘补辛散，苦泄温通，为血中之气药，既能补血，又能活血。而当归身长于补血，当归尾长于活血祛瘀，全当归则补血活血。赤芍苦寒，主入肝经血分，长于清热凉血、祛瘀止痛，对瘀血诸痛功效尤佳。当归、赤芍二药伍用，共起活血化瘀止痛之功。全蝎性平，具有攻毒散结、通络止痛之功，僵蚕味咸，既能软坚散结，又兼可化痰，二者共起活络通经散结之效。绿萼梅性平，疏肝理气，化痰散结，古今医家多谓其"理气而不伤阴"，野菊花清热解毒，具有消肿止痛之功，两药合用，行气解毒。海浮石又名水泡石、浮水石，味咸、质轻，以能浮于水面者为佳，形态（中空）类似人体肺脏，故清肺化痰、软坚散结之力强。桔梗、生甘草，利咽止痛，引药达病所。

常用加减：

1）阴虚甚者，加玄参、石斛、麦冬等。

2）若瘀滞重，可加三棱、莪术等。

3）结节明显，加浙贝母、生牡蛎、夏枯草等。

6. 病案

张某，男，30岁。初诊日期：2020 年 10 月 15 日。

主诉： 间断咳嗽、鼻塞半年，加重 1 周。

现病史：患者半年前因感冒后出现咳嗽迁延，间断口服止咳化痰药（具体不详），效果欠佳，平素恶风、自汗、易感冒。1 周前受凉后咳嗽复发，咽部异物感，夜间尤甚，每遇刺激性异味、冷空气等加重，晨起喉间痰黏难咳，时咳少量白色泡沫黏痰，嚏多流涕，色白质黏，鼻痒鼻塞。就诊于当地医院，行鼻内镜检查提示鼻黏膜水肿，喉镜检查提示咽后壁可见淋巴滤泡明显增生，予喷入布地奈德鼻喷剂后，喷嚏明显减轻，仍咳嗽、咳痰伴清嗓间作。

今就诊于我科，现症见：咳嗽、咳痰，痰多质黏不易咳，鼻塞，不闻香臭，嚏多流涕，咽干、咽痒，咽部异物感，纳眠可，二便调。舌质暗红，苔薄白，脉弦滑。

既往史：荨麻疹病史，现间断双下肢皮肤瘙痒。

查体：双肺呼吸音粗，未闻及明显干湿啰音，未闻及捻发音及胸膜摩擦音。

辅助检查：胸部正侧位片示双肺纹理增重。肺功能检查示肺通气功能正常，激发试验阴性。

处方：

苍耳子 6g	细 辛 3g	辛 夷 6g	防 风 12g
五味子 10g	白 芷 12g	川 芎 30g	炙麻黄 6g
炒杏仁 10g	百 部 10g	蝉 蜕 10g	射 干 12g
桔 梗 12g	生甘草 6g		

6 剂，水煎，日 1 剂，早晚分服。

二诊：2020 年 10 月 22 日。服药 6 剂后，患者喷嚏、鼻涕减轻，嗅觉逐渐恢复，咽干稍有缓解，仍咽部不适伴咳嗽、咳痰，舌暗红，苔薄白，脉弦滑。上方去细辛、防风，加半夏 12g、厚朴 10g、茯苓 20g、陈皮 12g。

三诊：2020 年 10 月 29 日。服药 6 剂后，咽部不适明显减轻，咳嗽、咳痰减轻，偶有怕冷。方选玉屏风散合鼻炎 1 号方加减（党参 20g，生黄芪 20g，防风 12g，白术 15g，炒苍耳子 6g，细辛 3g，辛夷 6g，制五味子10g），10 剂。

1 个月后随诊，患者鼻咽部不适及咳嗽未再反复。

[按语] 笔者认为，此患者发病归为内外因共同作用，内因主要为素体肺脾气虚，外因责之于六淫，其中又以风邪为要。治法上治以清热解毒、祛风通窍，佐以补肺健脾。依据患者症状、体征及辅助检查，过敏性鼻炎、慢性咽炎引起的上气道咳嗽综合征诊断明确。初诊方选鼻炎 1 号方加减，以苍耳子散为基础，治疗过敏性鼻炎症见喷嚏、鼻痒、鼻有清涕。二诊时，患者鼻部不适症状已缓解大半，故增加宣肺祛痰通窍药物，恢复脏腑功能，加入半夏、厚朴、茯苓、陈皮以理气健脾化痰。三诊缓则治其本，以益气固表、补益脾肺为旨，意在培土生金，虚则补其母，加入玉屏风散，改善患者过敏体质；诸药同用，共奏脱敏增免之良效。

7. 膏方病案

案 1：张某，男，50 岁，初诊 2019 年 10 月 9 日。

主诉：咳嗽、咳痰伴鼻塞 10 余年。

现病史：患者于 2009 年开始出现鼻塞，喷嚏伴鼻有清涕，遇冷热交替及季节变化时明显，就诊于当地医院，完善鼻内镜检查提示鼻黏膜苍白、水肿，诊断为过敏性鼻炎，间断使用布地奈德鼻喷剂，鼻塞症状反复。1 周前患者受凉感冒后出现咳嗽、咳痰，咽干、咽痒，鼻干，鼻痒伴有脓浊黄涕，就诊于当地医院，行鼻窦部 CT 提示鼻窦炎，口服抗生素后鼻流脓涕减轻，仍咳嗽，痰白质黏，咽部异物感，鼻塞伴鼻有白浊涕。

今就诊于我科，现症见：咳嗽，咳痰，色白质黏，鼻塞，黄浊涕，涕中带血，鼻痒伴眼痒，纳呆，寐欠安，二便调。舌淡苔黄腻，脉滑。既往有湿疹。

辨病依据：慢性支气管炎、过敏性鼻炎、鼻窦炎、慢性咽炎。

（1）患者慢性咳嗽、咳痰 10 余年，伴有鼻咽部不适，遇刺激性气味或冷热空气则发作。

（2）鼻窦部 CT 提示鼻窦炎。

辨证：痰热郁肺证。痰热郁肺则咳嗽，咳痰，鼻中黄浊涕；热伤血络则涕中带血。舌淡苔黄腻，脉滑，属于痰热郁肺之象。

辨体质：异禀质。患者既往有湿疹病史，现出现鼻痒、咽痒等过敏症状。

处方： 黄　芩 12g　　白茅根 30g　　白　芷 12g　　辛　夷 10g

　　　　苍耳子 6g　　　细　辛 3g　　　藿　香 10g　　胆南星 12g

　　　　石菖蒲 12g　　鹅不食草 6g　　金荞麦 30g　　蒲公英 30g

　　　　芦　根 30g　　桔　梗 12g　　生甘草 6g

6 剂，水煎服，日 1 剂，早晚分服。

二诊： 2019 年 10 月 15 日。自诉服药后，鼻咽部症状减轻，黄浊涕转白、量减，无涕中带血，咳嗽、咳痰缓解。现间断鼻塞，白涕，鼻痒、咽痒，遇刺激性气体症状加重，舌淡苔薄黄，脉滑。给予膏方调服。

处方： 苍耳子 6g　　　细　辛 3g　　　辛　夷 10g　　鹅不食草 6g

　　　　藿　香 10g　　川　芎 20g　　胆南星 10g　　百　合 30g

　　　　露蜂房 10g　　桂　枝 10g　　白　芷 12g　　薄　荷 12g

　　　　黄　芪 30g　　防　风 10g　　炒白术 15g　　党　参 30g

　　　　茯　苓 15g　　半　夏 12g　　陈　皮 10g　　炙杷叶 12g

　　　　射　干 12g　　板蓝根 10g　　山豆根 6g　　炒扁豆 30g

　　　　炒山药 30g　　生地黄 15g　　玄　参 15g　　黄　精 15g

　　　　淫羊藿 15g　　杜　仲 20g　　菟丝子 30g　　乌　梅 20g

　　　　蝉　蜕 10g　　桔　梗 12g　　生甘草 6g

16 剂，水煎制膏

　　　　西洋参 50g　　蛤　蚧 3 对　　紫河车粉 60g　　川贝母 30g

　　　　鹿角胶 50g　　龟甲胶 100g　　阿　胶 250g　　蜂　蜜 250g　收膏

三诊： 2020 年 6 月于本科继续服用中药调理并配合"冬病夏治"三伏贴治疗。2020 年 11 月，患者来诊，诉今年秋冬季鼻炎未反复，现偶有鼻塞，鼻后滴漏，咽部黏腻不爽，恶风，自汗出，小便淋沥涩痛，眠差，舌淡苔薄黄，脉滑。前来继续服用膏方调理。

处方： 生黄芪 30g　　防　风 10g　　炒白术 15g　　苍耳子 6g

　　　　辛　夷 10g　　白　芷 10g　　黄　芩 10g　　藿　香 10g

　　　　胆南星 10g　　柴　胡 10g　　露蜂房 10g　　地　龙 10g

　　　　桂　枝 10g　　炒白芍 10g　　生龙骨 30g　　生牡蛎 30g

　　　　泽　泻 12g　　茯　苓 15g　　通　草 10g　　蒲公英 30g

合欢花 15g	夜交藤 30g	射　干 15g	白茅根 30g
黄　精 15g	淫羊藿 15g	杜　仲 20g	菟丝子 30g
生地黄 15g	炒山药 30g	玄　参 15g	乌　梅 10g
蝉　蜕 10g	桔　梗 12g	生甘草 6g	浙贝母 12g

16 剂，水煎制膏

人　参 30g	紫河车 60g	蛤　蚧 5 对	鹿角胶 100g
龟甲胶 100g	阿　胶 250g	蜂　蜜 250g	

收膏

[按语] 患者初诊辨证属痰热郁肺证，治疗上予鼻炎 2 号方加减以清热化痰、除脓清窦。二诊，患者黄浊涕明显减少，适合服用膏方调理，方选鼻炎 1 号方为主方以通鼻窍，合玉屏风散以补气固表，六君子汤以健脾益气、培土生金，佐乌梅、蝉蜕以改善患者过敏症状，淫羊藿、杜仲、菟丝子以助肾阳，辅以川贝母以防补益太过化热，西洋参、紫河车、鹿角胶、龟甲胶、阿胶以益气养阴生血，使气血得补，阴阳调和，正气得复，则鼻炎未予反复。三诊，继续膏方调理，主方继续予鼻炎 1 号方合玉屏风散以脱敏增免，加入桂枝加龙骨牡蛎汤调和营卫、纳气平喘，结合患者小便淋沥涩痛，加用泽泻、通草、蒲公英、白茅根以清热利尿通淋。笔者认为，患者咽部症状皆鼻后滴漏所致，故重在治鼻补肺，则咽部症状自消。服用后随访，患者诸症皆消，鼻炎、鼻窦炎及咽炎症状未再反复。

案 2：胡某，女，40 岁，初诊 2013 年 11 月 21 日。

主诉：咽干、咽部异物感 3 年。

现病史：3 年来患者自觉咽干、咽部异物感，平素易生闷气，情绪不佳，疑虑多思，间断口服咽炎片，症状反复，多次于外院行喉镜检查示"慢性咽炎"。

现症见咽干、咽痒、咽部异物感，偶有咳嗽，咳痰不出，伴见眼干、皮肤偏干，手足心热，纳呆，失眠多梦，二便调。舌红少苔，脉细数。

查体：咽部慢性充血，咽后壁淋巴滤泡增生。

个人史：平素多食辛辣刺激性食物。

辨病依据：慢性咽炎。

（1）平素多食辛辣刺激性食物。

（2）患者咽干、咽痒、咽部异物感。

（3）咽部慢性充血，咽后壁淋巴滤泡增生。

（4）喉镜检查示"慢性咽炎"。

辨证依据：肝郁气滞，肺肾阴虚。

（1）肺阴虚阴液不能濡润，则咽干、咳痰不爽。

（2）肾阴虚则阳偏胜，则手足心热，虚热灼液可致皮肤干燥、眼干；舌红少苔，脉细数，为阴虚表现。

（3）患者平素易生闷气，情绪不佳，疑虑多思，症状发作与情绪相关。

辨体质：气郁体质，则平素易生闷气，情绪不佳，疑虑多思，纳呆，失眠多梦；阴虚体质，则眼干、咽干、皮肤干燥。综合为气郁阴虚体质。

处方：

沙　参12g	麦　冬15g	百　合15g	石　斛10g
百　部15g	炙杷叶12g	炒杏仁12g	绿萼梅12g
天花粉20g	射　干12g	柴　胡10g	薄　荷12g
厚　朴10g	半　夏10g	茯　苓15g	苏　梗12g
香　附12g	郁　金12g	桔　梗12g	生甘草6g
熟地黄10g	山茱萸10g	炒山药30g	牡丹皮12g
泽　泻10g	黄　精12g	仙　茅12g	淫羊藿15g
杜　仲15g	陈　皮10g	党　参30g	炒白术15g
木　香10g	砂　仁6g	谷　芽10g	麦　芽10g
青　蒿10g	地骨皮30g		16剂，水煎制膏
西洋参30g	紫河车粉60g	龟甲胶100g	鹿角胶100g
阿　胶200g	蜂　蜜200g		收膏

二诊：2014 年 5 月患者再次就诊于我科，诉服膏方后，咽部症状明显缓解，情绪好转，尚有眼干、手足心热、间断失眠症状。继续给予咽炎 3 号方（玄参、沙参、麦冬、乌梅、僵蚕、薄荷、石斛、桔梗、生甘草）合柴胡、桂枝、生龙骨、牡蛎、酸枣仁，10 剂。失眠症状明显缓解。

三诊：2014 年 10 月 25 日。再次前来服用膏方，诉间断咽部不适，异物感，腰膝酸软，头晕。嘱患者严格避免辛辣刺激性饮食，处方在初诊膏方基础上加枸杞 30g、菊花 30g、鳖甲 10g，续服。

半年后随访，诸症皆消，未再反复。

[按语] 患者慢性咽炎，长期多食辛辣刺激性食物，日久可致肺肾阴虚，虚热灼伤津液出现咽干、眼干、五心烦热症状，加之长期情绪不佳，导致肝气不舒，痰气交阻于咽喉，出现咽部异物感，咳痰不利。初诊治疗上选用咽炎 3 号方以补肺益肾、滋阴利咽，咽炎 2 号方以行气化痰、利咽止咳，六味地黄丸以滋补肾阴，香砂六君子汤以醒脾开胃；西洋参、紫河车粉、龟甲胶、鹿角胶、阿胶以滋补肺肾。二诊选用咽炎 3 号方合柴胡加龙骨牡蛎汤，以滋阴利咽、疏肝安神，故患者失眠症状明显缓解。三诊在初诊膏方基础上加枸杞、菊花以疏肝明目，患者肝气疏，虚火清，则咽部症状缓解，情绪转佳。

慢性咳嗽之胃食管反流性咳嗽

一、西医部分

胃食管反流性咳嗽（GERC）是指因胃酸和其他胃内容物反流入食管，导致以咳嗽为突出表现的临床综合征，属于胃食管反流的一种特殊类型。胃食管反流是引起慢性咳嗽的常见病因之一，国外文献报道占慢性咳嗽病因的 10% ~ 40%。参照《咳嗽的诊断与治疗指南（2009 版）》中的诊断标准：①慢性咳嗽，发病时间超过 8 周，以白天为主，并有明显的进食相关咳嗽；② 24 小时食管 pH 监测 Demeester 积分 ≥ 12.7 分，和 / 或反流与咳嗽的症状相关概率（SAP）≥ 75%；③胃内镜或 24 小时食管 pH 测定确定存在反流性食管炎；④抗反流治疗后咳嗽明显减轻或消失。

二、中医部分

1. 定义　病起于胃而表现于肺的一种咳嗽，其本质为胃动力受损或不足，而临床最突出表现为迁延难愈的呼吸系疾病如慢性的咳嗽、咽炎、哮喘等。属中医"胃咳""吞酸""吐酸""胸痹""郁证""泛酸"等范畴。

2. 病因　由于长期过度饱食、过度甜食、久服药物、长期情志不舒等，使气机运行失常，胃与食管之门的功能失常而致其内容物反逆回食管、咽部甚至气管而出现刺激性咳嗽。

3. 病理　脾胃受损，湿、痰、浊、瘀等产物则困滞于胃，久则终成"郁证"，或食郁，或气郁，或痰郁等，终成肝郁气滞或湿热中阻之"滞"。脾胃运行不畅，久则损伤脾胃之气，致使脾胃气虚、气机失调，浊气不能下降，清阳之气升发受阻，最终上焦阳微不运、冷滞不通。

4. 病机　脾胃之气运行失常，其脾气不能上升，其胃气不能下降而反逆，最终影响肺的功能。

5. 病位　脾、胃、肝。

6. 诊疗经验

（1）胃食管反流导致的咳嗽，患者往往主诉：咳嗽、气道及胸骨后烧灼感，胃胀不适，很少自己描述烧心、反酸，除非这些症状较重，故问诊过程中必须问脾胃。

（2）反流性咽炎：有的胃食管反流仅表现为咽部不适或咽部烧灼感，但很有规律，如饱餐后、进食不当、大量饮酒或卧位、弯腰等体位不当即发作或加重。

（3）多数胃食管反流性咳嗽患者首次就诊时，胃的疾病很困扰或胃食管反流的症状很突出，这种情况下，独用脾胃调理治疗之方，而不参考呼吸系治疗，也能收到很好的效果。

（4）脾胃之升降需肝气来协调其气机，肝气不舒则脾胃容易壅滞，临床治疗重视肝、脾、胃三者关系，恢复其气机的正常升降出入运行，即消导脾胃壅滞而产生的湿、痰、浊、瘀等产物，修复脾胃之升降功能，恢复肝与脾胃的调节关系，最终达到肺部疾病的治愈。

（5）对于迁延难愈之"久病"，往往遵循"久病不愈从胃治"的原则，胃气在，饮食如故则诸疾可虑，脾胃败则百药难施。

7. 基础方　理中降逆汤。

组成：柴胡 10g，炒白芍 30g，白术 30g，枳实 12g，代赭石 30g，鸡内金 12g，炙甘草 6g，乌贼骨 30g，浙贝母 12g，煅瓦楞子 30g。

方解：柴胡、白芍为常见对药。柴胡苦辛、微寒，归肝经，具有解表退热、疏肝解郁、升提阳气的功效。白芍味苦酸、性微寒，归肝、脾经，具有养血敛阴、疏肝止痛、平肝抑阳的作用。柴胡配白芍，一疏一敛，相互为用，疏肝而不伤阴血，敛肝而不郁滞气机，对胸胁胀满疼痛、胃肠疾病的疗效优良。白术因炮制方法不同，可分为生白术、炒白术。生白术长于行滞健脾、通便，用于通便时，入煎剂可用到每天 30～50g 不等，常与枳实同用，又名枳术汤。枳术汤是张仲景的一张小方，药仅两味，一升一降，一个扶正，一个祛邪，一个治痰湿来源，一个消痞满去路，所以非常稳妥；临床实践发现，此方可用于水饮或食积结于心下而影响脾之健运的胃脘痛和痞满，对于很多慢性胃炎、胃溃疡、十二指肠溃疡、胃肠功能紊乱、胃下垂、便秘等有很好疗效。浙贝母、乌贼骨二药组合，名为乌贝散。乌贼骨抑酸止痛，浙贝母降气化痰，煅瓦楞子制酸止痛。柴胡、炒白芍、枳实、甘草为四逆散，有透邪解郁、疏肝理脾之效，使邪去郁解，气血调畅，清阳得伸。临床可把四逆散当作胃动力药，可达脾升胃降之效。代赭石，《医学衷中参西录》指出"其质重坠，又善镇逆气，降痰涎"，又"降胃之药，实以赭石为最效"。鸡内金长于消食化积，并可健运脾胃。甘草补脾益气，调和诸药。诸药合用，可疏肝气、运脾土、和肝胃，又可复气机升降之常态。笔者认为，脾胃之升降需肝气来协调其气机，所以柴胡、白芍、枳实、生白术，应根据病证情况调整药量。芍药与甘草可成芍药甘草汤，侧重缓解痉挛症状。现代药理研究证明，芍药甘草汤不仅对躯体和四肢的平滑肌有解痉作用，对气管、食管都有解痉作用。

常用加减：

（1）伴嗳气，两胁疼痛，善太息，咽干，加柴胡疏肝散。

（2）伴咽中不适作痒，加蒲公英、白花蛇舌草、蝉蜕、炙枇杷叶。

（3）伴纳呆或食后难消化者，予理脾开胃，用荷叶、莱菔子、旋覆花、砂仁。

（4）伴痰量多，苔白腻者，合二陈汤。

（5）伴抑郁焦虑等情志病证，合用柴胡加龙骨牡蛎汤及合欢花、夜交藤、五加皮、炒枣仁。

（6）伴咳喘较甚者，加炙麻黄、杏仁、百部，宣肺平喘止咳。

8. 病案

案 1：王某，女，35 岁。主诉：发作性呛咳 5 年。

患者 5 年前无明显诱因出现发作性呛咳，伴胸骨后烧灼感，偶反酸，口服奥美拉唑后症状可缓解，后症状反复发作，情绪剧烈波动后明显，曾就诊于当地医院，行胸部 X 线检查示肺纹理增重，予止咳及抑酸治疗，效果欠佳。

现患者发作性呛咳，与情绪相关，少量白色黏痰，胸骨后烧灼感，反酸，腹胀，腹部隐痛，嗳气频作，纳呆，入睡难，多梦，大便偏干、每日一行，小便正常，舌边尖红，脉弦。

治法：疏肝和胃，理中降逆。

处方：柴　胡 12g　炒白芍 18g　生白术 15g　枳　实 12g

代赭石 30g　　鸡内金 10g　　炙甘草 6g　　乌贼骨 30g

浙贝母 10g　　煅瓦楞子 30g

6 剂，水煎服，日 1 剂，早晚温服。

二诊： 发作性呛咳减轻，胸骨后烧灼感、反酸、腹胀、腹痛、纳呆、嗳气均明显缓解，仍有发作性呛咳，多梦，大便偏干，舌红苔厚腻，脉弦。

处方： 柴　胡 12g　　黄　芩 12g　　炒白芍 18g　　白　术 30g

枳　实 12g　　代赭石 30g　　鸡内金 9g　　炙甘草 3g

乌贼骨 30g　　煅瓦楞子 30g　浙贝母 10g　　杏　仁 10g

百　部 15g　　香　附 10g

6 剂，水煎服，日 1 剂，分早晚温服。

[按语] 患者以反复发作性呛咳为主要症状，伴胃部不适，中医学属"胃咳"范畴。笔者认为，该病总为肝气不舒，脾胃壅滞，久则脾胃损伤，运化失常，气机升降出入运行不畅。治疗上应重视疏理肝气，恢复脾胃气机运行及功能。患者首诊胃部不适及胃食管反流症状明显，治疗以自拟理中降逆汤加减，疏肝理气，调节脾胃之运化为主。方中柴胡、枳实、白芍、炙甘草取四逆散之意，疏肝理脾，合鸡内金消食和胃，代赭石、乌贝散制酸。二诊患者胃脘不适症状明显缓解，发作性呛咳减轻，加用杏仁、百部以宣肺止咳。

案 2： 张某，女，55 岁。主诉：咽部不适 10 年。

现症见： 咽痒，咽部不适，偶咳嗽，咳痰，色白，量多，泛吐清水或酸水，食欲不佳，食后难消，时常胃脘胀闷不适，面色苍白，易疲乏，便溏，舌质淡，苔薄白，脉弱。查咽部暗红充血。

治法： 理气降逆，和胃健脾。

处方： 柴　胡 10g　　炒白芍 15g　　炒白术 15g　　枳　实 10g

鸡内金 12g　　炙甘草 6g　　党　参 30g　　茯　苓 30g

姜半夏 12g　　陈　皮 12g

6 剂，水煎服，日 1 剂，分早晚温服。

二诊：咳痰明显减少，泛吐清水、食后难消、胃脘胀闷、便溏明显减轻，仍咽部作痒不适，偶咳嗽。查咽部暗红。

处方： 柴　胡 10g　　炒白芍 30g　　炒白术 30g　　枳　实 10g

　　　　鸡内金 12g　　炙甘草 6g　　党　参 30g　　茯　苓 30g

　　　　姜半夏 12g　　陈　皮 12g　　当　归 10g　　桃　仁 10g

　　　　全　蝎 3g　　蜈　蚣 1条

　　　　　　　　　　6剂，水煎服，每日1剂，分早晚温服。

[按语] 患者以"咽部不适"为主症，我们称之为反流性咽炎。笔者临证经验认为，有的胃食管反流仅表现为咽部不适，且局部充血症状比单纯咽炎明显，问诊过程中必须问及脾胃。脾胃运行不畅，久则损伤脾胃之气，致使脾胃气虚，浊气上逆，治疗上应重视理气降逆，和胃健脾。患者首诊咽部不适症状明显，脾胃气虚症状突出，治疗上予理中降逆汤加减理气而降逆，鸡内金和胃，合二陈汤祛痰湿，合六君子汤补益脾胃之气。二诊咽部暗红，考虑瘀滞，久病入络，予当归活血润燥、利咽止咳，全蝎、蜈蚣活血通络。

支气管哮喘

一、西医部分

1. 定义 支气管哮喘简称哮喘，是由多种细胞（如嗜酸性粒细胞、肥大细胞、T 淋巴细胞、中性粒细胞、平滑肌细胞、气道上皮细胞等）和细胞组分参与的气道慢性炎症性疾病。主要特征包括气道慢性炎症，气道对多种刺激因素呈现的高反应性，广泛多变的可逆性气流受限，以及随病程延长而导致的一系列气道结构的改变，即气道重构。

2. 诊断 典型哮喘的临床症状和体征：①反复发作性喘息、气促，伴或不伴胸闷或咳嗽，夜间及晨间多发，常与接触变应原、冷空气、物理和化学性刺激以及上呼吸道感染、运动等有关；②发作时及部分未控制的慢性持续性哮喘，双肺可闻及散在或弥漫性哮鸣音，呼气相延长；③上述症状和体征可经治疗缓解或自行缓解。

可变气流受限的客观检查：①支气管舒张试验阳性〔吸入支气管舒张剂后，第 1 秒用力呼气容积（FEV_1）增加 > 12%，且 FEV_1 绝对值增加 > 200ml〕；或抗炎治疗 4 周后与基线值比较 FEV_1 增加 > 12%，且 FEV_1 绝对值增加 > 200ml（除外呼吸道感染）。②支气管激发试验阳性；一般应用的吸入激发剂为乙酰甲胆碱或组胺，通常以吸入激发剂后 FEV_1 下降 ≥ 20%，判断结果为阳性，提示存在气道高反应性。③呼气流量峰值（PEF）平均每日昼夜变异率（至少连续 7 天每日 PEF 昼夜变异率之和 / 总天数 7）> 10%，或 PEF 周变异率 {（2 周内最高 PEF 值 – 最低 PEF 值）/〔（2 周内最高 PEF 值 + 最低 PEF）×1/2〕×100% } > 20%。

符合上述症状和体征，同时具备气流受限客观检查中的任何 1 条，并除外其他疾病所引起的喘息、气促、胸闷及咳嗽，可以诊断为哮喘。

3. 治疗 治疗哮喘的药物可以分为控制药物和缓解药物，以及重度哮喘的附加治疗药物（表 1，表 2）。

（1）控制药物：需要每天使用并长时间维持的药物。这些药物主要通过抗炎作用使哮喘维持临床控制，包括吸入性糖皮质激素（ICS）、全身性激素、白三烯调节剂、长效 β₂ 受体激动剂（LABA）、缓释茶碱、甲磺司特、色甘酸钠等。

（2）缓解药物：又称急救药物。这些药物在有症状时按需使用，通过迅速解除支气管痉挛从而缓解哮喘症状，包括速效吸入和短效口服 β₂ 受体激动剂、吸入性抗胆碱药、短效茶碱和全身性激素等。

（3）重度哮喘的附加治疗药物：主要为生物靶向药，如抗 IgE 单克隆抗体、抗 IL-5 单克隆抗体、抗 IL-5 受体单克隆抗体和抗 IL-4 受体单克隆抗体等，其他还有大环内酯类药物等。

表 1　哮喘患者长期（阶梯式）治疗方案

药物	1 级	2 级	3 级	4 级	5 级
推荐选择控制药物	按需 ICS-福莫特罗	低剂量 ICS 或按需 ICS + 福莫特罗	低剂量 ICS + LABA	中剂量 ICS + LABA	参考临床表型加抗 IgE 单克隆抗体，或加抗 IL-5、或加抗 IL-5R、或加抗 IL-4R 单克隆抗体
其他选择控制药物	按需使用 SABA 时即联合低剂量 ICS	白三烯受体拮抗剂（LTRA）低剂量茶碱	中剂量 ICS 或低剂量 ICS 加 LTRA 或加茶碱	高剂量 ICS 加 LAMA 或加 LTRA 或加茶碱	高剂量 ICS + LABA 加其他治疗，如加 LAMA，或加茶碱或加低剂量口服激素（注意不良反应）
首选缓解药物	按需使用低剂量 ICS + 福莫特罗，处方维持和缓解治疗的患者按需使用低剂量 ICS + 福莫特罗				
其他可选缓解药物	按需使用 SABA				

注：ICS：吸入性糖皮质激素；LABA：长效 β₂ 受体激动剂；SABA：短效 β₂ 受体激动剂；LAMA：长效抗胆碱药物。

表 2　病情严重程度的分级

分级	临床特点
间歇状态（第 1 级）	症状 < 每周 1 次 短暂出现 夜间哮喘症状 ≤ 每月 2 次 FEV_1 占预计值 % ≥ 80% 或 PEF ≥ 80% 个人最佳值，PEF 变异率 < 20%

分级	临床特点
轻度持续 （第2级）	症状≥每周1次，但＜每日1次 可能影响活动和睡眠 夜间哮喘症状＞每月2次，但＜每周1次 FEV₁占预计值%≥80%或PEF≥80%个人最佳值，PEF变异率为20%~30%
中度持续 （第3级）	每日有症状 影响活动和睡眠 夜间哮喘症状≥每周1次 FEV₁占预计值%为60%~79%或PEF为60%~79%个人最佳值，PEF变异率＞30%
重度持续 （第4级）	每日有症状 频繁出现 经常出现夜间哮喘症状 体力活动受限 FEV₁占预计值%＜60%或PEF＜60%个人最佳值，PEF变异率＞30%

传统药物主要包括糖皮质激素、β₂受体激动剂、抗胆碱药、茶碱和白三烯受体拮抗剂等。糖皮质激素是治疗哮喘的一线用药，吸入为首选途径，主要有布地奈德、丙酸倍氯米松、丙酸氟替卡松等。β₂受体激动剂可分为短效（维持时间4~6小时）、长效（维持时间10~12小时）及超长效（维持时间24小时）3种。长效β₂受体激动剂（LABA）又可分为快速起效如福莫特罗、茚达特罗、维兰特罗及奥达特罗等和缓慢起效如沙美特罗。短效β₂受体激动剂（SABA）常用药物如沙丁胺醇、特布他林等。茶碱类药物主要有多索茶碱、氨茶碱等，能降低嗜酸性粒细胞水平，抑制炎症因子释放，同时改善心肌供血，预防心力衰竭。白三烯调节剂和抗胆碱药均具有松弛支气管平滑肌及扩张支气管的作用。吸入性抗胆碱药，如短效抗胆碱药（SAMA）异丙托溴铵和长效抗胆碱药（LAMA）噻托溴铵，具有一定的支气管舒张作用。现阶段临床药物治疗已经从单独用药向联合用药方向发展，如ICS＋LABA＋LAMA三联复合制剂氟替卡松-维兰特罗-乌美溴铵干粉剂、布地奈德-福莫特罗-格隆溴铵气雾剂，都是在ICS＋LABA复合制剂基础上再加LAMA。重度哮喘患者使用吸入的三联复合制剂更为方便。分子靶向治疗成为哮喘患者新的治疗方

案。支气管热成形术目前已成为哮喘治疗的新兴技术。

二、中医部分

1. 定义　支气管哮喘是一种发作性的痰鸣气喘疾患。发时喉中有哮鸣声，呼吸气促困难，甚则喘息不能平卧。本病属中医学"哮证""哮病"范畴。

2. 病因　过敏为主因，风盛为长。现代医学认为，支气管哮喘的形成和反复，是过敏体质、吸入物、呼吸道感染、气候变化、药物、精神因素、内分泌因素、运动或疲劳综合作用的结果。其中，哮喘的急性发作多与过敏原相关，与过敏性鼻炎、湿疹、荨麻疹等疾病关联发作。中医虽无"过敏"术语，但很多过敏性疾病可归于"风证"范畴。哮喘的突发性、阵发性、反复性亦颇符合风证"善行而数变"的特点。"风为百病之长"，风邪既来自自然界的不正之气，也可因人体本身脏腑气血阴阳的异常变动而由内滋生。风易合邪为害，外风除风寒、风热外，亦有夹暑、夹燥、夹火，甚至有风温夹寒、寒束热郁者，还应包含各种花粉、真菌、螨虫乃至细菌病毒等致敏原及"食物生风"（食物过敏）等；内风则主要与肝风有关。

3. 病理　痰瘀伏肺。传统以宿痰内伏于肺，复加外感侵袭、饮食不节、情志刺激、体虚劳倦等诱因引动而触发，以致痰壅气道，肺气宣降功能失常。哮喘反复发作，迁延不愈，肺气闭阻，宣降失常，必然会影响肺的布津行血，使津聚成痰、血滞为瘀，痰、瘀相互为患。瘀血内停，阻滞气机，使痰湿内盛。痰瘀相伴为病，则形成邪实坚固的哮喘。

4. 病机　风盛痰阻，气逆血瘀，正气亏虚。外风引动内邪是哮病发作的始动环节，痰瘀内伏为哮喘发病的主要凤根，气逆是哮喘发作的病机关键，正气亏虚是哮喘发病的内在条件。

5. 病位　在肺，后期可波及心、脾、肾。

6. 诊疗经验

（1）重视祛风抗过敏：药理研究证实，祛风药具有提高细胞免疫功能、减轻机体对过敏因素的应激反应、抗组胺、抗过敏性炎症的作用。

（2）治哮当以通络，络通重在气血调畅：通络贯穿疾病治疗始终。活血化瘀调血，重用虫类搜剔药以搜剔肺经伏邪，增强平喘、降逆之功。由此而产生的理气降逆、祛风化痰、活血通络之法，是目前治疗支气管哮喘发作最全面、最重要和最有效的法则。血活，络自通，瘀自去，瘀去气可行，壅可散，痰自化。

（3）祛邪不忘扶正，缓解期注重扶正补虚：长期不愈，反复发作，病由肺影响及脾、肾、心。肺气日益耗散，累及脾肾。肺虚气不化津，痰浊内蕴，肃降无权；脾虚不能化生水谷精微，积湿成痰；肾之精气亏虚，不能化气生水，阳虚水泛成痰，或阴虚热灼津液成痰，气虚则肾不纳气，出现气喘、气短。祛邪不忘扶正，缓解期应注意补益肺脾，滋阴润肺，温肾助阳。

（4）哮病总属邪实正虚之证：治疗应按"急则治其标，缓则治其本"的原则，将其分为急性发作期和缓解期进行辨证治疗。发作期以祛邪治标为主，缓解期以补虚治本为主，治疗选方上采用"辨病＋辨证"模式。

（5）辨病辨证辨体质相结合：临证中，治疗荨麻疹等过敏性皮肤病、过敏性鼻炎、过敏性哮喘、肠易激综合征，同一机理，常常兼症出现。诊断中，一并诊治。

7. 急性发作期基础方　哮平方。

组成：炙麻黄6g，杏仁12g，苍耳子5g，地龙10g，全蝎3g，威灵仙10g，川芎15g，半夏12g。

方解：炙麻黄、杏仁为对药。麻黄性温辛散，始载于《神农本草经》，外解表发汗，内止咳平喘。药理研究证实，麻黄有效成分麻黄碱可直接松弛平滑肌，发挥拟肾上腺素样作用，抑制过敏介质释放，达到平喘效果。杏仁止咳平喘，润肠通便，为止咳喘要药。药理研究表明，苦杏仁含有苦杏仁苷、苦杏仁酶等，可抑制呼吸中枢，降低平滑肌兴奋程度，改善肺功能，从而防止哮喘的发生。麻黄与杏仁配伍，一宣一降，符合肺的生理气机，且一刚一柔，互制其偏，平喘止咳之力益彰，故前人素有"麻黄以杏仁为臂助"之说。苍耳子味辛苦，性温，有小毒，归肺经，常用量6g，可宣通鼻窍，又独能上达颠顶，疏通脑户之风寒，为风病要药，且无辛香走窜、升泄过度、耗散正气之虑。地龙咸寒，清热息风、止痉平喘，常用量10～30g，依据病情程度调整选用。虫类药物性善走窜，剔邪搜络，善祛除肺络中痰瘀等病理产物。地龙配麻黄，寒温平调，清宣肺气，解痉平喘，均为治疗哮喘的要药；药理研究表明，两药均有扩张支气管、缓解支气管痉挛的作用，配伍使用可以发挥良好平喘效果。地龙配全蝎，增强祛风止痉、通络止痛、攻毒散结之功。《本草便读》言全蝎"走脏腑，行经络"，不但能祛经络之风，还能内走以除脏腑之邪。苍耳子配地龙，具有脱敏定喘之功；炙麻黄、苍耳子、地龙三药，为常用配伍药物，具有脱敏、宣肺定喘之力。威灵仙通经络，性走窜，现代药理研究显示可解除支气管、环咽肌痉挛。川芎辛温升散，利肺散邪；川芎、地龙、全蝎合用，共奏活血通络、祛风止痉之功。半夏性滑利痰，为治痰要药，长于化痰，以燥湿化痰为主，无论寒热均可用之。全方宣降结合，疏风通络，动静结合，功在止哮平喘，但其治则贵在祛风（脱敏）通络解痉。

常用加减：

（1）如咳喘伴咳痰色白，泡沫痰，喷嚏，流清涕，加干姜、细辛、五味子，取小青龙汤之意，"病痰饮者，当以温药和之"。

（2）鼻部症状明显，偏寒者可加辛夷、白芷、细辛、鹅不食草、桂枝、白芍、甘草；偏热者再加藿香、胆南星、石菖蒲、鱼腥草。鼻塞明显，加露蜂房，因其性味甘平，主入肺经，有宣肺解表、攻毒散结、祛风止痛之功。现代研究表明，露蜂房主要含有蜂胶和蜂蜡等有效成分。药理实验表明，露蜂房的水提液具有很强的抗炎作用，对急性渗出性炎症，与醋酸氢化可的松有相似作用。

（3）若痰多气逆不得息，加橘红、葶苈子、茯苓、制南星以祛痰定喘，热象明显可加黄芩、瓜蒌、蒲公英、鱼腥草、连翘。

（4）大便不通，腹胀满，舌苔黄厚而干者，加大黄、枳壳，以清里热、通腑气，腑气通而哮喘自平。

（5）刺激性干咳，夜间明显，肺阴不足，加沙参、麦冬、天花粉，取麦门冬汤之意。

（6）若有恶风畏寒者，因"有一分恶寒便有一分表证"，应予疏风解表，加荆芥、防风；老年人卫表不固，加黄芪、防风、白术。

（7）胸满严重者，加瓜蒌、香附。

（8）咳嗽严重者，加紫菀、款冬花。

（9）如患者对地龙过敏或服后有恶心呕吐、胃肠不适，可去地龙，加葶苈子、苏子，以降肺气。

（10）痰壅气急者，发作常因情志郁怒悲伤所致，加木香、沉香、枳实、郁金、柴胡、香附等，取四磨饮之意，气降痰自清。

8. 缓解期基础方　脱敏增免汤。

组成： 苍耳子 5g，地龙 20g，乌梅 10g，蝉蜕 6g，防风 10g，灵芝 12g，生黄芪 30g。

方解： 苍耳子配地龙，具有脱敏通络定喘之功。乌梅酸涩平，善敛肺涩肠生津，具有脱敏之功，是祝谌予创制的名方过敏煎的药物组成之一；蝉蜕甘寒，宣散风热而能透疹止痒，药理研究证实有抑制变态反应作用；两者一散一敛，共奏祛风脱敏除痒之功。笔者常用乌梅、蝉蜕治疗过敏性疾病，如过敏性鼻炎、哮喘、湿疹等。防风、灵芝为对药。防风以"疗风"最著，故名，功效主要为祛风解表、胜湿止痛、防邪外侵，现代医学研究证实主要有抗过敏、抗炎作用。灵芝味甘能补，性平偏温，入肺经，补益肺气，温肺化痰，止咳平喘，可扶正固本，调节人体正气，提高免疫力，是一味很好的抗过敏药，无论寒热皆可用之，具有"仙草"之称。生黄芪较炙黄芪，善治外病，益气固表作用强，还兼有利水消肿之效；炙黄芪经过蜜炙，温热之性较强，善于补肺脾之气。过敏性鼻炎、支气管哮喘患者鼻黏膜及支气管黏膜处于充血水肿状态，故多用生黄芪。全方以宣肺疏风、扶正抗过敏为主导思路，以生黄芪、防风取玉屏风散之意，扶正固表。

常用加减：

（1）如有畏寒怕冷，乏力，纳呆形瘦，加党参、茯苓、炙甘草，取四君子汤意，以培土生金。

（2）如汗多者，加桂枝、白芍、生龙骨、生牡蛎。

（3）如咳甚，咽痒者，加炙麻黄、枇杷叶、炒杏仁、百部，降气止咳。

（4）如伴大便稀溏、腹痛，则加炒白术、炒白芍、陈皮（与防风合用，则为痛泻要方），痛甚者易陈皮为青皮。

（5）合并荨麻疹者，可酌加墨旱莲、白鲜皮、茯苓皮、地肤子，清热凉血，除湿止痒。

（6）合并湿疹者，可合用麻黄连翘赤小豆汤，以增强清热利湿解毒之功。

（7）伴胃脘痞满、纳差、烧心反酸者，可加鸡内金、炒谷麦芽、煅瓦楞等。

（8）呼多吸少，肾失摄纳，肢冷水肿者，加真武汤，又可加补骨脂、菟丝子、紫河车、蛤蚧熬制膏方久服；或常服发酵冬虫夏草菌粉补肾益肺，止咳平喘。

（9）缓解期，治以补益肺脾，滋阴润肺，温肾助阳，常合用山药、太子参、白术补益肺脾，北沙参、麦冬、百合养阴润肺，淫羊藿、补骨脂、菟丝子滋肾助阳。

9. 病案

案 1：荣某，女，35 岁。初诊日期：2020 年 11 月 18 日。

主诉：反复发作性气喘、胸闷 5 年余，再发 1 周。

现病史：患者 5 年前无明显诱因出现反复发作性气喘、胸闷，就诊于当地医院，肺功能检查示小气道功能障碍，口服茶碱片及孟鲁司特钠片，症状较前减轻，但每遇冷热环境交替及生气后出现气喘反复发作，伴腹痛、腹泻，多次就诊于呼吸内科及消化科，药物治疗效果欠佳。1 周前，患者与家人争吵后出现气喘再次发作，喉中可闻及哮鸣音，自行吸入沙丁胺醇气雾剂，症状未见明显减轻。

今就诊于我科，现症见：气喘、胸闷，喉中可闻及哮鸣音，伴腹胀，腹泻，腹痛，排气或排便后症状减轻，呃逆，烧心，失眠，烦躁，纳呆。舌红苔白，脉沉弦。

既往史：2019 年于当地医院消化内科诊断为反流性食管炎、肠易激综合征。

查体：双肺可闻及散在哮鸣音，未闻及湿啰音、捻发音及胸膜摩擦音。

辅助检查：胸部正侧位片示双肺纹理增重。肺功能检查示小气道功能障碍，激发试验阳性。

处方：

炙麻黄 6g	杏 仁 10g	苍耳子 6g	地 龙 15g
全 蝎 2g	威灵仙 15g	川 芎 15g	半 夏 12g
炒白术 20g	白 芍 10g	陈 皮 12g	防 风 10g
柴 胡 10g	枳 实 10g	黄 连 6g	吴茱萸 1g
桔 梗 12g	生甘草 6g		

6 剂，水煎服，日 1 剂，早晚分服。

二诊：2020 年 11 月 24 日。服药 6 剂后，气喘、胸闷较前减轻，腹胀缓解，腹泻次数减少。现间断气喘，夜间多见，腹泻，腹痛，排气或排便后症状减轻，纳眠好转，舌红苔白，脉沉弦。上方去黄连、吴茱萸，加葛根 30g、穿山龙 20g、香附 10g、玫瑰花 15g。

三诊：2020 年 12 月 1 日。服药 6 剂后，气喘、胸闷明显缓解，排气增多，腹胀明显减轻，夜眠可，食欲增加。现易生气，情绪不佳，冷热环境交替仍觉胸闷不舒，舌红苔白，脉沉弦。方选脱敏增免汤合痛泻要方加减（脱敏增免汤加炒白术 20g、白芍 10g、青皮 12g、柴胡 10g、枳实 10g），10 剂。

半年后随诊，患者情绪转佳，气喘、胸闷未再发作。

[按语]结合患者病史、症状及肺功能检查，支气管哮喘合并肠易激综合征诊断明确。初诊方中哮平方（炙麻黄、杏仁、苍耳子、地龙、全蝎、威灵仙、川芎、半夏）解痉平喘，缓解患者胸闷、气喘症状；左金丸（黄连、吴茱萸）抑酸止痛；痛泻要方（炒白术、白芍、陈皮、防风）合四逆散（柴胡、白芍、枳实、甘草）调和肝脾、补脾柔肝、祛湿止泻，治疗肠易激综合征疗效佳，且现代药理研究亦表明痛泻要方合四逆散具有松弛胃肠平滑肌、抑制胃酸分泌、抗溃疡等作用。肠易激综合征（IBS）是临床常见的胃肠道功能性疾病，临床以腹痛、腹胀、便秘及腹泻等为主要表现，具有反复发作、病程长等特点。近年来，相关研究表明，哮喘患者肠易激综合征发病率比非肠易激综合征发病率高 20%，且两者发病机制有共同之处，具体表现为：支气管哮喘、肠易激综合征均与变态反应有关，食物过敏或不耐受均能导致二者发生，其中食物过敏原的特异性抗体 IgE、IgG 分别作用于变态反应的速发相和迟发相；支气管哮喘、肠易激综合征均与内脏高反应性相关。一些研究间接表明，具有过敏体质的人群在摄入或吸入特定过敏原后会引发 IBS 相关胃肠道症状，越来越受到临床医师的关注。二诊，患者现间断气喘，夜间多见，腹胀，与情绪相关，烧心、反酸较前缓解，故去黄连、吴茱萸，加葛根、穿山龙以加强解痉平喘之效（研究表明，葛根、穿山龙均具有抗气道炎症和调节免疫的作用，对支气管哮喘有较好治疗效果），加香附、玫瑰花以疏肝解郁、理气止痛。三诊，患者气喘、胸闷明显缓解，处于支气管哮喘缓解期，冷热环境交替仍觉胸闷不舒，方选脱敏增免汤以调理体质，改善患者过敏体质，并合用痛泻要方以达到肺肠同治的效果。

案 2：王某，女，50 岁，2019 年 5 月 1 日初诊。

主诉：鼻塞、流涕 10 年，发作性咳嗽、气喘 5 年，加重 1 天。

现病史：患者于 10 年前遇刺激性异味或冷空气后出现鼻塞、喷嚏频发，未规律诊治，鼻部不适间断发作。5 年前在鼻部不适基础上出现咳嗽、气喘，活动后加重，完善相关检查诊为支气管哮喘，不规律吸入布地奈德福莫特罗粉吸入剂，咳喘症状间作。1 天前受凉感冒后出现鼻塞、流涕伴咳嗽、气喘加重，吸入布地奈德福莫特罗粉吸入剂，效果欠佳。

现症见：神清，精神差，咳嗽、咳痰，痰多色黄，质黏不易咳，伴气紧，稍动则喘，鼻塞，流涕，喷嚏频发，咽痒、鼻痒，纳食差，夜眠差，大便干结不畅，日一行，小便调。舌质暗红，苔薄黄，脉弦滑。

处方： 炙麻黄 6g　　杏 仁 12g　　黄 芩 15g　　半 夏 12g

茯 苓 20g　　地 龙 20g　　全 蝎 3g　　苍耳子 6g

细 辛 3g　　辛 夷 6g　　白 芷 10g　　甘 草 6g

7 剂，水煎服，日 1 剂，早晚分服。

二诊：2019 年 5 月 8 日。服药后咳嗽、气喘明显减轻，夜眠可，仍鼻塞、流涕、喷嚏频发，痰多不易咳。

处方： 炙麻黄 6g　　杏 仁 12g　　款冬花 15g　　黄 芩 12g

苍耳子 6g　　细 辛 3g　　辛 夷 10g　　露蜂房 12g

地 龙 20g　　白 果 10g　　甘 草 6g

7 剂，水煎服，日 1 剂，早晚分服。

三诊：2019 年 5 月 15 日。服药后咳嗽、咳痰减轻，气喘好转，鼻塞、流涕减轻。

处方： 苍耳子 5g　　地 龙 20g　　乌 梅 10g　　蝉 蜕 6g

防 风 10g　　灵 芝 12g　　生黄芪 30g　　炙麻黄 6g

杏 仁 12g

7 剂，水煎服，日 1 剂，早晚分服。

[按语] 患者以鼻塞、喷嚏、流涕伴咳嗽、气紧为主要症状，西医诊断应为"支气管哮喘、过敏性鼻炎"，属于中医学"哮病"范畴。笔者认为，两者皆属本虚标实，以正气不足为本，痰瘀实邪为标，正所

谓宿痰内伏，外邪引动，发而为病。治则上应注重治病求本，表里同治，未发应"先安未受邪之地"，解表的同时应注意顾护正气，防止病邪入里传变。在治疗上，因"外邪犯肺，上先受之"，且患者多素体本虚，应提倡"肺鼻同治"，故发作期治疗以解痉平喘为主，缓解期以补肺增免为主。患者一诊、二诊处于哮喘发作期，合并过敏性鼻炎，以止哮平喘为主。一诊方中炙麻黄、杏仁、黄芩清热化痰，在解痉平喘基础上重用虫类药地龙、全蝎以搜剔肺经伏邪、凤根，解除气道痉挛，使肺管通利以利于浊痰排出，使肺之宣发肃降功能恢复。二诊以炙麻黄、白果、款冬花化痰止咳平喘，苍耳子、细辛、辛夷、露蜂房通窍止涕。三诊处于哮喘缓解期，治以补肺增免，以脱敏增免汤为基础，可缓解免疫功能低下患者接触过敏原（花粉、尘螨、动物毛屑等）诱发支气管平滑肌痉挛导致哮喘的发作。全方可宣肺平喘，固护鼻窍，同时益肺增免。

10. 膏方病案

宿某，女，40岁。初诊日期：2018年11月18日。

主诉： 反复发作性气喘17年。

现病史： 患者自2001年开始无明显诱因出现间断反复发作性气喘、胸闷，就诊于当地医院，查支气管舒张试验阳性，诊断为"支气管哮喘"，服用茶碱、吸入沙丁胺醇及沙美特罗替卡松粉，症状可缓解，但每逢春秋季节及遇冷空气后出现气喘反复发作，近年来愈发严重，各地求医，均未见明显效果。

今就诊于我科，欲膏方调理，现症见：间断气喘、胸闷，平素有鼻塞流涕症状，遇冷空气或花粉、油、烟等刺激性气体加重，皮肤易出现皮疹，瘙痒，接触洗衣粉时多见，伴纳呆腹胀，面色萎黄，神疲乏力，睡眠尚可，大便不成形、一日3次。舌红苔白腻，脉沉。

处方：

炙麻黄 6g	地 龙 15g	威灵仙 15g	射 干 12g
全 蝎 2g	穿山龙 20g	苍耳子 6g	露蜂房 10g
细 辛 3g	辛 夷 10g	白 芷 12g	藕 节 12g
炒杏仁 12g	白 芍 20g	葛 根 30g	生地黄 15g

栀　子 10g	黄　精 20g	黄　芪 20g	防　风 10g
党　参 20g	白　术 15g	茯　苓 15g	半　夏 12g
当　归 15g	淫羊藿 15g	杜　仲 15g	乌　梅 10g
蝉　蜕 10g	玄　参 10g	天花粉 20g	石　斛 15g
灵　芝 12g	枸　杞 30g	大　枣 3 枚	桔　梗 12g
生甘草 6g	焦四仙各 10g		16 剂，水煎制膏
人　参 50g	川贝母 30g	紫河车粉 60g	蛤　蚧 5 对
鹿角胶 50g	龟甲胶 100g	阿　胶 250g	蜂　蜜 250g　收膏

二诊： 2019 年 10 月 9 日。患者自诉服用膏方后，哮喘发作次数减少，且发作时症状也明显减轻，可正常工作，但偶遇刺激性气体及冷空气时仍觉胸闷不舒，平素长期吸入沙美特罗替卡松粉，停药后症状易反复。今再次就诊，欲膏方继续调理。

处方：
黄　芪 30g	防　风 10g	炒白术 20g	苍耳子 6g
细　辛 3g	辛　夷 10g	秦　皮 10g	露蜂房 10g
炙麻黄 6g	白　果 10g	地　龙 12g	射　干 12g
威灵仙 15g	全　蝎 2g	党　参 20g	茯　苓 15g
半　夏 12g	陈　皮 10g	山茱萸 10g	五味子 10g
熟地黄 15g	灵　芝 12g	穿山龙 20g	杜　仲 15g
淫羊藿 15g	白　芍 20g	生甘草 6g	黄　芩 10g
栀　子 10g	山　楂 15g	谷麦芽各 10g	16 剂，水煎制膏
人　参 50g	龟甲胶 100g	紫河车粉 60g	蛤　蚧 3 对
鹿角胶 100g	阿　胶 200g	红　糖 150g	收膏

三诊： 2020 年 10 月 11 日。患者诉服用膏方 2 年后，免疫力显著提高，未见哮喘发作，且已经停用沙美特罗替卡松粉，现时有打喷嚏、鼻塞、流涕等鼻部症状，故继续给予膏方治疗。

处方：
苍耳子 5g	细　辛 3g	辛　夷 6g	白　芷 6g
薄　荷 6g	露蜂房 5g	炙麻黄 5g	炒杏仁 6g
地　龙 10g	射　干 10g	威灵仙 10g	穿山龙 10g
炙杷叶 10g	乌　梅 10g	蝉　蜕 6g	黄　芪 10g
桂　枝 6g	炒白芍 6g	五味子 6g	防　风 6g

生地黄 10g　　玄　参 10g　　灵　芝 6g　　党　参 10g

炒白术 10g　　茯　苓 10g　　半　夏 6g　　陈　皮 6g

枳　实 5g　　　桔　梗 10g　　生甘草 6g　　焦四仙各 15g

16 剂，水煎制膏

紫河车粉 30g　　阿胶 200g　　黄明胶 100g　　　　　　　收膏

[按语] 辨病：支气管哮喘、过敏性鼻炎。

辨病依据：①患者反复发作气喘、胸闷，伴鼻塞流涕，遇冷空气或花粉、油、烟等刺激性气体症状加重；②应用茶碱、沙丁胺醇治疗后，症状可缓解；③当地医院行支气管舒张试验阳性。

辨证：肺脾气虚。

辨证依据：①患者感受外邪，气喘频繁发作，为卫气不固，肺气虚弱，不能抗邪于"门户"外的表现；②面色萎黄，为脾之主色，加之神疲乏力、纳呆腹胀、气短懒言，可知脾虚运化失常。

辨体质：特禀体质。患者平素皮肤易出现皮疹，瘙痒，对各种刺激性物质如洗衣粉、花粉等均过敏。

组方分析：患者哮喘反复发作，间断胸闷、气喘，治疗上予哮平方（炙麻黄、杏仁、苍耳子、地龙、全蝎、威灵仙、川芎、半夏）加减止哮平喘；苍耳子散（苍耳子、辛夷、白芷、薄荷）加减疏风散邪、通利鼻窍（其中苍耳子疏风散湿，上通脑窍，外达皮肤；辛夷通九窍，散风热，能助胃中清阳上行头目；白芷主手足阳明，上行头面，通窍表汗，除湿散风；薄荷泄肺疏肝，清利头目）。患者过敏性鼻炎反复发作，伴神疲乏力、纳呆腹胀、气短懒言等肺脾两虚症状，治疗上加用玉屏风散（黄芪、防风、白术）及六君子汤健脾益气固表，合用脱敏增免汤（苍耳子、地龙、乌梅、蝉蜕、防风、灵芝、生黄芪）宣肺疏风，扶正抗过敏，改善患者过敏体质。龟甲胶、阿胶滋阴益肾，紫河车粉、蛤蚧、人参补益肺肾之气、固本护元，蜂蜜辅助成膏的同时和中缓急、调和诸药。全方重补而又非呆补，补益药物配伍攻邪之药，动静结合，以补肺、健脾、补肾、益气为主，辅以止咳、化痰、和胃，利用冬藏的天时，调和阴阳，补益气血，达到防治兼顾的目的。

支气管扩张

一、西医部分

1. 概述 支气管扩张（简称支扩）是多种因素引起的气道病理性扩张，以支气管黏膜中性粒细胞或巨噬细胞性炎症为特征。主要表现为慢性咳嗽、咳痰、咯血等。支气管扩张严重影响患者生活质量，不少患者存在不同程度的焦虑及抑郁。支气管扩张与慢性鼻窦炎的共同发病基础可能是纤毛结构与功能障碍。我国支气管扩张患者中前3位的病因为特发性、感染后和免疫功能缺陷。

2. 诊断 支气管扩张患者的典型症状为慢性咳嗽、咳黏液至脓性痰、咯血，可伴有气促、体热、疲乏等症状。体征为杵状指、桶状胸、发绀等，少见体征可能包括右位心和黄甲等。

根据胸部高分辨率CT的表现诊断支气管扩张，至少符合下述1条：①支气管直径大于伴行的支气管动脉直径；②支气管沿其走行方向，管径无逐渐缩小的趋势；③靠近胸膜1cm处仍可见支气管。普通胸部CT对判断支气管扩张的严重程度与特定部位病变的漏诊率较大，建议采用胸部高分辨率CT。对长期咳嗽、咳痰甚至伴有咯血、低热等症状的患者，应进行胸部X线初筛，对疑诊患者应尽快行胸部高分辨率CT检查。

支气管扩张的临床分期：①稳定期：至少连续4周气道症状不超过正常日间的症状变异范围；②急性加重期：至少24小时出现3种或以上症状的显著恶化，如咳嗽频率增加、痰量增加、痰脓性增加或痰不易咳出、新发气促或原有气促加重、喘息、体温超过38℃、新发咯血或原有咯血量增加、疲乏、活动耐力下降、X线片或CT示肺部浸润影较前增加。此外，依据症状严重程度如支气管扩张严重程度指数（BSI）、支气管扩张严重程度量表（FACED）评分可分为轻度、中度和重度支气管扩张。

3. 治疗

（1）药物治疗

1）抗生素：对支气管扩张急性加重患者，需要应用抗生素。但对临床稳定期患者（即使长期咳脓痰），不推荐常规使用抗生素治疗。在急性发作时可先考虑使用阿莫西林或克拉霉素之后根据痰培养与药物敏感试验结果，选用敏感的抗生素。对铜绿假单胞菌感染的患者，可给予氟喹诺酮类。对病情较重、全身状况较差的患者，建议静脉用药（如三代头孢霉素、哌拉西林/他唑巴坦或氟喹咯酮类）。大环内酯类药物可破坏铜绿假单胞菌的生物膜形成，主要应用于既往频繁出现支气管扩张急性加重（至少1年出现2次急性加重）与铜绿假单胞菌定植患者，但长期应用可能增加细菌耐药性。

2）化痰药物：适用于咳较多脓性痰和/或难以咳出者。最近已有雾化吸入治疗的药物上市，如氨溴索、N-乙酰半胱氨酸等，但有效性与安全性尚待验证。

3）免疫调节剂：如细菌裂解产物通过刺激记忆性T细胞产生免疫记忆。

4）其他药物：①茶碱：具有一定抗炎作用，但其对支气管扩张的有效性尚没有定论；② ICS：合并气道高反应性或哮喘的患者，需要针对性使用 ICS/LABA 治疗。

（2）物理治疗、体育锻炼：包括体位引流、主动呼吸循环、呼气末正压等。通过胸腔内气体与痰液共振，降低痰液黏度、促进纤毛摆动，有利于改善气道黏液清除。每次治疗维持的时间应尽可能个体化，并充分考虑到患者的偏好及舒适度。可以借助排痰装置协助治疗。

（3）外科治疗：适用于反复出现危及生命的大咯血患者、经过内科保守治疗仍无效的单个肺叶（肺段）的支气管扩张。但是随着胸外科微创手术的快速发展，胸外科手术切除病变肺叶的适应证逐渐放宽。建议充分考虑患者的术前肺功能损害程度、胸部 CT 表现、临床表现与治疗经过，以作谨慎、全面评估。对于反复咯血但又不同意手术，或有重度心肺功能障碍不能承受手术的患者，可以进行支气管动脉栓塞术，采用明胶海绵、聚乙烯醇、微球等与造影剂混合推注于靶血管止血。单肺或双肺重度支气管扩张、全身症状较差、频繁大咯血或急性加重、经济条件允许的患者，可以考虑进行肺移植术。

4. 支气管扩张并发慢性鼻 - 鼻窦炎（CRS）的诊治 我国合并 CRS 的支气管扩张患者百分比高达 36%，可伴有鼻息肉。支气管扩张合并 CRS 患者的肺功能更差、支气管扩张严重程度和急性加重风险更高。两者有相同的特征，如上皮纤毛超微结构或功能异常、常以中性粒细胞性炎症为主（少数患者可伴有嗜酸性粒细胞增高）。因此，对支气管扩张的患者应高度重视 CRS 的筛查，如鼻部临床表现、鼻窦 CT、鼻内镜检查、鼻分泌物炎症细胞分类等。鼻窦作为细菌增殖和输送的重要场所，是支气管扩张发展、难治的重要风险因素，充分认识并早期积极控制 CRS 有助于遏制下气道炎症的恶化。

治疗： 支气管扩张患者应积极治疗合并的 CRS。治疗方案参阅 CRS 部分相关内容。黏液促排剂可能有助于同时改善支气管扩张及 CRS 的脓性分泌物排出。CRS 手术通过清理窦内病灶和引流，控制感染及黏膜炎症，有助于支气管扩张症状和体征的改善，但时机应在呼吸科医师指导下选择，如控制咳血以及肺功能等。（图 1）

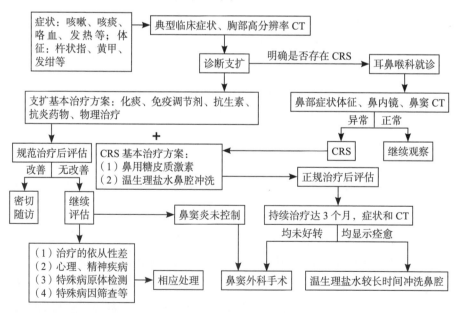

注：CRS：慢性鼻-鼻窦炎。

图 1　支气管扩张并发 CRS 的诊治流程图

二、中医部分

1. 定义 支气管扩张是由于各种原因引起支气管树病理性、永久性扩张，导致反复化脓性感染的气道慢性炎症性疾病，属中医学"咳嗽""咯血""肺痈"等范畴，临床以慢性咳嗽、咳大量脓痰、反复咯血为典型症状。

2. 病因 分外因、内因两个方面，外因为感受六淫之邪，内因多为饮食不节、情志失调、素体虚弱、劳倦病后导致肺脾肾虚弱等。

3. 病性 总属本虚标实。急性加重期以邪实为主，症见咳嗽气粗、咳大量黄痰或脓痰、胸胁痛、痰中带血、血色鲜红、口干便秘、小便短赤等。稳定期以正虚为主，咳嗽、咳痰、咳少量白痰或黄痰，症状稳定，少量咯血，可伴见五心烦热、汗出、鼻咽干燥、腰膝酸软等肺肾阴虚证。

4. 病机 正气虚弱，肺卫不固，感受外邪，肺失宣降，郁久化热，热灼肺津成痰，痰热结聚，以致气血凝滞。病理因素为痰、火、瘀。

5. 病位 主要在肺，涉及脾、胃、肝、肾。

6. 治疗观点 支气管扩张属本虚标实之证。治疗遵"急则治其标，缓则治其本"原则，将其分为急性加重期和稳定期进行辨证治疗。根据二者不同表现，选用不同治疗方法，痰热壅盛者，清热化痰；肝火犯肺者，清肝泻肺；大量咯血者，凉血止血；伴有鼻塞者，疏风通窍。支气管扩张痰热壅肺，日久伤阴，稳定期多见肺肾阴虚证，治疗上当补肺益肾、滋阴润燥，同时治以活血通络、软坚散结。临床当辨病与辨证相结合，用药处方灵活化裁。

7. 诊疗经验 笔者结合临床经验，提出"痰、热、瘀、虚"是支气管扩张发生发展的基本病机。

（1）急性加重期标本同治：笔者认为，感染是导致支气管扩张反复发作、迁延不愈的主要原因之一，因此抗感染是治疗支气管扩张的主要方法，临证重视清热解毒及祛痰药的应用。

（2）对排痰的认识：急性加重期不可见咳止咳。咳嗽是机体保护性反射之一，应使患者尽量将痰排出，或使用气管镜下肺泡灌洗术；痰液排出则感染更容易控制，得以恢复肺气宣降功能。

（3）稳定期重视扶正固本，以补气润肺、健脾益肾为主，兼以活血通络、软坚散结：本病主要病理因素为痰热。痰热日久，耗气伤阴，脾为肺之母，肺病日久，子盗母气，导致肺脾两虚。肾为肺之子，肺阴虚日久，金不生水，肺肾阴虚，故治以补气润肺益肾。对于病久体虚者，宜采用膏方长期服用以缓图之。

（4）瘀阻肺络贯穿疾病始终：无论急性加重期还是稳定期，都可有瘀的病理产物存在。急性加重期痰热煎熬血液，血液浓稠，血行不利，痰热瘀互结；稳定期病久而留瘀，或气虚无力推动血液运行而为瘀。临床治疗中**重视应用虫类药以活血化瘀通络**，这样可以改善局部循环，有利于受损组织修复。虫类药如地龙、全蝎、蜈蚣等为血肉之品、有情之物，性喜攻逐走窜，通经达络，搜剔疏利，无处不至，又与人类体质比较接近，容易吸收和利用，效果良好而可靠，起到挽澜之功，乃草木、矿石之类所不及。需要注意的是急性期，常咳血明显，应避免使用破血行气之品，如地龙、三棱、莪术。

（5）重视软坚散结药的使用：因支气管反复感染及阻塞，气道慢性炎症，造成支气管树病理性、永久性扩张，气管壁增厚变形，病原菌藏于增厚的管壁中，致使抗感染药物无法直达病灶，感染反复发作。笔者临床发现，应用软坚散结药物如夏枯草、鳖甲、生牡蛎等，能软化病灶，预防和改善气道重塑，使得抗感染药物能够充分发挥杀菌作用，有利于药物吸收。

（6）肺鼻同治，整体治疗：支气管扩张患者常伴有副鼻窦炎，鼻后滴流，中医学称鼻渊。慢性副鼻窦炎经久不愈，脓涕沿着咽喉、气管壁向下流，沉积于小支气管，使其反复感染，久而久之造成支气管扩张的重要原因，而支气管扩张常因感冒、上呼吸道感染而导致复发。笔者在长期实践中常将两病同治，在清热解毒基础上，对鼻塞、鼻后滴流者，热证加鼻炎2号方（炒苍耳子、细辛、辛夷、白芷、薄荷、广藿香、胆南星、石菖蒲、鱼腥草、黄芩），寒证加鼻炎1号方（炒苍耳子、细辛、辛夷、防风、制五味子、桂枝、白芍、甘草）。

8. 急性加重期基础方 支扩1号方。

本期症见咳嗽气粗，咳大量黄痰或脓痰，胸胁痛，或痰中带血，血色鲜红，口干便秘，小便短赤，舌红苔黄腻，脉滑数等。

组成： 芦根 30g，薏苡仁 30g，白茅根 30g，黄芩 10g，夏枯草 30g，玄参 10g，连翘 30g，全蝎 3g，蜈蚣 1 条，桔梗 12g，甘草 6g。

方解： 方中芦根甘、寒，归肺、胃经，善于清泻肺热、祛痰排脓，尚可生津止渴（支气管扩张急性加重期痰热壅盛，必然耗伤人体津液）。薏苡仁清热排脓。白茅根甘、寒，归肺、胃、膀胱经，味甘不腻膈，性寒不碍胃，凉血止血，清热利尿，善清肺热，降泻火逆，既助芦根清热止咳，又可治部分患者因火热过盛灼伤肺络之咯血。芦根偏入气分，善清热生津，白茅根偏入血分，凉血止血，二药相伍，清泻肺经气血之热而止咳喘，排痰脓。黄芩苦、寒，入肺经，善清肺热。夏枯草辛苦、寒，散结消肿；药理证实，其抗菌谱广，具有抗菌消炎作用。玄参甘苦咸、微寒，既可清血分之热，又可解毒散结滋阴，防痰热伤阴。连翘苦、微寒，可入卫气营血以清热，又可消肿散结。夏枯草、玄参、连翘合用，共奏散结化痰之效，有利于药物直达病灶。全蝎、蜈蚣通络散结，改善微循环，起到抗炎作用。桔梗、甘草引药达病灶，祛痰利咽排脓。全方合用，共奏通络祛痰排脓之效。

常用加减：

（1）痰热壅盛者，症见咳吐黄稠黏痰或大量脓痰，发热胸闷气急，舌红苔黄腻，脉滑数，加冬瓜仁、蒲公英等。

（2）肝火犯肺者，症见胸部胁肋胀痛，咳吐鲜血，平素急躁易怒，舌红苔黄，脉弦数，加柴胡、青黛等。

（3）伴大量咯血，舌红脉数者，加茜草、侧柏叶、仙鹤草、三七等。侧柏叶苦、寒，善清血热，又味涩而兼能收敛止血，为治各种血证之要药，且长于清肺热，化痰止咳。仙鹤草味涩收敛，功能收敛止血，广泛用于全身各部位出血证，且药性平和，无论寒热虚实，皆可应用；尚有强壮补虚作用。

（4）久病咯血，血量不多，颜色暗红或夹血块，加当归、丹参、桃仁、三七等，作用和缓，活血止血。

（5）伴有鼻塞、鼻分泌物多者，加苍耳子、白芷、辛夷、胆南星、藿香等，仿苍耳子散之意，可用治鼻炎、鼻窦炎。

（6）若大便秘结，腑气不通，可加大黄、桃仁等，腑气通则肺气降，肺气降则咳喘止。

9. 稳定期基础方　支扩2号方。

本期症见咳嗽声低，仍有较多痰，或黄或白，咳痰不尽，神疲乏力，少气懒言，自汗畏寒，易于感冒，纳呆便溏，舌边有齿痕，苔白腻，脉濡缓等。

组成： 生黄芪30g，沙参30g，百部15g，百合30g，当归10g，炒白术20g，茯苓30g，半夏12g，橘红12g，丹参30g，夏枯草30g，玄参10g，生牡蛎30g，鳖甲15g，全蝎3g，蜈蚣1条。

方解： 方中生黄芪补气固表，托毒排脓，入肺经可补益肺气。《神农本草经》载黄芪"味甘，微温，无毒。治痈疽，久败疮，排脓止痛"。沙参甘、润，微寒，可补肺阴，润肺燥，清肺热。百合微寒，作用平和，能补肺阴兼能清肺热，有养阴清肺、润燥止咳之效，且入心经以养阴清心、宁心安神。沙参、百合与黄芪相配，滋补肺虚而不黏腻，并使肺气清肃而痰化，共奏补气润肺、清热养阴之效，共为君药。百部甘润苦降，微温不燥，善于润肺下气止咳，治疗咳嗽无论新久、寒热，均可配伍使用。患者多有咯血，日久必有血虚，故加当归以补血。当归甘温质润，长于补血，为补血之圣药，且其补血活血，使补而不滞，与黄芪合用，取当归补血汤之意。半夏辛温而性燥，燥湿化痰，降逆和胃，消痞除满，《本草从新》言其为"治湿痰之主药"；内有痰湿，阻滞气机，配以辛苦温燥之橘红，理气行滞，燥湿化痰，乃"治痰先治气，气顺痰自消"之意；茯苓甘淡渗湿健脾，白术甘温补虚、苦温燥湿，前人誉其为"补气健脾第一要药"，两药合用，共奏健脾燥湿之效，以杜生痰之源。半夏、茯苓、白术三药合用，燥湿化痰与渗利水湿相合，则湿化痰消，体现了朱震亨"燥湿渗湿则不生痰"之理。丹参活血祛瘀，通经止痛。患者多伴有支气管壁增厚，部分微生物潜伏增厚管壁之内，不利于药物疗效的发挥，故以夏枯草、玄参、生牡蛎、鳖甲四药合用软坚散结，有利于尽除潜伏之邪。全蝎、蜈蚣活血通络，对久病血瘀入络者效果尤佳，且虫类药具有搜剔经络伏邪的作用。全方合用，共奏补气润肺、活血化痰、软坚散结、通经活络之功效。

注意： 若患者症见干咳少痰或无痰，神疲乏力，少气懒言，自汗盗汗，手心发热，纳呆便溏，舌红，少苔或无苔，脉濡细或数等，属气阴两虚，阴虚较著，不可过用温燥而更伤人体阴液，应将基础方减燥湿化痰之半夏、茯苓、橘红、炒白术。

常用加减：

（1）若纳呆食少，便溏明显，苔腻，脉滑者，为脾虚夹湿较重，可合用参苓白术散加荷叶、莱菔子，既可健脾渗湿消食，调理脾胃气机之升降，又可肺脾双补，培土生金。

（2）若五心烦热，骨蒸潮热，舌红少苔，脉细数，阴虚内热之象较明显者，可加地骨皮、青蒿、白薇、银柴胡等清退虚热之品。

（3）若兼有腰膝酸软、耳鸣等肾虚之象，当分其阴虚阳虚孰重孰轻，适当选用药物。肾阴虚者，可加生地黄、熟地黄、黄精、山茱萸等滋补肾阴之品；肾阳虚者，可用淫羊藿、肉苁蓉、菟丝子、杜仲等温补肾阳之品。

（4）若咳喘较重，呼多吸少，舌淡，脉沉细，为肾不纳气，可加人参、蛤蚧、肉桂、沉香等；伴有痰较多者，可加党参、代赭石。

（5）若咳较多浊痰，舌苔白厚腻者，可仿三子养亲汤之意，加白芥子、紫苏子、莱菔子等，温肺降气化痰。

（6）若仍有些许腥臭脓浊痰，为邪恋正虚，可加鱼腥草、败酱草、桔梗、金荞麦根等。

10. 病案

贾某，女，52 岁。初诊日期：2014 年 7 月 11 日。

主诉：间断咳嗽、咳痰、咯血 20 余年，加重 1 周。

现病史：患者 20 年前受凉感冒后出现咳嗽、咳痰，色黄量多，伴咯血，血色鲜红，就诊于当地医院，行胸部 CT 示双下肺支气管扩张伴感染，住院给予抗感染、化痰、止血治疗，症状减轻，后每因感冒出现症状加重，1 周前患者再次出现咳嗽、咳痰症状加重，自服莫西沙星片，效果欠佳。

现症见：咳嗽、咳痰，色黄易咳，少量咯血，血色暗红，伴咽痒，偶有胸痛，左侧尤甚，纳眠可，间断胃痛，二便调。舌淡，苔薄黄，脉滑。

个人史：患者为早产儿，自幼体弱多病，长期咳嗽。

处方： 芦　根 30g　　白茅根 30g　　黄　芩 10g　　夏枯草 30g

　　　　生牡蛎 30g　　玄　参 10g　　连　翘 30g　　全　蝎 3g

　　　　蜈　蚣 1 条　　瓜　蒌 10g　　半　夏 10g　　黄　连 6g

　　　　胆南星 10g　　紫　菀 10g　　茜　草 10g　　紫花地丁 30g

　　　　干　姜 6g　　　　　　　　7 剂，水煎，日 1 剂，早晚分服。

　　二诊： 2014 年 7 月 18 日。服药后症状明显好转，偶咳，少量黄痰，咽痒，遇风加重，纳眠可，二便调。舌质暗，苔薄，脉沉。上方加蝉蜕 5g、五味子 10g，续服 14 剂。

　　三诊： 2014 年 9 月 21 日。服药后症状好转，现半月内反复鼻塞、头痛，咽痒、咳嗽，痰多色黄质稠，入睡困难，纳差不欲食，服用三九感冒颗粒、左氧氟沙星胶囊，效果欠佳。查体：咽喉充血，舌质暗，苔薄，脉滑。

处方： 炙麻黄 6g　　炒杏仁 10g　　生石膏 30g　　金荞麦 30g

　　　　芦　根 30g　　藿　香 10g　　胆南星 12g　　黄　芩 10g

　　　　苍耳子 6g　　细　辛 3g　　辛　夷 10g　　白　芷 12g

　　　　薄　荷 12g　　蒲公英 30g　　浙贝母 10g　　全　蝎 2g

　　　　蜈　蚣 2 条　　生牡蛎 30g　　夏枯草 30g

　　　　　　　　　　　　　　　　6 剂，水煎，日 1 剂，早晚分服。

　　四诊： 2014 年 10 月 8 日。服药后鼻塞、头痛、黄痰明显减少。现症见：间断咳嗽，咳痰色白时黄，纳可，寐欠安，二便调，舌质红，苔薄，脉沉。予膏方调理。

处方： 生黄芪 30g　　沙　参 30g　　百　部 15g　　百　合 30g

　　　　当　归 10g　　炒白术 20g　　茯　苓 30g　　半　夏 12g

　　　　橘　红 12g　　丹　参 30g　　夏枯草 30g　　玄　参 10g

　　　　生牡蛎 30g　　鳖　甲 15g　　全　蝎 3g　　蜈　蚣 1 条

　　　　枇杷叶 12g　　炒杏仁 12g　　紫　菀 16g　　紫　草 10g

　　　　芦　根 15g　　黄　芩 12g　　柴　胡 10g　　紫花地丁 15g

　　　　桂　枝 10g　　炒白芍 10g　　枸　杞 30g　　灵　芝 12g

　　　　仙鹤草 30g　　杜　仲 15g　　川续断 15g　　淫羊藿 15g

　　　　熟地黄 15g　　黄　精 15g　　巴戟天 10g　　五味子 10g

蒲公英 30g　　　　　　　　　　　　16 剂，水煎制膏

西洋参 30g　川贝母 20g　紫河车粉 60g　龟甲胶 150g

鹿角胶 100g　阿胶 200g　　　　　　　　　　收膏

五诊： 2015 年 10 月 8 日。患者咳嗽、咳痰明显好转，未出现急性加重及咯血，精神状态转佳。

[按语]患者为早产儿，自幼体弱多病，长期咳嗽，反复感染，未予重视，终致支气管扩张。初诊处于支气管扩张急性加重期，属痰热壅肺证，治疗选基础方支扩 1 号方加减（芦根、白茅根、黄芩、夏枯草、生牡蛎、玄参、连翘、全蝎、蜈蚣）；患者偶有胸痛，方选小陷胸汤（瓜蒌、半夏、黄连）清热化痰、宽胸散结；患者间断胃痛，加干姜以防诸药寒凉伤胃。二诊仍有少量黄痰，伴咽痒，加蝉蜕以疏风脱敏，五味子以敛肺止咳。三诊，患者再次出现急性加重，鼻部症状明显，治疗上选麻杏甘石汤合鼻炎 2 号方（见上气道咳嗽综合征）以清热化痰，除脓清窦。四诊，患者急性加重症状缓解，处于稳定期，方选基础方支扩 2 号方加减（黄芪、沙参、百部、百合、当归、炒白术、茯苓、半夏、橘红、丹参、夏枯草、玄参、生牡蛎、鳖甲、全蝎、蜈蚣），以补气润肺，软坚散结，通经活络；患者间断少量黄痰，加用紫菀、紫草、紫花地丁、芦根、黄芩，以清热化痰，防补益太过助热；患者情绪欠佳，寐欠安，加柴胡、桂枝、炒白芍、生牡蛎，以和解清热，镇惊安神；患者先天肺发育不良，肾精不足，合枸杞、灵芝、杜仲、川续断、淫羊藿、熟地黄、黄精、巴戟天以补肺益肾，同时选西洋参、紫河车粉、龟甲胶、鹿角胶、阿胶以补益气血，调和阴阳，起到扶正补虚、预防复发的作用。

慢性阻塞性肺疾病

一、西医部分

慢性阻塞性肺疾病（COPD）简称慢阻肺，是一种以进行性的气流受限不完全可逆为特征的肺部疾病。临床主要表现为咳嗽、咳痰、呼吸困难，与遗传基因多样性、吸烟、生物燃料、空气污染等有关。本病的发病机制尚未完全明确，现代医学认为主要与炎症介质和细胞因子、蛋白酶-抗蛋白酶失衡等有关。治疗上，现代医学多采用支气管舒张剂、祛痰药、激素类药物对症治疗。

1. 支气管舒张剂 支气管舒张剂是慢阻肺的基础一线治疗药物，主要有 β_2 受体激动剂、抗胆碱药及茶碱类药，可根据药物作用及患者的治疗反应选用。

（1）β_2 受体激动剂：β_2 受体激动剂分为短效和长效两种类型。短效 β_2 受体激动剂（SABA）主要有特布他林、沙丁胺醇及左旋沙丁胺醇等，常见剂型为加压定量吸入剂。长效 β_2 受体激动剂（LABA）作用时间持续 12 小时以上，较早期应用于临床的药物包括沙美特罗、福莫特罗。

（2）抗胆碱药：抗胆碱药通过阻断 M_1 和 M_3 胆碱受体，扩张气道平滑肌，改善气流受限和慢阻肺的症状，可分为短效和长效两种类型。短效抗胆碱药（SAMA）主要有异丙托溴铵。长效抗胆碱药（LAMA）能持久结合 M_3 受体，快速与 M_2 受体分离，从而延长支气管扩张作用时间超过 12 小时。新型 LAMA 作用时间超过 24 小时。常用 LAMA 包括噻托溴铵、格隆溴铵、乌美溴铵和阿地溴铵等。

（3）茶碱类药：茶碱类药可解除气道平滑肌痉挛，在我国慢阻肺治疗中使用较为广泛。缓释型或控释型茶碱口服 1~2 次/d 可以达到稳定的血浆药物浓度，对治疗稳定期慢阻肺有一定效果。

2. 吸入性糖皮质激素（ICS） 不推荐对稳定期慢阻肺患者使用单一 ICS 治疗。在使用 1 种或 2 种长效支气管舒张剂的基础上，可考虑联合

ICS 治疗。

3. 联合治疗 不同作用机制的支气管舒张剂联合治疗优于单一支气管舒张剂治疗。

4. 初始治疗方案推荐 稳定期慢阻肺患者初始治疗方案：①A 组：1种支气管舒张剂（短效或长效）。②B 组：1种长效支气管舒张剂；若患者 CAT > 20 分，可考虑使用 LAMA + LABA 联合治疗。③C 组：LAMA，或 ICS + LABA。④D 组：根据患者的情况选择 LAMA，或 LAMA + LABA，或 ICS + LABA，或 ICS + LAMA + LABA。若 CAT > 20 分，推荐首选双支气管舒张剂联合治疗。对于血嗜酸性粒细胞计数 ≥ 300 个 /μl 或合并哮喘的患者，首先推荐含 ICS 的联合治疗。

慢性阻塞性肺疾病综合评估见图 2。国内慢性阻塞性肺疾病稳定期常用吸入治疗药物见表 3。

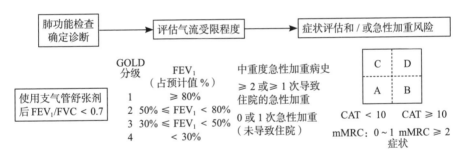

图 2 慢性阻塞性肺疾病综合评估示意图

表 3 国内慢性阻塞性肺疾病稳定期常用吸入治疗药物汇总

药物名称	吸入剂类型	起效时间 /min	维持时间 /h	雾化制剂
β₂受体激动剂				
短效 β₂受体激动剂（SABA）				
左旋沙丁胺醇	pMDI	1 ~ 3	6 ~ 8	√
沙丁胺醇	pMDI	1 ~ 3	4 ~ 6	√
特布他林	pMDI	1 ~ 3	4 ~ 6	√

续表

药物名称	吸入剂类型	起效时间 /min	维持时间 /h	雾化制剂
长效 β₂ 受体激动剂（LABA）				
茚达特罗	DPI	< 5	24	
抗胆碱药物				
短效抗胆碱药物（SAMA）				
异丙托溴铵	pMDI	5	6 ~ 8	√
长效抗胆碱药物（LAMA）				
噻托溴铵	DPI、SMI	< 30	24	
格隆溴铵	DPI	< 5	24	
LABA + LAMA				
福莫特罗 / 格隆溴铵	pMDI	< 5	12	
茚达特罗 / 格隆溴铵	DPI	< 5	24	
维兰特罗 / 乌镁溴铵	DPI	5 ~ 15	24	
奥达特罗 / 噻托溴铵	SMI	< 5	24	
LABA + 吸入性糖皮质激素（ICS）				
福莫特罗 / 布地奈德	DPI	1 ~ 3	12	
福莫特罗 / 倍氯米松	pMDI	1 ~ 3	12	
沙美特罗 / 氟替卡松	pMDI、DPI	15 ~ 30	12	
维兰特罗 / 糠酸氟替卡松	DPI	16 ~ 17	24	
ICS + LABA + LAMA				
布地奈德 / 富马酸福莫特罗 / 格隆溴铵	pMDI	< 5	12	
糠酸氟替卡松 / 维兰特罗 / 乌镁溴铵	DPI	6 ~ 10	24	

注：pMDI 为压力定量气雾剂；DPI 为干粉吸入剂；SMI 为软雾吸入剂。

5. 磷酸二酯酶 4（PDE-4）抑制剂 其主要作用是通过抑制细胞内环腺苷酸降解来减轻炎症。目前，应用于临床的选择性 PDE-4 抑制剂有罗氟司特。

6. 其他药物 ①祛痰药及抗氧化剂：祛痰药及抗氧化剂的应用可促进黏液溶解，有利于气道引流通畅，改善通气功能。黏液活性药物种类较多，但并非所有黏液活性药物都同时具有祛痰和抗氧化特性。临床常用祛痰抗氧化药主要有 N- 乙酰半胱氨酸（NAC）、羧甲司坦、厄多司坦、福多司坦和氨溴索等。②免疫调节剂。③α1 抗胰蛋白酶强化治疗。

二、中医部分

1. 定义　慢性阻塞性肺疾病是一种常见慢性呼吸系统疾病，临床呈缓慢起病、反复发作、逐渐进展的过程。主要特征为气流受限、气道阻塞，临床以咳嗽、咳痰、气喘胸闷，甚至出现心悸、水肿、喘脱、昏迷等为主要表现，属中医学"肺胀"范畴。

2. 病因病机　本虚标实，痰饮伏肺，久则血瘀。慢阻肺患者长期反复发作，导致久病肺虚则为本虚。肺虚不能布散津液，脾虚不能运输水精，肾虚不能蒸化水湿，以致津液不化，凝聚成痰成饮；肺为储痰之器，痰饮潴留，痰随气升，阻碍气道则为标实。痰饮长期蛰伏于肺脏，每因复感外邪诱发，为本病急性加重的关键。笔者认为，肺主一身之气，肺气和，则血脉利；肺气病，则血脉瘀；血脉瘀，则肺病益甚，故肺病多夹瘀。在病理情况下，瘀血形成过程中常同时出现水液代谢障碍而导致水湿停聚成痰，在水液代谢障碍时亦可出现气血运行不利而形成瘀血，可见瘀可生痰，痰可生瘀，二者互为因果，形成一个恶性循环的过程，成为慢阻肺的"夙根"。痰瘀进一步影响肺、脾、肾的气化功能，造成肺、脾、肾三脏合并同病。肺与心同居上焦，肺病日久，治节失职，病及于心，心营不畅，而致喘悸不宁。心阳根于命门真火，如肾阳不振，进一步导致心肾阳虚，可以出现喘脱危候。

3. 病位　在肺，涉及脾、肾、心等多个脏腑。

4. 诊疗经验

（1）重视温化痰饮：慢阻肺长期不愈，反复发作，病由肺影响及脾、肾、心。肺气日益耗散，累及脾肾。肺虚气不化津，痰浊内蕴，肃降无权；脾虚不能化生水谷精微，积湿成痰；肾虚精气亏虚，不能化气生水，阳虚水泛成痰。病痰饮者当以温药和之，临床常选用小青龙汤合射干麻黄汤加减。

（2）重用虫类药活血通络：慢阻肺病程较长，肺络瘀阻，痰瘀阻肺，则多见口唇发绀，舌下脉络瘀滞发青，治以活血化瘀通络。虫类药多有祛风化痰、活血通络之效，笔者临床重用虫类药活血通络，血活则络自通、瘀自去，瘀去则气可行、壅可散、痰自化。

（3）急性期祛邪不忘扶正，缓解期注重扶正补虚：慢阻肺急性加重期多因感邪而发，但治疗上当祛邪不忘扶正。缓解期注重扶正补虚，应注意补益肺脾，温肾助阳，起到预防慢阻肺急性加重的作用。

5. 急性加重期基础方　喘平 1 号方。

组成：炙麻黄 6g，炒杏仁 10g，百部 10g，葶苈子 10g，苏子 12g，半夏 12g，地龙 20g，全蝎 3g。

方解：炙麻黄性温，味苦，性禀刚烈，长于发散宣肺，横向而向外；炒杏仁肃降，性柔气缓，长于内敛肃肺，纵向而向下；二者一宣一降，一开一合，则表开而邪散，肺气得平，咳喘自除。百部性味平和，具有温润肺气、化痰止咳功效，不论外感、内伤咳嗽，还是偏于寒热者，均可加用。葶苈子性寒，味苦辛，沉降下行，归肺与膀胱二经，具有泻肺平喘、行水消肿之功；苏子辛温，归肺、大肠经，降气消痰，止咳平喘，润肠通便；半夏燥湿化痰降逆。葶苈子合苏子、半夏以降气平喘。笔者认为，痰瘀阻肺是慢阻肺的"夙根"，化痰祛瘀是治疗慢阻肺的基本治则。地龙性寒味咸，归肝、胃、肺、膀胱经，下行降泄，既可以通络清热，又能平喘利尿，而且现代研究表明，地龙可阻滞组胺受体，缓解支气管痉挛，起到平喘作用；全蝎味辛性平，归肝经，具有活血通络之效；两药同用，一辛一咸，辛可通散，咸能软坚，合用可增强活血通络之力。此外，地龙配炙麻黄，寒温平调，亦可清宣肺气而平喘。诸药合用，共奏宣肺平喘、化痰祛瘀之效。

常用加减：

（1）痰热阻肺者，加黄芩、瓜蒌、胆南星，以清热化痰。

（2）痰浊阻肺者，加茯苓、橘红，以燥湿化痰。

（3）寒饮伏肺者，加干姜、细辛、五味子、白芥子，以温肺化痰。

6. 稳定期基础方　喘平 2 号方。

组成：炙麻黄 6g，地龙 20g，炙黄芪 30g，丹参 30g，防风 10g，党参

30g，炒白术 20g，茯苓 30g，半夏 12g，淫羊藿 30g，山茱萸 10g，红景天 50g，沉香 5g，炙甘草 6g。

方解： 本病迁延难愈，后期可致肺、脾、肾三脏虚损，故稳定期以肺脾肾同治为总原则。方中炙麻黄配地龙，寒温平调，清宣肺气，加强平喘之效；现代药理研究亦表明，两药均有扩张支气管、缓解支气管痉挛的作用。黄芪、防风、炒白术合为玉屏风散。黄芪甘温，内补脾肺之气，外可固表止汗；白术健脾益气，助黄芪以加强益气固表之功；防风走表而散风邪，合黄芪、白术以益气祛邪，且黄芪得防风固表而不致留邪，防风得黄芪祛邪而不伤正，有补中寓疏、散中寓补之意，三药起到益气固表的作用。党参、炒白术、茯苓、半夏、甘草取六君子汤之意，以健脾益气，燥湿化痰。丹参味苦，微寒，归心、肝经，具有活血祛瘀功效，和黄芪相配，加强益气活血之效。红景天味甘苦，性平，归肺、心经，具有益气活血、通脉平喘之功，配丹参以加强活血化瘀之效，改善患者缺氧症状。淫羊藿、山茱萸、沉香以补肾纳气平喘。全方共奏补肺健脾、温肾纳气平喘之功。

常用加减：

（1）偏于肾阴虚者，加熟地黄、黄精，以补肾益精。

（2）偏于肾阳虚者，加肉苁蓉、菟丝子、杜仲，以温肾助阳。

7. 病案

赵某，男，75 岁，2019 年 11 月 2 日初诊。

主诉： 反复咳嗽、咳痰、气喘 20 余年，加重 1 周。

现病史： 患者 20 年来反复咳嗽、咳痰、气喘，每次发作，病情缠绵难愈，常年多次住院，应用大量抗生素、氨茶碱及糖皮质激素才能控制病情；1 周前咳喘加重，于当地医院应用头孢曲松、左氧氟沙星等抗感染，氨溴索化痰治疗 5 天，病情未见明显减轻，遂就诊于本院求助中医治疗。

刻见： 咳嗽、咳痰，色黄质黏，咳吐不利，气喘，胸部胀满刺痛，伴口干口苦，乏力，唇绀，大便干结、2～3 日一行，小便正常，舌质紫暗，脉细涩。

查体： 体温 37 ℃，脉搏 90 次 /min，呼吸 22 次 /min，血压 150/90mmHg，桶状胸，双肺呼吸音粗，可闻及湿啰音。

辅助检查： 胸部 X 线检查示肺部透亮度增加，双下肺野散在斑片状阴影；肺功能检查示 FEV_1/FVC 60%，FEV_1 占预计值百分比为 53%。

西医诊断： 慢性阻塞性肺疾病急性加重期。

中医诊断： 肺胀（痰热壅肺，气虚血瘀证）。

治法： 清热化痰，益气活血。

处方：

炙麻黄 10g	地　龙 20g	杏　仁 10g	百　部 10g
半　夏 10g	苏　子 10g	全　蝎 3g	葶苈子 10g
黄　芩 10g	瓜　蒌 30g	紫　菀 30g	桑白皮 15g
黄　芪 30g	川　芎 15g	桔　梗 12g	甘　草 6g

6 剂，水煎服，日 1 剂，早晚分服。

二诊： 2019 年 11 月 9 日。患者咳嗽、咳痰症状减轻，痰量减少，胸痛缓解。现症见间断咳嗽、咳痰，色白量减可咳出，活动后气喘，伴乏力，唇绀，纳差，眠可，二便调，舌质紫暗，脉细涩。上方去紫菀、葶苈子、桑白皮，加红景天 30g、丹参 30g、木香 10g、砂仁 6g、穿山龙 20g、蜈蚣 1 条，续服 6 剂。

三诊： 2019 年 11 月 15 日。患者咳嗽、咳痰症状减轻，气喘好转，仍乏力间作，活动后气喘，纳眠可，二便调，舌质紫暗，脉细涩。初诊方基础上去紫菀、桑白皮，加丹参 30g、红景天 30g、党参 30g、白术 20g、茯苓 30g。嘱其稳定期长期服用本科制剂九味固金胶囊。

随访 1 年，病情未见急性加重。

[按语] 邪热炽盛，内壅于肺，肺失宣肃则咳嗽、气喘；邪热炼液为痰，则痰稠色黄；痰热阻滞肺络，导致气滞血瘀，络脉气血不得畅通，不通则痛，故胸胀刺痛；病久肺气虚弱，不能助心行血，亦会出现气虚血瘀征象，如舌紫暗、脉细涩等。

初诊在喘平 1 号方基础上加用紫菀润肺化痰平喘，重用可润肠通便，与瓜蒌相配，清（肺）热通便；桑白皮、黄芩、瓜蒌清热化痰，泻肺平喘；黄芪补肺平喘，以气运血，气血互用，元气复来；川芎加强地龙、全蝎活血通络之效。诸药合用，使气旺血行，瘀祛络通，气行则津液流通，痰液自化，咳喘自平，诸症渐愈。

二诊加木香、砂仁，以醒脾开胃；加丹参、穿山龙，以加强活血通络之功（穿山龙性味平和，现代研究表明有类激素样作用，可抑制慢阻肺患者气道炎症）；加红景天，以益气活血、通脉平喘。

三诊，患者仍肺脾肾俱虚，加党参、茯苓、白术以健脾益气、培土生金。后长期服用本科制剂九味固金胶囊（虫草孢子粉、蛤蚧、地龙、五味子、山药等）以补肾纳气，健脾益肺，减少慢阻肺急性加重的次数，明显改善患者生活质量。

8. 膏方病案

徐某，男，72 岁，初诊 2012 年 10 月 9 日。

主诉： 咳嗽、咳痰、气喘 20 余年。

现病史： 患者于 1992 年开始出现咳嗽、咳痰、气喘，就诊于当地医院，行胸部 CT 及肺功能检查，诊断为"慢性阻塞性肺疾病"，经抗感染治疗后症状好转，后每逢冬季症状加重，每年因急性加重住院 3 ~ 4 次；1个月前因受凉后上述症状再次加重，于当地医院住院经抗感染、化痰、平喘治疗半月后，症状较前好转出院。

今就诊于我科，症见：气喘，动则益甚，咳嗽，咳痰，色白量多泡沫状，腰膝酸软，头晕耳鸣，畏寒肢冷，纳呆，寐欠安，二便调。舌淡苔白腻，脉沉。

辨病依据： 慢性阻塞性肺疾病稳定期。

（1）患者咳嗽、咳痰、气喘 20 余年，每年发作持续 3 个月以上，且与季节气候有关。

（2）胸部 CT 检查示双肺野透亮度增高，纹理增重。

（3）肺功能检查示（重度）阻塞性通气功能障碍。

辨证依据： 脾肾阳虚。

（1）患者气喘多年，动则益甚，为肾虚肾不纳气的表现。

（2）肾主骨，肾虚则腰膝酸软，肾阳虚不能温煦四肢则见畏寒肢冷；肾开窍于耳，肾虚精亏不能濡养头面五官则头晕耳鸣。

（3）脾为生痰之源，脾虚水液代谢障碍则白痰多，脾失健运则食欲欠佳。舌淡苔白腻，脉沉为脾肾阳虚的证候。

辨体质：阳虚体质。典型症状：畏寒肢冷。

处方：

党 参 30g	炒白术 20g	茯 苓 15g	半 夏 12g
陈 皮 10g	干 姜 10g	细 辛 3g	五味子 10g
炙麻黄 6g	地 龙 20g	炒杏仁 10g	百 部 10g
半 夏 10g	苏 子 10g	全 蝎 3g	葶苈子 10g
射 干 12g	威灵仙 15g	穿山龙 30g	川 芎 15g
黄 芪 30g	防 风 10g	代赭石 30g	肉 桂 5g
杜 仲 15g	仙 茅 10g	淫羊藿 30g	巴戟天 15g
生地黄 12g	黄 精 12g	菟丝子 30g	砂 仁 6g
谷麦芽各10g			16 剂，水煎制膏
人 参 20g	紫河车粉 60g	川贝母 20g	沉 香 90g
蛤 蚧 3 对	龟甲胶 150g	鹿角胶 100g	阿 胶 250g
核桃仁 250g			收膏

患者于 2013 年 6 月再次就诊于我科，自诉服用膏方后，气喘、咳嗽、畏寒等症状减轻，痰量减少，生活可以自理。于本科继续服用中药调理并配合"冬病夏治"三伏贴治疗。

2013 年 11 月 2 日，患者来诊，诉今年冬季气喘症状未出现急性加重，现活动后气喘，偶有咳嗽、咳痰（色白、量减少），遂前来继续服用膏方治疗。

[按语] 患者肺胀（脾肾阳虚证）诊断明确，主方选用六君子汤加减以健脾益气，联合肺胀稳定期基础方喘平 2 号方加减以止咳平喘、化痰祛瘀；患者寒饮伏肺，加用干姜、细辛、五味子，以温肺化饮；患者冬季易感，加玉屏风散，以益气固表；杜仲、仙茅、淫羊藿、菟丝子、巴戟天、鹿角胶，以补肾助阳；龟甲胶、阿胶滋阴益肾，紫河车粉、蛤蚧、人参补益肺肾之气、固本护元，沉香补肾纳气平喘；核桃仁甘温，归肺、肾、大肠经，具有补肾益肺、纳气平喘、润肠通便之功。全方动静结合，以补肺健脾、补肾助阳为主，辅以止咳化痰祛瘀之品，对重度肺胀患者频繁急性加重，肺脾肾三脏虚损，痰瘀阻肺者，起到改善咳喘症状，预防复发的效果。

慢性肺源性心脏病

一、西医部分

1. 概述 肺源性心脏病简称肺心病，是由于肺动脉压力逐渐升高导致右心室做功增加，而引发的心脏病，主要以右心室肥厚为主，也可伴有右心室扩张。狭义的肺心病多由慢性阻塞性肺疾病（COPD）引起，广义的包括各种原发影响胸廓、肺或肺血管结构的疾病，如肺动脉高压、肺栓塞等。

2. 诊断 肺心病的诊断包含 4 个要素：①病因可能是肺部疾病包括肺血管异常或胸廓疾病，或中枢性通气不足；②心脏扩大局限在右心室，可能是扩张、肥厚或两者兼有；③肺动脉高压是必要条件，右心室扩张或肥厚主要取决于肺动脉高压的程度和持续时间；④除外获得性左心疾病及先天性心脏病。

（1）基础疾病：为肺胸疾病或肺血管病变，根据病史、体征、心电图、X 线片，并可参考放射性核素扫描、超声心动图、心电向量图、肺功能或其他检查判定。

（2）右心功能不全：主要表现为颈静脉怒张、肿大压痛、肝颈静脉反流征阳性、下肢水肿及静脉压增高等。

（3）肺动脉高压、右心室增大的诊断依据

1）体征：剑突下出现收缩期搏动、肺动脉瓣区第 2 心音亢进。三尖瓣区心音较心尖部明显增强或出现收缩期杂音。

2）X 线诊断标准

A. 右肺下动脉干扩张：①横径 ≥ 15mm；②右肺下动脉横径与气管横径比值 ≥ 1.07；③经动态观察较原右下肺动脉干增宽 2mm 以上。

B. 肺动脉段中度凸出或其高度 ≥ 3mm。

C. 中心肺动脉扩张和外周分支纤细，两者形成鲜明对比。

D. 动脉圆锥部显著凸出（右前斜位 45°）或"锥高" ≥ 7mm。

E. 右心室增大（结合不同体位判断）。

具有上述 5 项中的 1 项可诊断。

3）心电图诊断标准

Ⅰ.主要条件

ⅰ.额面平均 QRS 电轴 ≥ + 90°。

ⅱ.V_1 R/S ≥ 1。

ⅲ.重度顺钟向转位（V_5 R/S ≤ 1）。

ⅳ.R + Svs > 1.05mV。

ⅴ.aVR R/S 或 R/Q ≥ 1。

ⅵ.V_1 ~ V_3 呈 Qs、Qr、qr（需除外心肌梗死）。

ⅶ.肺性 P 波：①P 电压 ≥ 0.22mV，或②电压 ≥ 0.2mV，呈尖峰型，结合 P 电轴 > + 80°，或③当低电压时 P 电压 > 1/2R，呈尖峰型，结合 P 电轴 > + 80°。

Ⅱ.次要条件

ⅰ.肢导联低电压。

ⅱ.右束支传导阻滞（不完全性或完全性）。

具有 1 条主要条件即可确诊，2 条次要条件的为可疑肺心病的心电图表现。

3. 治疗　目前主要治疗策略是治疗原发疾病，同时通过增加右心室收缩力和降低肺血管阻力以改善机体氧合能力和右心室功能。主要治疗目标为改善症状，提高运动耐力和生活质量，减缓疾病进展，降低病死率和住院率。

（1）基础治疗：治疗肺心病加重的诱因如呼吸道感染、贫血、心律失常等，适当休息，限制水、盐摄入，纠正电解质及酸碱平衡紊乱。治疗引起肺动脉高压的基础疾病，如 COPD 患者给予支气管舒张药物，睡眠呼吸暂停低通气综合征患者给予机械通气。此外，出现呼吸衰竭及并发症时需采取综合措施，如缓解支气管痉挛、清除痰液、通畅呼吸道等，必要时行气管插管和机械通气治疗等。

（2）氧疗和机械通气

1）氧疗：虽不能显著改善血流动力学参数，但长期氧疗可改善肺动脉高压患者生存率和减慢疾病进展。COPD 患者肺动脉氧分压 < 55mmHg

或氧饱和度 < 90% 时，推荐长期低流量氧疗。肺动脉高压患者当外周血氧饱和度 < 92% 或动脉血氧分压 < 60mmHg 时，建议吸氧使氧饱和度 > 92%。吸氧也有益于氧分压和氧饱和度较高的患者。

2）机械通气：常用于治疗右心衰竭所致呼吸疲劳者，目的是改善氧合、通气而不影响右心室后负荷、静脉回流或舒张功能。但是它有可能升高跨肺压，增加右心室输出阻力，从而使右心衰竭恶化，降低心排血量。为了避免增加肺血管阻力必须限制跨肺压。气体滞留可使肺血管阻力升高，胸膜腔和心包压力可导致舒张充盈受损，用较低的呼吸频率可用来限制气体滞留，给予适宜的呼气末压可以限制机械通气对肺血管的作用。

（3）正性肌力药：肺心病血流动力学稳定者首选多巴酚丁胺，肺动脉高压患者给予 2~5μg/（kg·min）可增加心排血量，降低肺血管阻力。多巴胺常用于严重低血压患者，初始剂量为 3~5μg/（kg·min），可逐渐加量到 8~10μg/（kg·min），甚至更高。对于心率偏快的肺动脉高压合并重症右心衰竭患者，可选择左西孟旦；改善心排血量及维持体循环血压，首选去甲肾上腺素和多巴胺。

（4）利尿治疗：利尿剂是慢性肺心病容量管理的基石。利尿剂能减轻或消除体循环淤血或水肿，降低前负荷，改善心功能。过分利尿可减少右心排血量，易引起低钾、低氯性碱中毒；使痰液黏稠不易咳出，加重呼吸衰竭；此外，血液浓缩、黏度增加，易促使弥散性血管内凝血的发生。根据病因、右心衰竭的严重程度及其他合并疾病如肾功能不全，决定利尿强度。心力衰竭合并低蛋白血症者，补充人血白蛋白治疗，同时加强利尿治疗。利尿剂使用过程中，需密切监测患者生化指标和肾功能，避免低钾血症和因容量不足造成肾前性肾衰竭。

（5）心律失常：当心房颤动或心房扑动影响血流动力学时，需应用抗心律失常药物或电复律维持窦性心律。持续性房性心律失常尤其是心房颤动和心房扑动提示肺动脉高压患者预后不佳，一旦发生应积极复律治疗，药物难以复律时可考虑电复律或射频消融治疗。应尽量避免使用 β 受体阻滞剂，因为此类药物可能引起支气管收缩。心脏再同步化治疗可改善右心衰竭的右心射血分数及血流动力学，但目前仍需进一步研究帮助确定再同步化治疗、起搏的选择位点和选择结果变量的长期效果。

（6）抗凝：特发性肺动脉高压、遗传性肺动脉高压和减肥药相关肺动脉高压如无抗凝禁忌证可考虑长期抗凝治疗，而其他类型肺动脉高压尚无证据支持抗凝治疗可使患者额外获益。

（7）肺动脉高压：对于肺动脉高压患者，无论有无右心衰竭，不推荐血管紧张素转换酶抑制剂、血管紧张素受体阻滞剂和 β 受体阻滞剂，除非合并高血压、冠状动脉疾病或左心衰竭。

（8）循环机械支持：右心衰竭患者可能需要机械支持维持冠状动脉灌注和体循环血压。主动脉内球囊反搏可以增加右心衰竭患者右冠状动脉灌注，减轻缺血，减少血管升压药如去甲肾上腺素的应用，避免其对肺血管阻力的不利作用。右心室辅助装置能改善血流动力学，是继发于原发心室疾病右心衰竭患者过渡到心脏移植的桥梁。

（9）外科或介入治疗：主要包括肺动脉血栓内膜剥脱术、经皮房间隔造口术、经皮肺动脉球囊扩张术、肺或心肺移植等。

二、中医部分

1. 定义　慢性肺源性心脏病是呼吸系统常见疾病，主要是由支气管、肺组织、肺动脉血管等慢性病变引起肺动脉血管的阻力增加，肺动脉压力逐渐增高，发展为不可逆的肺动脉高压，导致右心负荷加重，最终发展为右心衰竭。本病属中医学"喘证""水肿"等范畴。

2. 病因病机　中医认为，肺心病多由于久咳喘等慢性疾病的反复发作、肺虚痰瘀、迁延日久，或年老、体衰、阳虚日久侵袭心肾引起。肺气日益耗散，累及脾肾。肺虚气不化津，痰浊内蕴，肃降无权；脾虚不能化生水谷精微，积湿成痰；肾之精气亏虚，不能化气生水，阳虚水泛成痰，或阴虚热灼津液成痰，气虚则肾不纳气出现气喘、气短。痰饮日久不化，肺脾肾阳虚饮停，上凌心肺，泛溢肌肤，蒙蔽清窍，则心悸气短，四肢水肿，夜间端坐呼吸，烦躁不安，汗出肢冷。

3. 病位　在肺，涉及脾、肾、心等多个脏腑。

4. 诊疗经验

（1）"强心"是关键：肺心病的治疗中强心是关键，因此重用附子、参类药物以大补元气，起到"强心"作用。

（2）重视虫类药的应用：肺心病患者痰瘀互结，瘀滞较重，口唇发绀明显，笔者临床多加用虫类药如地龙、全蝎、蜈蚣以祛瘀活血通络，促进肺毛细血管的循环，改善患者缺氧状态。

5. 基础方　强心定喘方。

组成： 生黄芪 30～90g，制附子 9～30g，人参 10g，车前子 30g，葶苈子 30g，桑白皮 30g，桂枝 12g，炙甘草 9g，红景天 30g，丹参 30g，川芎 30～50g。

方解： 黄芪为甘温补益之品，既可补气亦可行气，兼利水，气充气行则瘀血得通、气血得畅。制附子乃辛热温阳之品，温补元阳，尤温心阳，可谓"益火之源以消阴翳"，阳气充盛则瘀血得通、痰浊水饮得消，标本兼治；笔者临床制附子常用剂量为 9～30g，小剂量递增，安全有效。人参大补元气，合制附子为参附汤，共奏回阳固脱之功；药理研究证实，参附汤有强心升压、改善微循环的作用。车前子有清热利湿、化痰利水的作用，笔者注重化饮，在这里治疗肺心病、心衰能起到很好的利水作用。葶苈子具有泻肺消肿、平喘逐水之效，利水逐痰而不伤及阴津，为治疗心力衰竭痰浊水饮之标实的佳品。黄芪、葶苈子相配，利水消肿作用更强。桑白皮性寒，味甘，归肺经，可泻肺平喘、利水消肿。葶苈子合桑白皮，以加强泻肺利水平喘的作用。桂枝甘草汤是中医温通心阳的要方，有阳光一照、阴霾四散的效果，由炙甘草、桂枝配伍而成，其中桂枝有温经通络、散寒止痛、助阳化气之功，炙甘草起益气复脉的作用，二者辛甘并用，阴阳之气交通于中土，阳气振作，故能有效温通心阳，使血脉得复，气喘得平。肺心病患者长期缺氧，笔者在长期临床工作中发现红景天 50g 可增加血液的载氧能力而有效改善缺氧症状，针对 I 型呼吸衰竭效果尤佳。丹参味苦，微寒，归心、肝经，具有活血祛瘀、通经止痛、清心除烦、凉血消痈功效，和黄芪相配，加强益气活血之效。川芎既可活血，又有降低肺动脉压的作用。全方共奏温阳利水、泻肺平喘之效。

常用加减：

（1）痰浊壅盛者，加苏子、代赭石、党参。代赭石重镇降逆，党参具有益气补中、生津养血的作用，二者合用以坠痰下气平喘，且代赭石可引党参下行以纳气平喘。

（2）痰热壅盛者，可加水牛角或人工牛黄、石菖蒲、郁金，以清热解毒，化湿开窍。

（3）心阳虚明显者，易人参为红参 10～30g，小剂量依次递增，以补气温阳。

（4）气阴不足者，加生脉饮，其中多以西洋参 30～50g 取代人参。西洋参具有抗肿瘤、免疫调节、改善心血管系统、抗氧化、抗炎等作用。

（5）冷汗淋漓，四肢厥冷者，则加干姜回阳固脱。

6. 病案

李某，女，83 岁，主因"反复咳嗽、咳痰 15 年，气喘 10 年，加重伴双下肢水肿 20 天"，于 2020 年 11 月 9 日收住入院。

现病史：患者 15 年来反复咳嗽、咳痰，常以冬季加重，未予诊治，10 年前出现活动后气喘，无问寒暑，平素不规律吸入布地奈德福莫特罗粉吸入剂、沙丁胺醇，气喘症状进行性加重，入院前 20 天受凉后再次出现气喘加重，伴双下肢水肿，自服利尿药效果欠佳。

现症见：气喘，动则加重，夜间端坐呼吸，伴咳嗽，咳痰量多色白，偶伴泡沫，心悸，双下肢中度水肿，腹胀，纳眠差，大便偏稀。舌淡苔白，脉沉细数。

入院后完善相关检查，肺功能示极重度阻塞性通气功能障碍，舒张试验阴性；心脏彩超示二尖瓣轻度关闭不全，伴少量反流，右心室扩大，伴肺动脉高压；N 端脑钠肽前体（NT-proBNP）5 632pg/ml。明确诊断"慢性肺源性心脏病急性加重期，急性心力衰竭、心功能Ⅳ级（NYHA 心功能分级）"。

处方：

黄　芪 30g	制附子 10g	车前子 10g	葶苈子 10g
桑白皮 30g	桂　枝 10g	炙甘草 10g	红景天 30g
丹　参 30g	党　参 30g	茯　苓 30g	炒白术 30g
穿山龙 30g	谷麦芽各 30g		

6 剂，水煎服，日 1 剂，早晚分服。

二诊：药后水肿较前减轻，但入夜咳喘明显，痰稀，泡沫痰，大便稀，舌苔白滑，脉沉细。上方加补骨脂 10g、核桃仁 30g、干姜 6g、细辛

3g、五味子 10g。6 剂后痰量减少，咳喘平，饮食转佳。

经上述中药汤剂联合抗感染治疗后病情减轻，于 2020 年 11 月 24 日出院。

[按语] 肺心病的发病源于肺，累及心脾肾，本虚标实，治以温阳利水，纳气平喘，温化痰饮。本例患者咳喘多年，正虚可知，故遇劳感寒即发。外邪与痰浊相搏，肺气失宣，则咳嗽、气喘；病久延及脾肾，脾阳不振，失于健运水湿，则食少便溏稀；水气凌心则心悸；肾阳亏虚，肾不纳气，则动则喘甚；肾失蒸化，水气内停，则下肢水肿。综合病机，乃肺脾肾同病，本虚标实，故标本兼顾。

初诊方在强心定喘方基础上联合四君子汤以温阳利水，泻肺平喘，健脾益气，加穿山龙以加强活血通络之功，谷麦芽以健胃消食。二诊，患者咳喘症状减轻，痰稀、泡沫状、量多，加干姜、细辛、五味子以温肺化饮，补骨脂、核桃仁以温肾纳气平喘。如此，肺脾肾同治，则水液代谢复原，水肿得消，咳喘得平。

间质性肺疾病

一、西医部分

1. 定义 间质性肺疾病（interstitial lung disease，ILD）是一组主要累及肺间质、肺泡和 / 或细支气管的肺部弥漫性疾病。它包括 200 多个病种，具有一些共同的临床、呼吸病理生理学和胸部影像学特征，表现为渐进性劳力性气促、限制性通气功能障碍伴弥散功能降低、低氧血症和影像学上的双肺弥漫性病变。病程多缓慢进展，逐渐丧失肺泡 - 毛细血管功能单位，最终发展为弥漫性肺纤维化和蜂窝肺，导致呼吸功能衰竭而死亡，亦称弥漫性实质性肺疾病（diffuse parenchymal lung disease，DPLD）。

2. 分类 目前，国际上将 ILD/DPLD 分为 4 类。①已知病因的 DPLD：如药物诱发性、职业或环境有害物质诱发性（铍、石棉）DPLD 或胶原血管病的肺表现等；②特发性间质性肺炎：特发性间质性肺炎（idiopathic interstitial pneumonia，IIP）包括 7 种临床病理类型，即特发性肺纤维化（IPF）/ 普通型间质性肺炎（UIP）、非特异性间质性肺炎（NSIP）、隐源性机化性肺炎（COP）/ 机化性肺炎（OP）、急性间质性肺炎（AIP）/ 弥漫性肺泡损伤（DAD）、呼吸性细支气管炎伴间质性肺疾病（RB-ILD）/ 呼吸性细支气管炎（RB）、脱屑性间质性肺炎（DIP）、淋巴细胞性间质性肺炎（LIP）；③肉芽肿性 DPLD：如结节病、外源性变应性肺泡炎（EAA）、坏死性肉芽肿性血管炎（NGV，又称 Wegener 肉芽肿）等；④其他少见的 DPLD：如肺泡蛋白沉积症（PAP）、肺出血 - 肾炎综合征、肺淋巴管平滑肌瘤病（PLAM）、肺朗格汉斯细胞组织细胞增多症、慢性嗜酸性粒细胞性肺炎（CEP）、特发性肺含铁血黄素沉着症等。

3. 治疗 西医学缺乏有效治疗方法，以减轻症状、改善运动能力、改善生活质量、延缓疾病进展、预防急性加重、延长生存期为治疗目标。临床应用较多的是激素，可以调节炎症和免疫过程，如在肺纤维化早期

（肺泡炎和细胞渗出阶段）使用，可使部分患者的肺部炎症有所吸收好转，从而延缓肺纤维化进程，但在肺纤维化晚期（蜂窝肺阶段）使用则效果不明显。糖皮质激素口服或静脉给药，全身副反应较多，大部分患者出现向心性肥胖、多毛、痤疮、骨质疏松、易感染等，但它也仅对 20% 的特发性肺纤维化（IPF）患者有效，而且常常为一过性反应，而效果不佳的患者常联合免疫抑制剂。近些年，应用吡非尼酮、尼达尼布治疗，因显著减缓 IPF 疾病进展、减慢用力肺活量（FVC）的下降速度、减慢 6 分钟步行试验距离的下降、延长无进展生存时间（PFS）、减少全因死亡和 IPF 相关死亡的发生率而广受关注，但疗效远未达到患者和医师的期望，且存在不良反应、价格相对昂贵，仍需新的有效治疗措施。

二、中医部分

1. 定义　中医学没有与间质性肺疾病相对应的病名。间质性肺疾病是由多种慢性肺部疾病反复发作，迁延不愈，导致肺脏虚损，肺叶萎弱不用而成，在病理上存在着肺体萎缩，故应归属于中医学"肺痿"范畴。《素问·至真要大论》记载："诸痿喘呕，皆属于上。"肺为华盖之脏，提出诸"痿"病位归于肺。《金匮要略·肺痿肺痈咳嗽上气病脉证治》详细论述了肺痿以咳嗽、吐涎沫、脉虚数为主要表现。

2. 临床症状及特点　主要表现为咳嗽、咳痰、喘促、呼吸困难，严重者则有喘脱表现。由于本病以慢性炎症和间质纤维化为主要病理特征，主要累及肺间质和肺泡腔，导致肺泡、毛细血管功能单位丧失，所以其咳嗽、呼吸困难的临床症状具有难治性。

（1）咳嗽：表现为刺激性干咳、类风咳，言语、深吸气、接触冷热空气后加重，多伴咽痒，对异味敏感，平卧位减轻，坐位、站立位加重，活动后加重，后期咳多兼喘，喘加剧咳嗽，同时存在秋、冬季加重（非上呼吸道感染诱发），如秋冬季节多有本病急性加重风险。

（2）咳痰：痰液特点以白色泡沫痰、痰胶黏难咳为主，痰少而黏，滞塞于咽喉部，难以咳出，遇寒、遇冷加重。在本病急性加重期，痰量仍比较少且更黏稠，可见痰量增加、黄色黏痰等热象。

（3）喘促、呼吸困难：以进行性呼吸困难、动则喘促加重为临床特点，以虚喘为主，由于患者自我感觉多样，如气不够用、气难以吸到底等不同主诉描述，多同时伴随神疲懒言、动则喘促、活动后加重、呼吸浅促等特点，活动后唇甲发绀、气短、胸闷，与体位大多无关，隐匿进展。如急性加重，则属于喘促危候，呼吸窘迫，静息状态下亦喘促不宁。

3. 病因病机　笔者结合历代医家思路，提出"毒、虚、瘀"是其发生发展的基本病机。

现代研究表明，间质性肺疾病的病因分为原发和继发。继发性病因多达百余种，有的与药物/治疗相关，如抗肿瘤药（博莱霉素、氨甲蝶呤、环磷酰胺等）、心血管药物（胺碘酮、肼苯达嗪等）、某些抗生素（如呋喃妥因、磺胺类等）、高浓度氧疗以及放射线照射等；有的与肺部感染相关，如严重急性呼吸综合征（SARS）、肺结核、肺孢子菌肺炎（PCP）等；有的与职业/环境相关，如无机粉尘（如硅沉着病、石棉沉着病、煤工尘肺等）或有机粉尘（如农民肺、蔗尘肺、空调肺等）的接触，或有害气体/烟雾（如敌敌畏、二氧化硫、氮氧化物等）的吸入等。这些原因均归于毒邪范畴。《金匮要略·肺痿肺痈咳嗽上气病脉证治》指出"热在上焦者，因咳为肺痿"，说明肺痿的初始发病因素为热毒，尤其在发病早期毒邪多兼夹热邪为患，故早期以清热解毒法为主，临床上使用露蜂房、金银花、连翘等。

西医认为，间质性肺疾病的病变部位主要在肺间质，损伤时累及肺泡壁和肺泡腔，对应中医脏腑，考虑为肺络血脉。早期热毒不解，耗伤肺气，久则肺气亏虚，无力推动血脉运行，血行滞涩，血脉摄氧能力下降，出现口唇发绀，肢端肥大如杵状指，故治以益气养血、疏通肺络为主。

《黄帝内经》曰："正气存内，邪不可干""邪之所凑，其气必虚"。肺纤维化全程都存在肺气亏虚的表现，尤其到后期，肺病及肾，肺肾气虚，以虚为本。治以补益肺肾，纳气平喘，扶正为主。

综上所述，在间质性肺疾病整个疾病的发生发展过程中，各阶段的病机侧重有所不同，但是气阴两虚、瘀毒阻滞肺络贯穿疾病发展的始终。

4. 肺痿常用药

（1）露蜂房：味微甘，性平，有小毒，实际副作用很小，外形类似捣毁肺，有"以类相求""以形达形"之意，引药入络，具有祛风攻毒、止痛、抗过敏之功。

（2）红景天：味甘、苦，性平，归肺、心经，是生长在1700m以上的珍稀野生植物，生活在西藏高原的人常以它入药，以强身健体，抵抗低氧环境的影响。红景天具有益气活血、通脉平喘之功效，现代药理研究亦证实具有抗氧化、抗糖尿病、抗肺炎及抗哮喘等作用。临床用量常为30～50g，起到大剂量抗氧化作用，可改善患者低氧状态。

（3）黄芪：有气药之长称号，味甘性平，具有补气固表、利尿托毒之功。用量常为30～90g。药理研究证实，黄芪可抗自由基损伤、抗缺氧、抗肿瘤、增强机体免疫力。

（4）丹参：苦，微寒，归心、肝经，色红入血络，祛瘀止痛，活血通经，清心除烦，有"一味丹参，功同四物"的说法。

（5）地龙、全蝎、蜈蚣：地龙搜剔软化肺络中胶结之痰瘀，又可解痉平喘，驱除肺络伏藏之邪；全蝎息风镇痉，通络止痛，攻毒散结；蜈蚣味微辛，性微温，走窜之力最速，内脏腑、外经络，凡气血凝聚之处皆能开之。临床三药常组合应用，起到活血通瘀、疏通脉络之效。

（6）淫羊藿：辛甘，温，补肾壮阳，纳气平喘，具有类激素样作用，起到益肾平喘之效。

（7）山茱萸：味酸性温，补肾益精，且具有收敛作用。近代医家张锡纯云："萸肉救脱之功，较参、术、芪不更胜哉！""救脱之药，当以萸肉为第一。"故其善治阴阳两虚之喘。

5. 诊疗经验 肺痿属于正虚邪实之证，因此益气通络应贯穿治疗始终。笔者临床上常采用分期论治，根据患者临床表现、肺部影像学及肺功能特征，将肺痿分为早中期、晚期进行辨证治疗。

（1）早中期：以干咳、气短、咽干为主症，肺部影像学多以磨玻璃样征象、细网状阴影或弥漫性结节影为主，肺功能表现为轻中度限制性通气功能障碍、弥散功能轻度或中度降低，常无明显的低氧血症或轻度低氧血症。病程较短，邪实而正未虚，以热毒壅肺、气虚血瘀为主要病机。治疗上以解毒通络、益气止咳为主要原则。清热解毒常选露蜂房、金银花、连翘组方，通络以地龙、全蝎、蜈蚣为主，加用黄芪、丹参、红景天益气活血、扶助正气，治标以炙麻黄、杏仁、百部升降气机、宣肺止咳。

早中期基础方：肺纤 1 号方、肺纤 2 号方。

肺纤 1 号方

组成： 露蜂房 6～10g，金银花 15g，连翘 15g，炙麻黄 6g，炒杏仁 12g，百部 15g，地龙 20g，全蝎 3～6g，蜈蚣 1～2 条，黄芪 30g，丹参 30g，红景天 50g，山茱萸 10g。

证型： 热毒伤肺，气虚血瘀。

辨证要点： 气喘、干咳为主，伴乏力，舌暗红，苔白或薄黄，脉弦。

方解： 露蜂房、金银花、连翘清热解毒，热清毒解则痰瘀易消，肺络易通，气机调畅而呼吸自如，为君药。炙麻黄、炒杏仁配伍，一宣一降，宣肺平喘，百部润肺止咳，三药共奏宣肺止咳、降逆平喘之效；地龙、蜈蚣、全蝎通络散结攻毒，以上共为臣药。清代吴瑭言："以食血之虫，飞者走络中气分，走者走络中血分。"黄芪、丹参、红景天益气活血，扶助正气，共为佐药。山茱萸补虚固脱，善治阴阳两虚之喘。全方标本兼治，共奏解毒通络、益气止咳、宣肺平喘之功效。

肺纤 2 号方

组成： 生黄芪 30～90g，炒白芍 30g，炙甘草 10g，川芎 30g，全蝎 3～6g，蜈蚣 1～2 条，地龙 20g，五加皮 10g，乌梢蛇 10g，淫羊藿 30g，红景天 50g，大枣 10g，山茱萸 10g，鸡血藤 30g。

证型： 气虚血瘀，脉络瘀阻。

辨证要点： 气促，动则加剧，伴关节疼痛、僵硬。

方解： 患者除气喘症状外，以四肢关节不利、疼痛为主要表现，考虑气虚不能润养四肢，脉络瘀阻，则"不荣则痛，不通则痛"，可因患者体质不同，表现为偏寒、偏热、偏风湿。方中以生黄芪、川芎益气活血为君药。白芍酸、寒且苦，能养血活血，通血脉，与甘草组成芍药甘草汤缓急止痛。全蝎，走窜之力强，能搜尽一身之风邪，通络逐瘀且引诸药达病所；蜈蚣以通络散结之效著。全蝎、蜈蚣相伍，既可外达经络，又能内走筋骨，祛风通络止痛，解毒散结消肿，尤其善治关节疼痛难忍者，为历代医家所推崇。地龙通肺络之瘀。地龙、全蝎、蜈蚣为笔者常用角药，起活血通瘀、疏通脉络之效。五加皮辛温，祛风湿，强筋骨，与地龙相配，寒热并用，强筋活络。乌梢蛇为笔者经验用药，有蠲痹通络止痛之效，可使疼痛症状明显改善（患者说像换了个人似的）。鸡血藤养血行血，舒筋活络。益气之黄芪加地龙、全蝎、蜈蚣、乌梢蛇等虫类药及鸡血藤藤类药，益气行血通络。淫羊藿、山茱萸纳气平喘，收敛固涩。红景天益气活血，通脉平喘；大枣补脾和胃，益气生津。全方共奏益气活血、通络止痛、纳气平喘之功。

常用加减： ①关节疼痛，偏肩关节、肘关节、指间关节疼痛者，加羌活、葛根、片姜黄等；②偏踝关节疼痛者，加独活、川牛膝等；③偏湿邪盛者，酌加苍术、黄柏、生薏苡仁、川牛膝等，或二妙散、三妙散、四妙散。

（2）晚期：患者除乏力、纳差、消瘦，呼吸困难加重外，常动则喘息气短，呼多吸少，甚则张口抬肩，鼻翼扇动，不能平卧，影像学多以广泛肺纤维化及蜂窝肺为主，肺功能表现为重度及极重度限制性通气功能障碍，弥散功能重度降低，常伴明显低氧血症。治疗上以扶正通络为主，扶正方面，补肾益肺，强调肺的滋润濡养，常选用西洋参、麦冬、五味子（生脉饮）益气养阴，熟地黄、山药、山茱萸、沉香等滋阴纳气；通络方面，常选地龙、全蝎、蜈蚣通络散结攻毒。稳定期常以膏方长期调理，改善患者生存质量。

肺纤 3 号方

组成： 黄芪 30～90g，红景天 50g，丹参 50g，西洋参 30g，麦冬 15g，五味子 10g，沙参 30g，百部 15g，百合 30g，淫羊藿 30g，熟地黄 30g，山茱萸 10g，肉桂 5g，沉香 10g，地龙 20g，全蝎 3～6g，蜈蚣 1～2 条。

证型： 气阴两虚，肺肾亏虚。

辨证要点： 气喘、动则加重，伴少气懒言，口干乏力，口唇发绀。

方解： 黄芪、丹参、红景天为君药，益气活血，扶助正气。西洋参、麦冬、五味子为生脉饮组方，益气养阴。西洋参偏凉，生津止渴、清虚火、益肺阴；麦冬微苦、甘，润肺清心，泄热生津，治咳行水，化痰止呕；五味子敛肺止咳，用于肺肾两虚之虚咳，入肺肾两经，用于定喘纳气，滋肾阴。麦冬、五味子补肺润肺益肾，金水相生，而人参换为西洋参强调了对肺的滋润濡养；沙参、百部、百合养阴润肺止咳。熟地黄、山茱萸为六味地黄丸的 2 味补虚药，熟地黄用于滋补肾阴，山茱萸有收敛作用，偏于补肝阴（肝肾同源）；淫羊藿补肺、固肾；肉桂、沉香温肾纳气平喘。地龙、全蝎、蜈蚣通络散结攻毒。全方共奏补肾益肺、纳气平喘之效。

6. 病案

案 1： 陕某，男，65 岁，于 2020 年 10 月 23 日因"进行性呼吸困难 3 年余"就诊于我院门诊。症见形体消瘦，活动后气喘、以下午为甚，伴腹胀、胸闷，口干、口苦，不欲饮食，便秘，小便调。舌淡有裂纹、苔白，脉滑。既往曾于外院诊断为间质性肺疾病，长期口服甲泼尼龙片，目前口服 4mg/ 次、1 次 /d，高脂血症 5 年。胸部 CT 示双肺间质纤维化，蜂窝肺表现；肺功能示重度限制性通气功能障碍，弥散功能重度降低。

处方：

柴 胡 10g	炒白芍 30g	枳 实 12g	生白术 50g
黄 芪 50g	当 归 20g	肉苁蓉 30g	熟地黄 30g
玄 参 10g	淫羊藿 30g	党 参 30g	茯 苓 30g
麦 冬 20g	五味子 10g	红景天 50g	生甘草 6g
香 附 10g	砂 仁 6g	鸡内金 12g	焦三仙各 10g
陈 皮 12g	黄 精 20g	川 芎 30g	杜 仲 30g
巴戟天 30g	桑 椹 30g	枸 杞 30g	灵 芝 12g
沉 香 2g	仙鹤草 30g	生山楂 30g	泽 泻 10g
火麻仁 30g	山茱萸 10g		20 剂，水煎制膏
西洋参 100g	三七粉 210g	鹿角胶 60g	紫河车粉 100g
龟甲胶 50g	阿 胶 200g	蜂 蜜 250g	收膏

二诊： 2021 年 3 月 3 日。经 1 料（3 个月）膏方治疗后，患者精神明显好转，气喘减轻，目前以动则气促为主，偶伴咳嗽，少量黏痰，午饭后胃脘胀满，纳眠尚可，大便不干、排便难，小便调。查：咽部充血，舌淡有裂纹，苔薄白，脉沉。

处方：

柴 胡 10g	炒白芍 20g	枳 实 12g	生白术 50g
党 参 20g	香 附 10g	砂 仁 6g	茯 苓 20g
太子参 30g	麦 冬 20g	五味子 10g	黄 芪 30g

当　归 10g　　红景天 50g　　炙甘草 10g　　火麻仁 30g

淫羊藿 30g

　　　　　　　　　　　　　　7 剂，水煎服，日 1 剂，早晚分服。

后期继续膏方调服：

处方： 炙杷叶 12g　　射　干 12g　　炒杏仁 10g　　百　部 15g

党　参 20g　　生白术 50g　　枳　实 24g　　茯　苓 20g

半　夏 12g　　橘　红 10g　　香　附 10g　　鸡内金 12g

黄　芪 50g　　红景天 50g　　熟地黄 30g　　黄　精 30g

当　归 15g　　川　芎 30g　　炒白芍 30g　　全　蝎 3g

蜈　蚣 1 条　　穿山龙 30g　　淫羊藿 30g　　代赭石 30g

连　翘 15g　　焦三仙各 10g　　炙麻黄 6g　　肉　桂 3g

桑　椹 30g　　肉苁蓉 30g　　麦　冬 20g　　五味子 10g

炙甘草 10g　　干　姜 10g　　大　枣 10g　　火麻仁 30g

山茱萸 12g　　　　　　　　　　　　20 剂，水煎制膏

西洋参 50g　　沉　香 90g　　三七粉 270g　　紫河车粉 270g

鹿角胶 50g　　龟甲胶 50g　　阿　胶 200g　　蜂　蜜 250g　收膏

[按语] 辨病：间质性肺疾病（肺痿）中晚期。

辨证：肺肾气虚，肝郁脾虚，津亏肠燥。

辨证依据：患者久病及虚，肺肾气虚，则动则气喘；脾胃阳虚，土虚木乘，肝气郁结，则胸闷、口苦；胃气虚，气虚下陷，则腹胀；肺气虚，运化无力，津亏肠燥，则便干。结合舌脉，为本虚标实。

初诊膏方分析：笔者从中焦入手，通腑平喘，方选四逆散、枳术丸、香砂六君子汤加减理气疏肝、和胃消食为主。枳术丸中白术为生品，甘而柔润，健脾益气，升清降浊，且无伤阴之弊，为通便之良药，用量为 20 ~ 60g，依病情而定。对于津亏肠燥的老年便秘患者，常以黄芪、当归、肉苁蓉、桑椹、火麻仁组方，分别补益气、血、阴、阳，其中火麻仁甘润多脂，滑利大肠且补虚。淫羊藿、仙鹤草有类激素样作用，温补肾阳。沉香纳气平喘；红景天具有抗氧化作用，可改善低氧血症。生山楂、泽泻可活血利水，现代药理研究证实可活血降血

脂；枸杞、山茱萸滋阴纳气平喘。龟甲胶、阿胶滋阴益肾，紫河车粉、西洋参补益肺肾之气、固本护元，三七粉活血通肺络，蜂蜜辅助成膏的同时和中缓急、调和诸药。

二诊时，患者以动则气促及脘胀、便秘为主，结合舌脉，病机仍以肺肾气虚、肝郁脾虚、津亏肠燥为主。治以四逆散、香砂六君子汤加减理气健脾；生脉饮合当归补血汤益气养血；加大红景天剂量以改善患者氧合功能，益气活血，通脉平喘。枳术丸、火麻仁健脾通腑。

二诊后，继续膏方调服，治疗原则以辨病＋辨证相结合，标本兼治。治标以炙麻黄、杏仁、百部宣肺止咳，枳术丸、火麻仁通便；治本（气阴两虚）选生脉饮合当归补血汤、阿胶益气养血，熟地黄、黄精、桑椹、肉苁蓉、鹿角胶、龟甲胶滋阴助阳，沉香纳气平喘。由于本案患者间质性肺疾病病程长，宿疾久病，肺络中痰瘀沉痼，或败血凝痰，故一般化痰祛瘀之品恐力度不够，应重用软坚散结之品。痰瘀阻络，必以虫类药"搜剔络中痰瘀之邪"，松透病根，从而达到"血无凝着，气可宣通"的目的。其中，动物类药生用逐瘀剽悍。全蝎、蜈蚣等搜剔软化肺络中胶结之痰瘀，又可解痉平喘，佐以三七粉、川芎活血通络。患者本身脾阳不足，胃肠功能衰退，加之膏方滋腻脾胃，故以六君子汤加减，合焦三仙健脾消食，连翘清解食积之热。诸药合用，共奏宣肺平喘、扶正通络、健脾消食之功。

案 2：霍某，男，84 岁，主因"间断咳嗽、咳痰 5 年，进行性呼吸困难 2 年，加重 1 个月"于 2021 年 3 月 1 日以"双肺间质纤维化、类风湿关节炎"收入我科。

患者近 5 年来反复出现咳嗽、咳痰，常于冬季发作，未重视。2019 年在咳嗽、咳痰基础上渐出现气喘，胸部 CT 示双肺间质纤维化，规律口服甲泼尼龙片，目前 3 片（12mg/d）继续维持；1 个月前患者受凉后气喘明显，活动后加重，伴咳嗽，无痰，口干，乏力，纳差，伴双下肢关节疼痛，大便正常，小便频数。

既往史：类风湿关节炎病史 20 年，干燥综合征 7 年。现口服来氟米特片1片、日1次，硫酸羟氯喹片1片、日1次，甲泼尼龙片3片、日1次。

辅助检查：胸部CT示双肺间质纤维化，间质炎症改变，右肺较前略增重；血气分析示 pH 7.501，PO_2 54mmHg，PCO_2 39.3mmHg。查：舌红苔少、少量黄燥苔（图3），脉右弦左细。

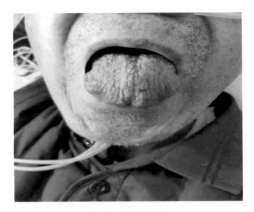

图3 初诊舌象

处方： 蜜麻黄 6g　　白果仁 10g　　黄　芪 30g　　红景天 50g

　　　　西洋参 24g　　麦　冬 10g　　醋五味子 10g　　百　合 30g

　　　　熟地黄 30g　　淫羊藿 30g　　穿山龙 30g　　炒白芍 30g

　　　　鸡血藤 30g　　海风藤 30g　　络石藤 30g　　炙甘草 10g

　　　　沉　香 6g

　　　　　　　　　　　　　　　　　7剂，水煎，分早晚2次，空腹温服。

二诊（2021年3月9日）：活动后气喘好转，伴口干，咳痰不利，量少，饮热水后痰易咳出，双下肢关节疼痛较前减轻。舌淡红，裂纹舌，无苔（图4），脉弦细数。

处方：肺纤2号方加西洋参 30g、麦冬 15g、五味子 10g、川贝母 6g、知母 12g。

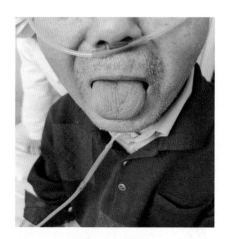

图4　二诊舌象

[按语]结合患者症状及辅助检查，本病属于中医"肺痿"。患者高龄、久病、舌燥少苔均提示气阴两虚为主，目前以咳嗽、气喘为主，治以麻黄、白果、百合宣肺止咳润肺，芍药甘草汤、穿山龙通络平喘，可解除气道痉挛性咳嗽。黄芪补气升阳，生津养血。中医辨证以"舌象"为重，患者舌红苔少，为胃气胃阴两虚之证，故结合肺痿辨病思路，在益气养阴基础上加红景天改善氧合功能，敛肺止咳，通脉平喘，佐以生脉饮（改用西洋参）加熟地黄、淫羊藿、沉香益气养阴，纳气平喘，标本兼治，其中淫羊藿亦具有类激素抗炎作用，同时益气之黄芪联合鸡血藤、海风藤、络石藤等藤类药，益气行血，通络止痛，是临床诊治间质性肺疾病合并类风湿关节炎的思路构架之一。

案3：姚某，男69岁，主因"咳嗽伴气喘2年，加重1个月"于2018年2月14日就诊于我院门诊。2年前于山西大医院（山西白求恩医院）诊断为"双肺间质纤维化、类风湿关节炎"，多次因急性加重住院治疗，平素口服羟氯喹片、甲泼尼龙片。

门诊症见：咳嗽，咳痰，量少色白易咳，伴咽痒，口苦，动则气喘，伴乏力，咽喉异物感，纳可，眠可，二便调。查：咽喉壁充血，舌淡红、有裂纹，苔白，脉沉。

辅助检查：类风湿因子（＋）；肺功能提示通气功能大致正常，残气量降低，弥散量降低占 49%。

处方： 肺纤 2 号方加炙枇杷叶 12g、玄参 10g、麦冬 10g、射干 12g、苏梗 10g、半夏 10g、炒杏仁 10g。

10 剂，水煎服，日 1 剂，早晚分服。

2020 年 10 月 29 日，患者发热半月，最高 39℃，既往继发性肺间质纤维化，半月前发热，前后 2 次就诊于某三甲医院，静脉滴注第三代头孢菌素、左氧氟沙星等药物，体温一度好转，但反复发作。昨日下午体温 38.4℃，寒热往来，汗出后热止，伴咳嗽，气喘，精神、饮食、二便正常。查体：咽部充血，双肺底可闻及爆裂音。舌淡、有齿痕，苔黄腻，脉沉。

处方：

炒杏仁 10g	生薏苡仁 30g	藿香 10g	茯苓 30g
黄芩 10g	柴胡 10g	葛根 30g	地龙 20g
炙麻黄 6g	百部 10g	僵蚕 10g	蝉蜕 6g
生甘草 6g	羚羊角粉 0.3g		

3 剂，水煎服，日 1 剂，早晚分服。

2020 年 11 月 1 日复诊：近 2 日体温正常，咳喘症状好转，伴口干，眠差，烧心，大便调。舌淡、有齿痕，苔黄腻，脉滑。

处方：

炙麻黄 6g	苏子 10g	炒杏仁 10g	柴胡 10g
黄芩 10g	桂枝 12g	炒白芍 20g	生龙骨 30g
生牡蛎 30g	藿香 6g	砂仁 6g	炒莱菔子 10g
鸡内金 12g	乌贼骨 30g	浙贝母 10g	桔梗 12g
生甘草 6g	地龙 30g	羚羊角粉 0.3g	

6 剂，水煎服，日 1 剂，早晚分服。

2020 年 11 月 7 日复诊，热已止，现气紧，发作性咳嗽，无痰，伴烧心、反酸，夜间加重，大便黏滞，舌淡苔薄白，脉沉。咽部充血。肺功能提示通气功能正常，弥散占 49%，肺泡弥散 68%。FeNO 27ppb。

处方：

苍耳子 6g	地龙 20g	乌梅 10g	蝉蜕 6g
防风 10g	灵芝 1g	炒杏仁 10g	百部 10g
黄芪 30g	红景天 50g	桔梗 12g	茯苓 20g
半夏 12g	乌贼骨 30g	浙贝母 10g	生甘草 6g

7 剂，水煎服，日 1 剂，早晚分服。

膏方： 党　参 30g　　炒白术 30g　　茯　苓 30g　　半　夏 12g

陈　皮 10g　　乌贼骨 30g　　浙贝母 12g　　煅瓦楞子 30g

砂　仁 6g　　焦三仙 10g　　鸡内金 12g　　黄　连 6g

吴茱萸 3g　　肉　桂 3g　　炒扁豆 30g　　莲子肉 30g

苍　术 12g　　黄　柏 30g　　白　果 10g　　炙麻黄 6g

苏　子 10g　　黄　芪 30g　　防　风 10g　　煅龙牡各 30g

红景天 50g　　熟地黄 20g　　黄　精 20g　　当　归 15g

川　芎 30g　　炒白芍 20g　　淫羊藿 30g　　杜　仲 30g

丹　参 30g　　地　龙 20g　　全　蝎 3g　　蜈　蚣 1 条

灵　芝 12g　　生甘草 6g　　大　枣 10g　　干　姜 10g

山茱萸 6g　　　　　　　　　　　　　　　20 剂，水煎制膏

红　参 30g　　西洋参 50g　　紫河车粉 100g　沉香 90g

龟甲胶 50g　　鹿角胶 50g　　阿胶 200g　　蜂蜜 250g　　收膏

2021 年 8 月 19 日，患者精神尚可，目前以活动后气喘为主，无咳嗽，梦多，纳可，二便调，舌暗红苔薄白，舌下系带瘀滞，脉沉。

处方： 黄　芪 50g　　防　风 10g　　炒白术 20g　　党　参 30g

茯　苓 30g　　半　夏 12g　　橘　红 10g　　黄　芩 12g

浙贝母 10g　　乌贼骨 30g　　远　志 15g　　煅瓦楞子 30g

熟地黄 20g　　黄　精 20g　　当　归 10g　　川　芎 30g

炒白芍 20g　　全　蝎 3g　　蜈　蚣 1 条　　地　龙 20g

丹　参 30g　　红景天 50g　　菟丝子 30g　　淫羊藿 30g

连　翘 10g　　葶苈子 10g　　珍珠母 30g　　谷麦芽各 10g

枸　杞 30g　　灵　芝 12g　　泽　泻 15g　　生甘草 6g

　　　　　　　　　　　　　　　　　　　　　20 剂，水煎制膏

西洋参 50g　　山茱萸 210g　　三七粉 210g　　紫河车粉 210g

鹿角胶 30g　　龟甲胶 30g　　阿　胶 200g　　蜂　蜜 200g　　收膏

2022 年 3 月 10 日，服用上述膏方后患者自觉精神可，气喘减轻，欲再次服用膏方。目前自觉活动后气紧，少量黏痰不利，偶伴胸闷，伴咽干、咽痒，口干不苦，纳呆，烧心反酸，眠可，二便调。舌质淡苔白，边有齿痕（图 5），脉沉。

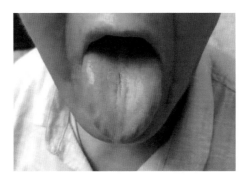

图 5　2022 年 3 月 10 日舌象

处方：

党　参 30g	炒白术 20g	茯　苓 30g	半　夏 12g
陈　皮 12g	砂　仁 6g	香　附 10g	乌贼骨 30g
浙贝母 12g	黄　芪 30g	防　风 10g	煅瓦楞子 30g
鸡内金 12g	川　芎 30g	红景天 50g	熟地黄 30g
当　归 10g	炒白芍 20g	黄　精 20g	淫羊藿 30g
杜　仲 15g	菟丝子 30g	连　翘 15g	焦三仙各 10g
穿山龙 30g	苍耳子 6g	地　龙 20g	乌　梅 10g
蝉　蜕 6g	全　蝎 3g	蜈　蚣 1 条	灵　芝 12g
葶苈子 12g	生甘草 6g	丹　参 30g	20 剂，水煎制膏
西洋参 50g	沉　香 60g	三七粉 270g	紫河车粉 210g
鹿角胶 30g	龟甲胶 20g	阿　胶 200g	蜂　蜜 200g 收膏

[按语] 该患者长期就诊于笔者门诊，结合病史及检查明确诊断为"肺间质纤维化"，除气喘症状外，间断出现发热、咽部不适、咳嗽咳痰加重及乏力、烧心等兼症，治疗上常采取"急则治其标"的原则，尤其伴发热症状时，应辨其虚实，对症施治。后期患者反复出现胃脘症状（烧心、反酸）等兼症，通过积极治疗兼症亦能收到意想不到的疗效，但易反复，故膏方长期调治，方能固其根本。中晚期患者常常表现为本虚标实，其中主要通过观察舌象，如表现为舌淡苔薄白或少苔等气阴两虚之象时，建议口服中药膏方进行调补，总体以补肾益肺、健脾益气、活血通络为原则。

肺结节

一、西医部分

肺结节（pulmonary nodule，PN）是一种系统性、不明原因的以非干酪样坏死性肉芽肿性病变为病理特征的疾病。其表现为：在肺内部出现直径≤3cm，可单发或多发，呈类圆形或不规则形、边界清晰或模糊的病灶。在影像学中，按照密度可以将筛查出的结节分为实性结节、部分实性结节和非实性结节（纯磨玻璃密度）。实性结节指病灶完全掩盖肺实质的结节，在影像学手段观察下呈高密度影，密度均匀，其内血管及支气管影像被掩盖。部分实性结节指病灶遮盖部分肺实质的结节，其内同时可见实性结节密度和磨玻璃结节密度的结节影，密度不均匀。非实性结节（磨玻璃结节）指病灶没有遮盖肺实质，支气管和血管可以辨认的结节，表现出比周围组织密度更高的模糊结节影，但不会完全遮盖住其内的支气管及血管结构。其中，恶性概率最高的为部分实性结节，其次为磨玻璃结节、实性结节。现代医学对肺结节的处理原则是：为期1年或2年的定期随访CT复查，以周期内结节生长或衰亡速度作为判断结节良恶性的标准。

不同类型的结节随访策略不同，具体如下。

1. 低剂量CT首次发现病灶的随访策略

（1）良性和感染病灶：推荐在1~3个月内复查低剂量CT，如病灶完全消散则每年进行低剂量CT筛查；如病灶正在消散则3~6个月后复查低剂量CT，直至其稳定后，每年复查低剂量CT；无肺内非钙化结节检出（阴性），建议进入下一年度筛查；如病灶持续存在，或首次发现即考虑恶性可能，则根据首次发现病灶的不同类型，制订不同的随访策略。

（2）实性结节病灶：根据结节大小，分别采取不同的随访策略。

1）对于≥5mm的实性结节，推荐每年进行低剂量CT随访，直至筛查对象不再为肺癌潜在患者（关于随访终止时间，目前尚无明确定论）。

2）检出的实性结节/部分实性结节的实性成分平均直径<6mm，建

议进入下一年度筛查。

3）对于 6 ~ 7mm 的实性结节，推荐间隔 6 个月进行低剂量 CT 随访。

4）对于 8 ~ 14mm 的实性结节，指南推荐间隔 3 个月进行低剂量 CT 随访或直接进行正电子发射计算机断层显像（PET-CT）筛查（PET-CT 对 ≤ 8mm 的结节敏感性和特异性均较差）。对于 PET-CT 高度怀疑恶性者，考虑活检或手术切除，而恶性低可能性者推荐间隔 3 个月进行低剂量 CT 随访。

5）对于 ≥ 15mm 的实性结节，推荐进行常规剂量增强 CT 和 / 或 PET-CT 筛查。同样，高度怀疑恶性者，考虑活检或手术切除，而恶性低可能性者推荐间隔 3 个月进行低剂量 CT 随访。

6）对于支气管腔内实性结节，建议 1 个月内复查低剂量 CT；如无变化，建议行支气管镜检查。

（3）部分实性结节病灶：根据结节大小，分别采取不同的随访策略。

1）对于 ≤ 5mm 的部分实性结节，推荐每年进行低剂量 CT 随访，直至筛查对象不再为肺癌潜在患者（关于随访终止时间，目前尚无明确定论）。

2）对于 ≥ 6mm，实性成分 ≤ 5mm 的部分实性结节，推荐间隔 6 个月进行低剂量 CT 随访。

3）对于 ≥ 6mm，实性成分为 6 ~ 7mm 的部分实性结节，推荐间隔 3 个月进行低剂量 CT 随访或直接进行 PET-CT 筛查。对于 PET-CT 高度怀疑恶性者，考虑活检或手术切除，而恶性低可能性者推荐间隔 3 个月进行低剂量 CT 随访。

4）对于实性成分 ≥ 8mm，无论其结节大小，推荐进行常规剂量增强 CT 和 / 或 PET-CT 筛查。高度怀疑恶性者，考虑活检或手术切除，而恶性低可能性者推荐间隔 3 个月进行低剂量 CT 随访。

（4）非实性结节（磨玻璃结节）病灶：根据结节大小，分别采取不同的随访策略。

1）对于 ≤ 19mm 的非实性结节，推荐每年进行低剂量 CT 随访，直至筛查对象不再为肺癌潜在患者（关于随访终止时间，目前尚无明确定论）。

2）对于 ≥ 20mm 的非实性结节，推荐间隔 6 个月进行低剂量 CT 随访。值得注意的是，即使因高度怀疑为恶性肿瘤行活检或手术切除明确为良性，此类人群仍然需要每年低剂量 CT 筛查，直至筛查对象不再为肺癌潜在患者（关于随访终止时间，目前尚无明确定论）。

2. 随访过程中的诊疗策略

（1）无变化的实性结节：对于随访过程中无变化的实性结节，根据其大小分别采取不同的随访策略。

1）对于 ≤ 7mm 的实性结节，推荐每年进行低剂量 CT 随访。

2）对于 8～14mm 的实性结节，推荐间隔 6 个月进行低剂量 CT 随访，如无变化则每年进行 1 次筛查。

3）对于 ≥ 15mm 的实性结节，推荐间隔 6 个月进行低剂量 CT 随访，如无变化则每年进行 1 次筛查，或直接进行 PET-CT 筛查。对于 PET-CT 高度怀疑恶性者，考虑活检或手术切除。

4）既往多次每年筛查均无变化者，继续每年低剂量 CT 筛查即可。

（2）新增实性结节：对于随访过程中出现新增实性结节，根据其大小分别采取不同的随访策略。

1）对于 ≤ 3mm 新增实性结节者，每年进行低剂量 CT 随访。

2）对于 4～5mm 新增实性结节者，间隔 6 个月进行低剂量 CT 随访。

3）对于 6～7mm 新增实性结节者，间隔 3 个月进行低剂量 CT 随访。

4）对于 ≥ 8mm 新增实性结节者，进行常规剂量增强 CT 和 / 或 PET-CT 筛查。高度怀疑恶性者，考虑活检或手术切除，而恶性低可能性者推荐间隔 3 个月进行低剂量 CT 随访。

（3）增大的实性结节：对于随访过程中增大的实性结节（增大 ≥ 1.5mm），根据其大小，采取不同的随访策略。

1）对于 ≥ 7mm 者，推荐间隔 3 个月进行低剂量 CT 随访。

2）对于 ≥ 8mm 者，推荐进行常规剂量增强 CT 和 / 或 PET-CT 筛查。高度怀疑恶性者，考虑活检或手术切除，而恶性低可能性者推荐间隔 3 个月进行低剂量 CT 随访。

（4）无变化的部分实性结节：对于随访过程中无变化的部分实性结节，根据其大小，采取不同的随访策略。

1）对于 ≤ 5mm，或者 ≥ 6mm，实性成分 6~7mm 的部分实性结节，推荐每年进行低剂量 CT 随访。

2）对于 ≥ 6mm，实性成分 ≥ 8mm 的部分实性结节，指南推荐间隔 6 个月进行低剂量 CT 随访，如无变化则每年进行 1 次筛查；或直接进行 PET-CT 筛查，对于 PET-CT 高度怀疑恶性者，考虑活检或手术切除。

3）对于随访过程中始终无变化的部分实性结节，则继续每年低剂量 CT 筛查。

（5）增大或新增部分实性结节：对于随访过程中增大（实性增大 > 1.5mm）或新增的部分实性结节，根据其大小，采取不同的随访策略。

1）对于 ≤ 5mm 的新增部分实性结节，推荐间隔 6 个月进行低剂量 CT 随访。

2）对于 ≥ 6mm，实性成分 ≤ 3mm 的部分实性结节，指南推荐间隔 3 个月进行低剂量 CT 随访。

3）对于实性成分 ≥ 4mm 的部分实性结节，推荐进行常规剂量增强 CT 和 / 或 PET-CT 筛查。高度怀疑恶性者，考虑活检或手术切除，而恶性低可能性者推荐间隔 3 个月进行低剂量 CT 随访。

（6）无变化后新增非实性结节：对于随访过程中无变化后新增的非实性结节，根据其大小，采取不同的随访策略。

1）对于 ≤ 19mm 的非实性结节，推荐每年进行低剂量 CT 随访。

2）对于 ≥ 20mm 的非实性结节，推荐间隔 6 个月进行低剂量 CT 随访，如无变化，改为每年进行低剂量 CT 随访。

（7）增大的非实性结节：对于随访过程中增大的非实性结节（增大 > 1.5mm），根据其大小，采取不同的随访策略。

1）对于 > 19mm 的非实性结节，推荐间隔 6 个月进行低剂量 CT 随访。

2）对于 > 20mm 的非实性结节，推荐间隔 6 个月进行低剂量 CT 随访，也可以考虑进行病理活检或手术切除明确病理。

值得注意的是，即使因高度怀疑为恶性肿瘤行活检或手术切除明确为良性，此类人群仍然需要每年进行低剂量 CT 筛查，直至筛查对象不再为肺癌潜在患者（关于随访终止时间，目前尚无明确定论）。

二、中医部分

1. 定义　肺结节属于中医"积证"范畴，属五积之一，为肺之积，病名为"肺积"。"积"之病名，最早见于《黄帝内经》。《灵枢·五变》记载："皮肤薄而不泽，肉不坚而淖泽，如此则胃肠恶，恶则邪气留止，积聚乃伤。"《难经集注·脏腑积聚》云："肺之积，名曰息贲，在右胁下，覆大如杯，久不已，令人洒淅寒热，喘咳。"《灵枢·邪气脏腑病形》载脉"滑甚，为息贲，上气"，指出了肺积的主症和脉象。晋代王叔和《脉经·平五脏积聚脉证》所载"肺积，脉浮而毛，按之辟易，胁下气逆，背相引痛，少气，善忘，目瞑……皮中时痛，如虱缘之状，甚者如针刺，时痒，其色白"，充实了"肺积"的主症和脉象及其出现在皮肤部位的症状。

2. 病因病机　历代医家普遍认为，肺积乃因虚而得，因虚致实，属本虚标实之证。痰瘀凝滞是肺积的关键病机。肺积的形成和发展，与正气虚衰和邪毒入侵有密切关系。"正气亏虚，邪毒搏结"为肺结节的病因。其中，正虚是内因，邪毒外侵是外因。内因正虚与情志内伤、饮食失宜、劳逸失度及先天禀赋不足相关，为肺、脾、肝等脏腑虚弱；外因主要与邪毒外凑有关，与感受烟雾雾霾、六淫邪气、电离辐射等直接相关。正气亏虚，卫外不固，邪毒乘虚而入，导致肺气郁闭，宣降失司，久则连及肝、脾、肾，出现脏腑虚衰；津液输布障碍，聚而成痰，痰凝气滞，痹阻络脉，痰瘀胶结，日久形成结节。

病位责于肺、肝、脾等多个脏腑。肺为娇脏，为华盖，为贮痰之器。肺卫虚弱，难以抵御外邪入侵或无力驱邪外出而为病。肝为木脏，主升主动，主疏泄。肝郁则气结，气结则易生痰浊血瘀，更易郁而乘脾，致使脾失健运，导致结节形成。脾为后天之本，为气血化生之源。脾虚则湿聚而为痰，阻滞气机，累及血运而成瘀，痰瘀互结，日久即成结节。

针对肺结节虚实夹杂的病理特点，攻补兼施是肺结节的主要治法。对于肺结节的治法，以豁痰散结、活血祛瘀、清热解毒、疏肝理气治其标，以益气健脾、补肺滋肾治其本。治法上多以攻补兼施，亦有正气尚耐攻伐而以祛邪为主者。

3. 诊疗经验

（1）肺结节发病缓慢，是一个渐积成病的过程，疗程较长，前后用药时间约 2 ~ 3 个月。

（2）因肺结节患者临床表现不同，症状、体征在个体之间差异较大，同时随着低剂量胸部 CT 在门诊的普及，肺结节的检出率也愈来愈多，患者就诊时无明显不适，这对于四诊合参，往往是无证可辨。笔者临床多将影像学检查作为中医望诊的延伸，借助现代技术并结合中医理论，从肺部 CT 显示的结节灶密度、大小变化及形态，辨识肺结节痰瘀凝滞之病机。气滞津停有湿、痰之分，湿邪稀薄、密度偏低，痰液稠厚、密度高，病久可湿聚成痰；瘀血日久则可阻络成结，瘀结实变密度增高。因此，病邪凝结程度不同，结节性质亦不同，湿瘀内阻多表现为纯磨玻璃结节，病情轻浅；实性结节多由痰浊瘀血阻滞所致，部分实性结节多为痰瘀并存、凝结痹阻所致，二者病情较重。结节大小变化亦可反映病邪凝结深浅，结节增大可认为气机阻滞愈深，湿痰瘀、邪留存结聚愈多，病程愈久，结节可能化毒增大而演变为癌。若肺部 CT 见结节分叶、毛刺、空泡、血管穿行、胸膜牵拉等恶性征象，则提示肺癌风险增高，结节多已化毒成癌，湿痰瘀邪胶结难祛，瘀毒阻络较深。

（3）辨体质为基础。对于肺结节的治疗，笔者常从调理体质入手论治，适当攻伐病灶。辨别肺结节的病位应从整体出发，不但要看到肺部结节病灶的痰瘀互结之证，也需要考虑肺、肝、脾等脏腑的气血阴阳虚衰问题。同时，在肺结节早期阶段引入中医体质理论，在中医体质学说的基础上进行早期干预治疗，可改善体内环境，在一定程度上阻遏肺结节的生长，减少结节恶变概率。

（4）笔者认为，肺结节好发于气郁质及气虚质的人群，同时提出在肺结节患者中，气郁质及气虚质的人群恶性率较高。临证中，肺结节患者常合并甲状腺结节、乳腺结节、子宫肌瘤以及脂肪瘤、纤维瘤，可一并兼治。

（5）肺结节患者服药时间较长，且组方中多矿物及动物类药物，易伤及脾胃，所以有脾胃系统疾病及脾胃功能差者，临床用药应固护脾胃功能，同时嘱其饭后服用药物。

4. 基础方 肺结节方。

组成： 黄芪 30～60g，党参 30g，莪术 10g，三棱 10g，牡蛎 30g，浙贝母 15g，鳖甲 30g，玄参 10g，夏枯草 30g，皂角刺 10g，全蝎 3～6g，蜈蚣 1条，王不留行 10g，鸡内金 12g，柴胡 10g，炙甘草 6g，生姜 3片，大枣 3枚。

方解： 黄芪、党参益气健脾、补益肺气的同时固护胃气，其中黄芪又有补气生血之功，以扶助正气，托毒外出。三棱、莪术破血行气、消积散结，治疗因气滞血瘀引起的癥瘕、结节。牡蛎味咸性微寒，归肝、胆、肾经，具有收敛固涩、软坚散结之效。牡蛎配伍浙贝母、玄参为消瘰丸，出自清代《医学心悟》，共奏化痰散结之用，治疗痰火郁结之痰核、瘰疬。鳖甲、玄参、夏枯草咸寒软坚、化痰散结，治疗痰核留结、痰瘀搏结等肺炎、支气管炎、肺结节出现的顽固性咳嗽、咳痰。皂角刺辛温，归肝、肺经，具有消毒透脓、搜风之效；现代药理研究表明，皂角刺具有抑制肺结节、抗癌作用。王不留行、全蝎、蜈蚣通络散结，现代研究亦表明三者具有败毒抗癌功效。鸡内金健脾消食，生姜、大枣顾护胃气。柴胡疏肝理气，肝气舒畅则痰凝血瘀易化，气顺则络易通，反映了从肝论治结节的指导原则。全方软坚散结、祛瘀消癥，同时益气扶正、疏肝行气，可作为治疗肺结节的基础方。

常用加减：

（1）肺气虚者，加防风、灵芝。

（2）脾虚痰湿，加炒白术、茯苓、半夏、陈皮等。

（3）肝郁气滞，加郁金、香附等。

（4）气滞血瘀，加丹参、水蛭等。

（5）阴虚内热，加百合、生地黄、炒白芍、桑白皮、地骨皮等。

（6）肾虚者辨肾阴虚、肾阳虚，肾阴虚者加熟地黄、山药、山茱萸、枸杞、桑椹，肾阳虚者加菟丝子、补骨脂、杜仲等。

5. 中成药 本院制剂软坚散结胶囊应用临床多年，治疗多种肿瘤、痰核、瘰瘤等疾病，疗效显著，在口服中药基础上用于患者长期维持治疗。方由猫爪草、玄参、山慈菇、枸橘、夏枯草、浙贝母、壁虎、炒鸡内金、醋山甲、牡蛎组成。方中夏枯草、浙贝母、牡蛎软坚散结，猫爪草、山慈菇化痰散结、解毒消肿，壁虎、醋山甲活血通络，鸡内金健脾消食，共奏化痰散结、消肿祛瘀、抗肿瘤之效。

6. 病案

案 1：田某，女，48 岁。初诊日期：2020 年 3 月 4 日。

主诉：发现肺部结节 4 个月余。

现病史：患者 4 个月前体检发现右肺上叶结节，为大小 9mm 左右磨玻璃结节。症见咳嗽、咳痰，痰多色白，质黏，偶见痰中带血，口干，口苦，气喘，活动后加重，盗汗，易怒，纳差，眠差易醒，二便调。舌红苔白腻，脉沉细。

既往史：子宫肌瘤、甲状腺结节 10 年，下肢纤维瘤 3 个月。无肿瘤家族史，无吸烟、饮酒史。

查体：双肺呼吸音粗，未闻及明显干湿啰音。

辅助检查：胸部 CT 示右肺上叶磨玻璃结节，大小约 9mm。肺功能检查示肺通气功能正常，小气道功能障碍。

处方：

柴 胡 12g	黄 芩 12g	浙贝母 15g	生龙牡各 30g
黄 芪 30g	鳖 甲 30g	夏枯草 30g	皂角刺 10g
三 棱 10g	莪 术 10g	茜 草 10g	白茅根 30g
炙杷叶 12g	合欢花 30g	生甘草 12g	炒酸枣仁 30g

7 剂，水煎，日 1 剂，早晚分服。

二诊：2021 年 3 月 15 日。服药后，患者咳痰减轻，痰量减少，痰中带血减少，盗汗、易怒改善，夜眠好转，仍咳嗽、咳痰，痰白易咳，气喘，活动后加重。

上方去炒酸枣仁、合欢花，加炙麻黄 6g、杏仁 12g、百部 10g、款冬花 15g、紫菀 12g、香附 12g、玫瑰花 12g。7 剂，水煎服。

三诊：2021 年 3 月 22 日。服药后，患者咳嗽、咳痰较前明显减轻，无痰中带血，气喘较前好转。

上方去白茅根、茜草，加党参 30g、炒白术 12g、防风 10g、地黄 12g、山药 15g、地龙 20g、全蝎 3g、蜈蚣 1 条。

服用 1 个月后停 1 个月，再服用 1 个月，复查低剂量胸部 CT，示右肺结节较前缩小至 5mm 左右。6 个月后复查低剂量胸部 CT，示右肺结

节较前缩小至 3mm 左右。1 年后复查低剂量胸部 CT，示右肺结节 2mm
左右。

[按语] 患者长期肝气不舒，情志变化较大，肝火旺盛，灼伤阴液，
从而导致阴虚内热，故出现气喘、盗汗、痰液黏稠且多有血丝；肝气
郁结，易气滞血瘀，凝为结节；阴液损伤，阳气亢胜，阴不入阳，易
眠差。初诊方以柴胡、黄芩疏肝清热，牡蛎、鳖甲、龙骨重镇潜阳，
合欢花疏肝理气，酸枣仁宁心安神，浙贝母、夏枯草软坚散结，且有
清虚热、滋阴降火之功效，茜草清热止血，白茅根与茜草常用于治疗
咳嗽、咳痰、痰中带血之症。三诊，患者症状较前明显好转，加党
参、防风、白术以补肺健脾、益气固表，佐以地龙、全蝎通络活血散
结；全方在软坚散结、消癥除积基础上，佐以补肺健脾、益气固表，
攻补兼施，共奏良效。患者在诊疗过程中表示，自觉甲状腺结节及下
肢纤维瘤部位病灶均较前质地明显变软，增加了治疗信心；同时也给
予我们提示，可治疗人体多部位结节或瘤体。

案 2： 王某，男，60 岁。初诊日期：2020 年 12 月 18 日。

主诉： 发现右肺上叶结节 2 个月余。

病史： 患者 2 个月前体检行胸部 CT 示右肺上叶多发结节灶，最大者
约 1.28cm×0.78cm，后口服莫西沙星片 2 周，进一步做 PET-CT 示右肺
上叶多发结节影，大小约 1.2cm×1.0cm，建议密切复查，必要时进一步
手术治疗。

患者为求中医诊治就诊于我科，现无不适主诉，纳眠可，二便调，舌
淡，苔薄，脉沉。既往体健。

体格检查： 双肺呼吸音粗，未闻及干湿啰音，无哮鸣音、胸膜摩擦音。

处方： 黄　芪 30g　鳖　甲 30g　夏枯草 30g　浙贝母 15g
　　　　玄　参 10g　连　翘 10g　皂角刺 10g　生龙牡各 30g
　　　　三　棱 10g　莪　术 10g　蒲公英 30g　丹　参 30g
　　　　大　枣 10g　生甘草 6g

10 剂，水煎，日 1 剂，早晚分服。

二诊： 2020 年 12 月 29 日。患者间断咽部不适，咽部异物感。

上方去蒲公英、丹参，加苏梗 12g、半夏 12g、地龙 20g、全蝎 3g、蜈蚣 1 条。15 剂，水煎，日 1 剂，早晚分服。

三诊： 2021 年 1 月 15 日。患者咽部异物感缓解，诉下肢发凉，既往轻度下肢静脉曲张，夜间症状加重，夜眠差。

在初诊方基础上去三棱、莪术、蒲公英、丹参，加川牛膝 20g、独活 10g、鸡血藤 30g、黄连 6g、肉桂 5g。15 剂，水煎，日 1 剂，早晚分服。

四诊： 2021 年 2 月 20 日。患者下肢发凉症状明显减轻，于当地医院复查胸部 CT 示右肺多发结节灶，最大结节 0.4cm×0.53cm，较 2020 年 12 月明显缩小。患者免去手术治疗之苦，家属深表感谢，笔者也甚感欣慰，嘱其每年复查胸部 CT。

[按语] 患者初诊无不适症状，方选肺结节方加减以软坚散结、祛瘀消癥；二诊患者伴见咽部异物感，查体咽部充血，治疗上加用苏梗、半夏以祛痰利咽，加地龙、全蝎、蜈蚣以加强软坚散结之效；三诊诉下肢发凉，加川牛膝、独活、鸡血藤以引火下行，祛风除湿，同时合交泰丸（黄连、肉桂）以调和心肾阴阳。服药后复查胸部 CT，右肺结节灶明显缩小。

案 3： 杨某，女，49 岁。初诊日期：2020 年 12 月 18 日。

主诉： 体检发现肺部结节 7 个月余。

现病史： 患者 2020 年 5 月体检发现右肺上叶结节，边界欠清，大小约 5mm×4mm，建议定期复查。2020 年 12 月就诊于我院，复查胸部 CT 示右肺上叶不规则小结节影，周围不规则分叶，可见毛刺，直径约 0.5cm。

现症见： 间断咳嗽、咳痰，色白，质黏不易咳出，伴咽干咽痒，喷嚏，遇刺激性气体症状加重，右侧胸部偶有憋闷，疼痛，伴口干，口苦，纳眠可，二便调。舌红苔薄黄，脉沉。查体：双肺呼吸音粗，未闻及明显干湿啰音。

辅助检查： 胸部 CT 示右肺上叶不规则小结节影（0.5cm），右肺下叶胸膜下微结节（0.3cm），建议近期复查。肺部肿瘤标志物未见异常。

既往史： 慢性咽炎、过敏性鼻炎 5 年。无肿瘤家族史，无吸烟、饮酒史。

处方：

苍耳子 6g	地 龙 20g	乌 梅 10g	蝉 蜕 6g
防 风 10g	灵 芝 12g	炒杏仁 10g	百 部 10g
炙杷叶 12g	射 干 12g	桔 梗 12g	生甘草 6g

7 剂，水煎，日 1 剂，早晚分服。

二诊： 2020 年 12 月 25 日。服药后患者咳嗽、咳痰减轻，现无明显不适。

处方：

黄 芪 30g	党 参 30g	莪 术 10g	三 棱 10g
牡 蛎 30g	浙贝母 15g	鳖 甲 30g	玄 参 10g
夏枯草 30g	皂角刺 6g	全 蝎 3g	蜈 蚣 1 条
鸡内金 12g	柴 胡 10g	炙甘草 6g	

14 剂，水煎，日 1 剂，早晚分服。

三诊： 2021 年 3 月 28 日。今日于我院复查胸部 CT 示右肺上叶胸膜下索条影，毛刺样结节消失，右肺下叶胸膜下微结节（0.2cm），建议择期复查。现患者咽部异物感，间断汗出，恶风，潮热，纳呆眠差，二便调。

处方：

柴 胡 10g	黄 芩 12g	桂 枝 10g	白 芍 20g
苏 梗 12g	半 夏 12g	乌 梅 10g	生龙牡各 30g
蝉 蜕 6g	威灵仙 20g	桔 梗 12g	生甘草 6g

7 剂，水煎，日 1 剂，早晚分服。

[按语] 患者以体检发现肺部结节就诊，见间断咳嗽、咳痰，色白，质黏不易咳出，伴咽干咽痒，喷嚏，遇刺激性气体症状加重，既往过敏体质。初诊方选脱敏增免汤加减，改善患者过敏体质，减轻咳嗽、咳痰症状。二诊患者无不适主诉，方选肺结节方加减以软坚散结、祛瘀消癥；三诊复查患者右肺上叶结节消失，下叶结节较前明显缩小，疗效较好。三诊症见咽部异物感，间断汗出，恶风，潮热，纳呆眠差，考虑围绝经期相关症状，方选柴胡加龙骨牡蛎汤加减以和解少阳、清热安神。药后患者症状明显缓解，嘱其继续口服软坚散结胶囊，择期复查胸部 CT。

肺癌

一、西医部分

原发性肺癌是我国常见的恶性肿瘤，常见表现是咳嗽、咳痰、消瘦、咳血、发热、胸痛、呼吸困难等，晚期患者常合并上腔静脉综合征、类癌综合征、喉返神经受压等。晚期肺癌生存期短，平均生存期 10 个月左右，预后差。病理学诊断是肺癌确诊的金标准，肺部 CT 是鉴别诊断的主要依据。肺癌组织形态学分为小细胞肺癌和非小细胞肺癌，非小细胞肺癌还要区分鳞癌和腺癌；形态学不明确的，需要免疫组化进一步鉴别。

小细胞肺癌（small cell lung carcinoma，SCLC）是一种起源于支气管黏膜上皮的异源性神经内分泌肿瘤，是肺癌中侵袭性最强的亚型，约占肺癌的 15% ~ 20%。98% 的 SCLC 归因于吸烟，其特点是恶性程度高、侵袭性很高、病情进展快、早期出现远处转移等。小细胞肺癌的治疗：$T_{1-2}N_0$ 患者可以手术治疗，术后 N_2 患者辅助放疗能够提高患者长期生存率，超过 $T_{1-2}N_0$ 的局限期 SCLC 患者，同步放化疗为标准治疗。推荐 EP 方案（依托泊苷联合顺铂）、EC 方案（依托泊苷联合卡铂）、IP 方案（伊立替康联合顺铂）、IC 方案（伊立替康联合卡铂）。广泛期肺癌一线优先推荐化疗联合免疫治疗，达缓解的广泛期 SCLC 患者，给予胸部放疗联合预防性脑放疗，可降低 50% 胸部复发风险。

非小细胞肺癌（NSCLC）占肺癌比例约为 85%。对于 NSCLC 患者，Ⅰ期直接选择手术治疗；ⅡA 期患者，完全性切除后，可给予辅助化疗；ⅡB 期患者术后予含铂双药方案辅助化疗；Ⅲ期患者建议多学科诊疗（MDT）后制订治疗方案；Ⅳ期患者内科治疗。

肺癌患者可分为驱动基因阳性和阴性。常见驱动基因有 EGFR 基因、ALK 融合基因、ROS-1 融合基因。驱动基因阳性患者可给予靶向治疗。EGFR 基因突变优先推荐奥西替尼，ALK 融合基因突变优先推荐阿来替尼，ROS-1 融合基因可以口服克唑替尼。对于驱动基因阴性，TPS 阳性的患者，可以一线选用帕博利珠单抗进行免疫治疗。晚期无驱动基因腺癌患者，优先推荐给予抗血管生成药物贝伐珠单抗联合含铂双药（培美曲塞顺铂／卡铂）治疗。肺鳞癌是 NSCLC 中最常见的病理类型之一。肺鳞癌患者一线优选吉西他滨联合顺铂方案化疗，二线建议多西他赛单药化疗，而抑制剂免疫治疗已成为二线治疗新标准。放疗、化疗都有一定毒副反应。

二、中医部分

1. 定义 肺癌属于中医学"肺积""咳嗽""咯血""胸痛"等范畴。如《素问·奇病论》说："病胁下满气上逆……病名曰息积，此不妨于食。"《灵枢·邪气脏腑病形》说："肺脉……微急为肺寒热，怠惰，咳唾血，引腰背胸。"

2. 病因病机 笔者结合历代医家思路，认为"正虚、痰凝、瘀阻"是肺癌发生发展的基本病机。《医宗必读·积聚》云："积之成也，正气不足，而后邪气踞之。"年老体衰，慢性肺部疾患，肺气耗损而成不足；或七情所伤，气逆气滞，升降失调；或劳累过度，肺气、肺阴亏损，外邪乘虚而入，客邪留滞不去，气机不畅，终致肺部血行瘀滞，结而成块。肺为贮痰之器，痰贮肺络，肺气宣降失常，进而导致气血瘀阻；正气亏虚，活动少，血液循环差，气虚血瘀痰凝，肿块逐渐形成。

现代研究表明，肺癌是多种因素导致细胞恶变，原癌基因转化，抑癌基因失活等造成的。常见高危因素有吸烟、大气污染等有毒气体，石棉、砷、煤焦油等有毒化学物质，放射性物质、电离辐射，肺癌家族史，病毒感染、黄曲霉素，肺部慢性疾病等。吸入或接触有害气体、物质导致人体正气亏虚，肺气阻滞，津聚为痰，痰阻血脉而发生肺癌。

在整个疾病发生发展过程中，各阶段的病机侧重有所不同，早期应以软坚散结化瘀为主，辅以扶正；晚期以扶正为主。正气亏虚，血瘀痰凝贯穿疾病发展的始终。肺癌内因是正气虚损，肺气升降失司，气机不利，津液失于输布，津聚为痰，痰凝阻络，导致血瘀，瘀阻络脉，日久形成肺部积块。

3. 诊疗经验

（1）重视扶正："正气存内，邪不可干"，"邪之所凑，其气必虚"。

肺癌是一种慢性消耗性疾病，随着气血不断消耗，导致气血阴阳亏虚，最终导致恶病质。正气内虚，脏腑阴阳失调，是内因。外因通过内因起作用。扶正有助于祛邪，正气足可以提高免疫力，改善症状，稳定病情。依据虚证不同，可以选择温阳益气、滋阴养血、补脾益肾等治疗原则。

（2）重视软坚散结：肺癌病理性质为本虚标实。《石室秘录》说："软以治之，则坚之性可缓，而坚之形可化，坚之气可溃，坚之血可消。"现代医学认为，软坚散结药物可以抑制肿瘤血管生长，因为此类药物多为盐性或动物类药物，多含有硫酸多糖，而硫酸多糖有抑制肿瘤血管生成的作用。

（3）重视通络，尤其是虫类药的应用：血瘀是肺癌发展的重要病理因素。虫类药搜邪、活血通络。现代研究证实，虫类药有特殊的破积化瘀作用，如地龙、蜈蚣、全蝎、僵蚕等。活血，络自通，瘀自去，结可散。

（4）肺癌总属正虚邪实之证，治疗应结合虚实不同进行辨证治疗：正虚、痰凝、瘀阻，是肺癌的病机，治疗应以扶正通络、化痰祛瘀为原则，选方上采用"辨病＋辨证"模式。

4. 肺癌基础方

益气散结方

组成： 黄芪 30～60g，当归 10g，党参（西洋参）30g，夏枯草 30g，鳖甲 10g，鸡内金 10g，白花蛇舌草 30g，莪术 10g，地龙 20g，全蝎 3g，蜈蚣 1～2 条，王不留行 10g。

方解： 黄芪、当归是补气血的常用组合。黄芪味甘，性微温，具有补气固表、托毒排脓作用，临床常用 30～90g。现代药理研究证实，黄芪含有多种有效成分，包括黄芪皂苷、黄芪多糖等。黄芪多糖可显著增强非特异性免疫功能和体液免疫功能，可以影响肺癌肿瘤微环境中骨髓间充质干细胞增殖，从而抑制肿瘤细胞生长。当归甘、辛，温，具有补血和血、润肠通便功效，既可补血又可活血，为补血第一要药。现代研究证实，当归可以作用于内皮生长因子，影响肿瘤血管生长，从而发挥抗肿瘤作用。黄芪和当归配伍，补气以滋气血化生之源，还可以固血以防外出，而当归养血和营，两者相辅相成，起到益气补血作用。党参补中益气生津，《本草纲目拾遗》载其治肺虚、益肺气。党参所含石油醚层、乙酸乙酯层、党参多糖可提高小鼠胃肠蠕动能力；党参多糖和白条党参多糖可有效抑制小鼠体内肿瘤细胞的生长，还可增强荷瘤小鼠的免疫应答，促进淋巴细胞增殖、提高自然杀伤细胞的活度。西洋参可以补气养阴、清热生津，与党参相比，具有滋阴清热功效，适用于阴虚患者。夏枯草清热泻火、明目、散结消肿，可通过不同作用途径抑制多种肿瘤细胞转移，促进其凋亡。鳖甲味咸，性微寒，有滋阴潜阳、软坚散结、退热除蒸之功。鳖甲超微细粉能提高自然杀伤细胞活性率，提高小鼠巨噬细胞的吞噬功能。鳖甲、夏枯草都具有软坚散结功效，不寒不燥，抗癌不伤正。鸡内金味甘性平，健胃消食，通淋化石，可以调和药性，改善口感和食欲。白花蛇舌草可以清热解毒，和夏枯草同用，增强其清热散结作用。莪术行气破血，消积止痛；肿瘤质地硬，推之不移，使用破血药可以改善肿瘤病灶周围血液循环，促进药物吸收；莪术油还可直接破坏肿瘤细胞，增强细胞免疫活性。地龙、蜈蚣、全蝎、王不留行相配伍，通络止痛、攻毒散结，辛散消肿，用于癌性疼痛。全方攻邪而不伤正，攻补相结合，共奏奇效。

鳞癌加减： 蟾皮、冬凌草。蟾皮可以清热解毒，利水消肿，因鳞癌为表皮样癌，用蟾皮以皮入皮；冬凌草味苦甘，性微寒，有良好的清热解毒、活血止痛、抑菌、抗肿瘤作用，而且冬凌草甲素对鳞癌效果尤其明显。

腺癌加减： 七叶一枝花、露蜂房。露蜂房外形如巢，中空多窍，形似肺脏，尤其是其有腺样结构，借鉴取象比类法，将露蜂房用于腺癌。七叶一枝花味苦，性微寒，有小毒，能清热解毒、消肿止痛，临床实践证实有很好抗癌效果。

小细胞肺癌加减： 半枝莲、鱼腥草。半枝莲味辛苦，性寒，能够清热解毒、活血化瘀利尿；鱼腥草可以清热解毒、消肿利湿，现代研究证实具有抗肿瘤作用。

常用加减：

（1）咯血者，加仙鹤草、侧柏叶、茜草、三七、紫菀。

（2）咳嗽、咳黄痰，可加黄芩、瓜蒌、桑白皮、鱼腥草、浙贝母。

（3）伴有咽痛、口疮者，加金银花、桔梗、生甘草、连翘、竹叶、牛蒡子。

（4）伴汗多者，自汗加防风、白术，和黄芪配伍，取玉屏风散之意，益气固表止汗；盗汗，考虑阴虚火旺，加知母、黄柏、地黄、牡蛎。

（5）伴眠差者，若心悸、纳差、头晕，考虑气血不足，加用酸枣仁、茯神、远志、龙眼肉；若伴有盗汗、五心烦热、心悸多梦，考虑心肾不交，加地黄、牡丹皮、山茱萸、黄连、肉桂；若胆怯心悸易惊，加龙骨、牡蛎、石菖蒲、远志、茯神。

（6）乏力者，加淫羊藿、人参、枸杞、陈皮、茯苓、炒白术、仙鹤草；乏力重者，宜去全蝎、蜈蚣、白花蛇舌草这类祛邪药物，以补为主。

（7）纳差者，加焦山楂、焦神曲、焦麦芽、砂仁、木香、生姜、茯苓。

（8）大便不通，加枳实、生白术、火麻仁。

（9）烧心、反酸者，加瓦楞子、海螵蛸。

（10）下肢水肿者，加附子、茯苓、生姜，以温阳利水。

（11）伴有呕吐者，加半夏、生姜。

5. 病案

黄某，男，80岁。初诊日期：2020年5月10日。

主诉： 间断咳嗽、咳痰、盗汗2个月余，咯血6天。

现病史： 患者2020年3月出现咳嗽、咳白痰、乏力、盗汗症状，自服连花清瘟胶囊、阿莫西林胶囊，症状逐渐加重，食欲减退，6天前出现咯血，痰中带血块，量少，近2个月体重下降4kg。就诊于当地医院，肺部CT提示左肺门占位3cm×5cm，左侧肾上腺转移可能。支气管镜病理检查提示肺癌（鳞癌），PD-L1 TPS 20%。因患者年龄高、体力差，家属拒绝手术治疗和化疗，为求中医治疗来就诊。

现症见： 咳嗽、咳痰，少量黄痰，偶痰中带血，纳差，乏力，夜尿频、淋沥不尽，食欲差，大便干、3天1次。舌质红，脉数。

既往史： 冠状动脉粥样硬化性心脏病10年余，5年前前降支置入支架2枚，目前口服氯吡格雷、瑞舒伐他汀治疗；前列腺增生病史5年余，口服非那雄胺片治疗；否认肝炎、肺结核病史；否认高血压、糖尿病病史，无食物、药物过敏史。

个人史： 吸烟史30年余，1日10支；偶饮酒。

查体： 双肺呼吸音粗，未闻及明显干湿啰音。

处方： 黄　芪 30g　　当　归 10g　　党　参 20g　　炒白术 20g

夏枯草 15g　　鳖　甲 30g　　鸡内金 12g　　白花蛇舌草 30g

茯　苓 20g　　栀　子 12g　　小　蓟 12g　　牡丹皮 12g

甘　草 6g　　大　蓟 12g　　侧柏叶 12g　　茜　草 12g

白茅根 12g　　仙鹤草 30g

7 剂，水煎服，日 1 剂，早晚分服。

二诊： 2020 年 5 月 17 日。服 7 剂后，患者痰中带血症状明显减少，间断咳嗽，小便淋沥症状缓解，乏力、大便干燥好转，大便 2 天 1 次，盗汗、量多，夜晚低热。舌质红，脉细数。

上方去大小蓟、牡丹皮、侧柏叶、栀子、白茅根，加青蒿 9g、生地黄 15g、知母 9g。10 剂，水煎服。

三诊： 2020 年 5 月 27 日。服药 10 剂后，无痰中带血，低热消失，盗汗明显减少，乏力明显改善，大便正常，间断咳嗽，少量白痰，夜尿减少，食欲增强。

方选肺癌基础方加蟾皮 3g、焦山楂 15g、熟地黄 15g、泽泻 10g。20 剂，水煎服。

20 天后随诊，患者偶咳嗽，少量白痰，盗汗明显减少，大便正常，小便淋沥减轻，食欲正常。复查胸部 CT，左肺门病灶大小 3cm×4cm，较前缩小，肾上腺病灶较前变化不明显。后患者继续口服中药，联合卡瑞利珠单抗免疫治疗。

6 个月后随诊，患者左肺门病灶 1.5cm×2cm，肾上腺病灶也较前缩小，达到部分缓解。

[按语] 结合患者病史、症状及肺功能检查，支气管肺癌、肺鳞癌、左侧肾上腺转移诊断明确，因冠心病、高龄拒绝化疗。患者以咳嗽、咳痰、咯血为主诉就诊，结合患者黄痰、便秘症状，舌质红、脉数，考虑热毒炽盛，火热上行，脉络受损。肺部局部以热证为主，故而咳嗽、咳黄痰、咯血，予以十灰散加减（大蓟、小蓟、牡丹皮、茜草、侧柏叶、白茅根）清热凉血，血热清，气火降，咯血自然缓解；全身以虚证为主，给予四君子汤、当归补血汤气血双补。二诊患者咯血明

显好转，考虑血热得清；火热伤阴，加之肿瘤消耗，阴津亏损，故而出现盗汗、夜间低热症状，偶咯血则考虑仍有少量热邪残留阴分，故给予青蒿鳖甲汤滋阴退热、入络搜邪，同时鳖甲也有软坚散结作用，有助于抗癌。三诊患者低热消失，盗汗明显减少，不咯血，仍有阴虚表现，身体状态改善，故给予肺癌基础方治疗，给予益气养阴补血，同时给予清热软坚散结；攻补相结合，攻邪而不伤正。因患者高龄、基础病多，不考虑化疗，选用联合程序性死亡蛋白 -1（PD-1）免疫治疗，6 个月后复查，达到肿瘤病灶部分缓解。

6. 膏方病案

张某，男，60 岁。初诊日期：2018 年 10 月 25 日。

主诉： 肺癌术后 25 天。

现病史： 30 天前患者发现间断咳嗽，咳痰，低热，就诊于山西医科大学第一医院，肺部 CT 提示右肺上叶占位，肺癌可能。行肺穿刺检查，病理提示肺腺癌，基因检测未见 EGFR、ALK、ROS 基因突变。排除禁忌后，于 2018 年 9 月 31 日在全麻下行右肺上叶切除术。术后患者乏力，纳差，自汗，偶咳嗽，少量白痰，手术切口处疼痛，隐痛，口服贞芪扶正胶囊，效果不佳。今就诊于我科，欲膏方调理。

现症见： 食欲差，自汗，活动后加重，神疲乏力，偶咳嗽，咳喘乏力，气不足以息，少量白痰，睡眠尚可，大便不成形、一日 2 次。舌淡，苔薄白，脉细涩。

既往史： 高血压病史 3 年余，口服氨氯地平片降压治疗。自汗、乏力 2 年余，活动后尤其明显。

个人史： 吸烟 20 年余，不饮酒。

处方：

黄 芪 30g	熟地黄 15g	紫 菀 15g	五味子 10g
炒白术 20g	茯 苓 9g	党 参 20g	生龙牡各 30g
炙甘草 6g	炒杏仁 12g	炙麻黄 6g	当 归 12g
赤 芍 15g	川 芎 15g	百 部 15g	防 风 10g
陈 皮 10g	桔 梗 12g	半 夏 12g	桃 仁 12g
红 花 12g	灵 芝 12g	枸 杞 30g	大 枣 3 枚

栀　子 10g	淡竹叶 15g	焦神曲 15g	焦麦芽 15g
焦山楂 15g	浮小麦 30g	露蜂房 10g	七叶一枝花 10g

15 剂，水煎制膏

人　参 50g	红　糖 150g	紫河车粉 60g	阿　胶 250g
鹿角胶 50g	龟甲胶 100g		收膏

二诊：2020 年 11 月 20 日。患者自诉服用膏方后，乏力明显改善，食欲增强，自汗症状减轻，偶咳嗽，大便成形。定期复查，2020 年 10 月发现肝转移、肺内转移，给予贝伐珠单抗、培美曲塞联合卡铂化疗 2 周期。1 周期化疗后，出现 3 度骨髓抑制，乏力，腰困，食欲明显减退、减量 10%；2 周期化疗后，出现 2 度骨髓抑制，食欲差，四肢乏力，腰膝酸软，活动量明显减少，大便不成形、日 2 次。脉弱，舌淡苔白腻。寻求中医调理，以减轻毒副反应。

处方：

黄　芪 30g	熟地黄 24g	山　药 20g	党　参 20g
紫　菀 15g	五味子 10g	枸　杞 20g	菟丝子 12g
杜　仲 12g	肉　桂 6g	附　片 6g	炙甘草 6g
炒白术 20g	茯　苓 9g	陈　皮 6g	当　归 12g
砂　仁 6g	桔　梗 12g	莲子肉 15g	薏苡仁 30g
白扁豆 20g	仙鹤草 30g	川　芎 15g	大　枣 3 枚
灵　芝 12g	荷　叶 15g	枳　实 10g	焦山楂 15g
焦神曲 15g	淫羊藿 20g	蜂　房 10g	夏枯草 30g
白花蛇舌草 30g			15 剂，水煎制膏

人　参 50g	蜂　蜜 250g	鹿角胶 50g	阿　胶 250g
山茱萸 50g			收膏

［按语］辨病：右肺腺癌。

辨病依据：患者术后病理明确诊断肺腺癌。

辨证：气血两虚夹血瘀。

辨证依据：患者长期自汗、乏力，考虑气虚；近期肺癌术后，术中创伤有失血、输血，损伤气血，且高龄患者，既往吸烟，烟毒损伤肺络，考虑气血两虚；近期肺癌术后，卧床，络脉损伤，血液循环差，舌淡，苔薄白，脉细涩，考虑气血两虚夹血瘀。

辨体质：气虚体质。患者平素易出汗，活动后加重，乏力，考虑气虚体质。

初诊方分析：八珍汤（人参、白术、茯苓、甘草、熟地黄、当归、川芎、芍药）益气健脾，养血扶正（血为气之母，气为血之帅，气随血脱，气血两虚，故以八珍汤补益气血）；桃红四物汤（桃仁、红花、熟地黄、当归、川芎、芍药）活血养血，祛瘀通络；患者咳喘乏力，气不足以息，考虑肺气虚，予补肺汤加减（人参、黄芪、熟地黄、五味子、紫菀）补肺益气，止咳平喘；患者咳嗽，咳痰，予咳平汤加减（麻黄、杏仁、百部、防风、五味子、陈皮、桔梗、甘草）宣降肺气，止咳平喘；大便不成形，考虑脾虚湿困，予参苓白术散加减益气健脾，渗湿止泻；紫河车为血肉有情之品，鹿角胶、龟甲胶阴阳双补，人参、阿胶大补气血。全方以补气血为主，加陈皮行气健脾，加清热药物以补而不腻，辅以止咳、消食，达到益气补血，提高免疫力，促进术后身体康复的目的。

二诊时，患者因术后口服膏方，乏力、自汗等虚劳症状明显改善，但近期肿瘤复发，故给予化疗。化疗后出现腹泻、乏力、腰膝酸软、骨髓抑制，考虑脾肾两虚。给予肾气丸加减温补肾阳，参苓白术散补脾胃、祛湿止泻；加用四物汤加减补血活血，气血双补；加用白花蛇舌草、夏枯草等软坚散结；加荷叶以补中有清，防止补益太过。全方补而不腻，补中有清，标本兼治。

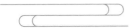

肺结核

一、西医部分

1. 定义 肺结核（pulmonary tuberculosis，PTB）是由结核分枝杆菌引发的肺部感染性疾病，是严重威胁人类健康的疾病。结核分枝杆菌的传染源主要是排菌的肺结核患者，通过呼吸道传播。

2. 临床特点

（1）全身症状：肺结核患者常有一些结核中毒症状，其中发热最常见，一般为午后37.4～38℃的低热，可持续数周，热型不规则，部分患者伴有脸颊、手心、脚心潮热感。急性血行播散性肺结核、干酪性肺炎、空洞形成或伴有肺部感染时，可表现为高热。夜间盗汗亦是结核患者常见中毒症状，其他全身症状还有疲乏无力、胃纳减退、消瘦、失眠、月经失调甚至闭经等。

（2）咳嗽：常是肺结核患者的首诊主诉。咳嗽3周或以上，伴痰血时，要高度怀疑肺结核可能。

（3）咳痰：肺结核患者咳痰较少，一般多为白色黏痰，合并感染、支气管扩张常咳黄脓痰；干酪样液化坏死时也有黄色脓痰，甚至可见坏死物排出。

（4）咯血：当结核坏死灶累及肺毛细血管壁时，可出现痰中带血，如累及大血管，可出现量不等的咯血。

（5）胸痛：胸痛并不是肺结核的特异性表现，靠近胸膜的病灶与胸膜粘连常可引起钝痛或刺痛，与呼吸关系不明显。肺结核并发结核性胸膜炎会引起较剧烈的胸痛，与呼吸相关。

（6）呼吸困难：一般初发肺结核患者很少出现呼吸困难，只有伴有大量胸腔积液、气胸时会有较明显呼吸困难。

总之，肺结核并无非常特异性的临床表现，有些患者甚至没有任何症状，仅在体检时发现。

3. 诊断 主要根据病史、临床表现、实验室检查、影像学特点等作出诊断。

4. 治疗 以化学治疗为主。原则为：早期、规律、全程、适量、联合。

（1）早期：肺结核早期，肺内病灶血液供应好，有利于药物的渗透和分布，同时巨噬细胞活跃，可吞噬大量结核分枝杆菌，有利于促进组织的修复和有效杀灭结核分枝杆菌，所以应尽可能早地发现和治疗肺结核。

（2）规律：按照化疗方案，规律投药可保持相对稳定的血药浓度，以达到持续杀菌作用。

（3）全程：肺结核患者服用抗结核药后，短期内症状会显著改善，2个月左右大部分敏感菌被消灭，但部分非敏感菌和细胞内的结核分枝杆菌仍然存活，只有坚持用药才能最终杀灭这部分细菌，达到减少复发的目的。

（4）适量：过量使用抗结核药会增加药物不良反应，而用量不足则可诱导耐药产生，因此在化疗过程中必须根据患者的年龄、体重，给予适当的药物剂量。

（5）联合：联合不同机制的抗结核药，可以利用多种药物的交叉杀菌作用，不仅能提高杀菌灭菌效果，还能防止产生耐药性。

二、中医部分

1. 定义 肺结核属于中医学"肺痨"范畴，是一种由于正气虚弱，感染痨虫，侵蚀肺脏所致的，以咳嗽、咯血、潮热、盗汗及身体逐渐消瘦等为主要临床表现，具有传染性的慢性消耗性疾病。

中医治疗肺痨着眼于从整体上辨证论治，针对患者不同体质和疾病不同阶段，采取与之相适应的治疗方法。目前，临床多结合抗痨西药治疗，可以收到标本兼顾的效果。

2. 病因病机 肺痨的致病因素主要有两方面，一为感染痨虫，一为正气虚弱。痨虫和正气虚弱两种病因，可以相互为因。痨虫传染是发病不可缺少的外因；正虚是发病的基础，是痨虫入侵和引起发病的主要内因。

本病的发病部位，主要在肺。由于肺开窍于鼻，职司呼吸，痨虫自鼻吸入，直趋于肺而蚀肺，故临床多见肺失宣肃之象，如干咳、咽燥、咯血，甚至声嘶等。脾为肺之母，肺痨日久，子盗母气，则脾气亦虚，可伴见疲乏、食少、便溏等。肾为肺之子，肺虚肾失资生之源，或肾虚相火灼金，上耗母气，则可见肺肾两虚，伴见骨蒸、潮热、男子失精、女子月经不调等肾虚症状。

本病病理性质的重点，以阴虚火旺为主。因肺喜润恶燥，痨虫蚀肺，肺体受损，首耗肺阴，阴虚则火旺，而见阴虚肺燥之候。故朱震亨概括痨瘵的病理为"主乎阴虚"。由于阴阳互根，阴虚则火旺，可发展为气阴两虚，甚则阴损及阳，出现阴阳两虚症状。

3. 基础方　抗痨方。

组成： 马鞭草 30g，生龙牡各 30g，黄芩 10g，百部 15g，丹参 30g，百合 30g，沙参 30g，玄参 12g，杏仁 10g。

方解： 素体阴虚，又复感痨虫，毒热漫肺，耗阴动血；方中马鞭草性凉，味微苦，有凉血、清热、解毒、止痒、驱虫功效。肺痨久病，出现阴阳乖离，阴不能守其阳，阳不能固其阴，如任其发展，势必元阳上脱，真阴下竭；方中生龙牡敛阴潜阳，起到降逆气、收浮阳的功效。黄芩清肺热。百部润肺止咳，抗痨杀虫。丹参味苦，微寒，归心、肝经，具有活血祛瘀生新、凉血消痈之功。黄芩、百部、丹参三药合为芩部丹，出自《中草药资料选编》，共奏清热润肺、化瘀生新、杀虫抗痨之效。百合、沙参滋阴润肺，玄参养阴清热。现代研究表明，马鞭草、生龙牡、百部、百合均具有抗结核功效。杏仁宣肺止咳。全方共奏养阴润肺、抗痨杀虫功效。

常用加减：

（1）伴肺阴亏虚，症见干咳，或咳少量黏痰，或痰中带血丝或血点，血色鲜红，胸部隐隐闷痛，午后手足心热，皮肤干灼，口干咽燥，或有轻微盗汗，舌边尖红苔薄，脉细或细数，治宜滋阴润肺，加川贝母、天冬、麦冬、枇杷叶等。

（2）伴阴虚火旺，症见呛咳气急，痰少质黏，午后潮热，五心烦热，颧红，盗汗量多，口渴，心烦，失眠，性情急躁易怒，形体日渐消瘦，舌红而干，苔薄黄或剥，脉细数，治宜滋阴降火，加川贝母、鳖甲、知母、青蒿、地骨皮等。

（3）伴气阴两伤，症见咳嗽无力，气短声低，咳痰清稀色白，偶或痰中夹血，或咯血，血色淡红，午后潮热，伴有畏风，怕冷，自汗与盗汗并见，面色㿠白，颧红，纳少神疲，便溏，舌质嫩红，或舌淡有齿印，苔薄，脉细弱而数，治宜益气养阴，加黄芪、白术、西洋参、麦冬、五味子。

（4）伴阴阳两虚，症见咳逆喘息少气，咳痰色白，或夹血丝，血色暗淡，潮热，自汗，盗汗，声嘶或失音，面浮肢肿，心慌，唇紫，肢冷，形寒，或见五更泄泻，口舌生糜，大肉尽脱，男子滑精、阳痿，女子经少、经闭，舌质淡或光嫩少津，脉微细而数，或虚大无力，治宜滋阴补阳、培元固本，加黄芪、白术、人参、山药、熟地黄、枸杞、当归等。

（5）伴胸腔积液，症见气促，恶心胁痛，上腹憋胀，纳减，舌红脉数，治宜泻肺利水，加柴胡、郁金、葶苈子、桑白皮、泽泻等。

4. 病案

范某，女，60岁，2020年5月2日初诊。

主诉： 反复咳嗽、咳痰2个月余，加重伴发热10天。

现病史： 患者2个月前感冒后出现咳嗽、咳痰，伴乏力、消瘦、纳差，就诊于当地医院，胸部CT示右肺上叶炎症改变、右肺中叶不张，住院予头孢唑肟联合左氧氟沙星注射液抗感染治疗10天，复查胸部CT示右肺上叶炎症较前吸收、右肺中叶肺不张较前好转，咳嗽、咳痰症状好转出院。10天前患者无明显诱因再次出现咳嗽、咳痰症状加重，伴间断发热，体温高达38.5℃，午后多见，间断对症予乙酰氨基酚片，药后汗出热退，但时有反复，后就诊于山西大医院（山西白求恩医院），胸部CT示双肺多发炎症改变，建议治疗后复查，住院予头孢类抗生素（具体不详）联合莫西沙星氯化钠注射液，患者体温较前下降，仍午后低热，乏力，汗出，进一步行气管镜检查及肺泡灌洗诊疗术，抗酸杆菌涂片示（＋＋），进一步转诊至太原市结核病医院，行抗结核治疗。

今为行中西医结合治疗就诊于我院门诊，症见：间断午后低热，体温37.3℃，间断咳嗽、咳痰，色白量少，质黏不易咳出，伴咽干，乏力、消瘦，汗出，纳眠差，二便调。舌边尖红苔薄，脉细数。

既往史： 2 型糖尿病病史半年，现口服阿卡波糖片，皮下注射甘精胰岛素注射液 12U（晚 10 点），血糖控制欠佳。

初诊嘱其内分泌科就诊调理血糖，继续西医抗结核治疗，联合中药治疗。

处方： 马鞭草 30g　　黄　芩 10g　　百　部 15g　　生龙牡各 30g

　　　　丹　参 30g　　百　合 30g　　沙　参 30g　　玄　参 12g

　　　　杏　仁 10g　　枇杷叶 12g　　射　干 12g　　川贝母 6g

　　　　青　蒿 12g　　地骨皮 15g　　桔　梗 12g　　甘　草 6g

6 剂，水煎服，日 1 剂，早晚分服。

二诊： 2020 年 5 月 9 日。患者体温恢复正常，咳嗽、咳痰症状减轻，现症见偶咳嗽、咳痰，色白量减可咳出，乏力，汗出，纳差，眠可，二便调，舌边尖红苔薄，脉细数。上方去枇杷叶、射干，加桂枝 6g、白芍 10g、浮小麦 30g，续服 6 剂。

三诊： 2020 年 5 月 15 日。患者汗出较前减轻，仍乏力间作，纳呆，眠可，二便调，舌边尖红苔薄，脉细数。

初诊方基础上去枇杷叶、射干、青蒿、地骨皮，加党参 30g、白术 20g、茯苓 30g、木香 10g、砂仁 6g。10 剂。

10 剂后，患者乏力、纳呆症状明显改善，复查胸部 CT 示较前吸收，继续口服中药联合抗结核药物治疗。

[按语] 患者既往糖尿病病史，素体阴虚，又复感痨虫，出现发热、乏力、消瘦、汗出等结核中毒症状。初诊方在抗痨方基础上加用枇杷叶、射干、桔梗宣肺祛痰利咽，川贝母润肺化痰，青蒿、地骨皮清虚热，服后患者体温恢复正常，咽部症状缓解。二诊，患者乏力、汗出突出，加桂枝、白芍调和营卫，浮小麦益气敛汗。三诊合用香砂六君子汤加减，以益气健脾、醒脾开胃，患者食欲明显增加。通过上述中西医结合抗结核治疗，患者结核中毒症状明显减轻，且肺部病变吸收迅速，疗效显著。

感冒

一、西医部分

感冒，俗称伤风，是感触风邪或时行病毒，邪犯卫表，引起肺卫功能失调，临床表现以鼻塞、流涕、喷嚏、头痛、恶寒、发热、全身不适为主的一种外感病。本病四季可发，尤以春冬为多。轻者为感受当令之气，称伤风、冒风、冒寒；重者多为感受非时之邪，称重伤风。在一个时期内广泛流行、病情类似者，称时行感冒。普通感冒一般由受凉、劳累等因素引发，主要由常见的急性呼吸道病毒感染造成，如鼻病毒、呼吸道合胞病毒等，症状表现有鼻塞、喷嚏、流涕、发热、咳嗽、头痛等，体力、食欲多无明显影响，很少出现明显的头痛、肌肉酸痛等全身不适，症状较轻，多可自愈。普通感冒通常没有明显发热，即使发热一般也是中低度发热，通常1~3天能降至正常，服用退热药有效。

流行性感冒简称流感，是由流感病毒引起的呼吸道传染病。流感病毒分为甲（A）、乙（B）、丙（C）3型，可通过空气中的飞沫、人与人之间的接触或与被污染物品的接触传播。患者多表现为发热、咽痛、流涕、全身疼痛、显著乏力和呼吸道症状。部分患者会出现咳嗽、高热，甚至有肺炎表现。流行性感冒的发病特点是起病急、进展快，患者多有明显发热，而且常常表现为高热。应用针对流感病毒颗粒表面的神经氨酸酶抑制剂治疗，可有效缓解症状。临床上使用的治疗或预防流感的药物包括M2通道抑制剂（金刚烷胺、金刚乙胺）和神经氨酸酶抑制剂（奥司他韦、扎那米韦）。流感患者中，多数患者症状相对较轻，部分患者病情危重，老年人及合并慢性基础疾病的患者症状较重。

二、中医部分

1. 历史源流 中医对感冒是有深刻认识的，早在《黄帝内经》中就已经认识到感冒主要是外感风邪所致。《素问·骨空论》说："风从外入，令人振寒，汗出头痛，身重恶寒。"至于感冒之病名，则首见于北宋《仁斋直指方·诸风》。此后历代医家沿用此名，并将感冒与伤风互称。《诸病源候论·时气病诸候》云："因岁时不和，温凉失节，人感乖戾之气而生病者，多相染易。"文中提到"时气病"之类，应包含"时行感冒"，即流感，属于瘟疫范畴。清代《类证治裁》提出"时行感冒，寒热往来，伤风无汗"，至此有了"时行感冒"的病名。中医对时行感冒的认识是一个逐步深化和不断完善的过程。在《黄帝内经》时代，外感病统以"伤寒"名之。如《素问·热论》指出"今夫热病者，皆伤寒之类也"，未明确提出具有传染性和流行性的特殊外感病。《伤寒论·伤寒例》明确提出："凡时行者，春时应暖，而反大寒；夏时应热，而反大凉；秋时应凉，而反大热；冬时应寒，而反大温。此非其时而有其气，是以一岁之中。长幼之病多相似者，此则时行之气也。"这是对外感热病传染性、流行性的较早描述。《伤寒杂病论》序中，载述了流感的危害："余宗族素多，向余二百。建安纪年以来，犹未十稔，其死亡者，三分有二，伤寒十居其七。"隋代巢元方《诸病源候论》明确将外感病分为伤寒、时行、热病、温病、疫疠5类，将具有传染性、流行性特点的外感热病独立描述。

2. 病因　普通感冒多为感受外邪发病。外邪，即指六淫（风、寒、暑、湿、燥、火）或时行病毒。风邪为六淫之首。在不同季节，风邪往往与其他当令之时气结合而伤人，如冬季兼寒、春季兼热、夏季夹暑湿、秋季兼燥气，故感冒也有夹寒、夹热、夹湿、夹暑、夹燥之别。一般可分为风寒感冒、风热感冒、时行感冒及暑湿感冒。时行感冒所述的症状与现代流感病毒、冠状病毒、呼吸道合胞病毒以及副流感病毒感染引起的呼吸道疾病症状类似，属中医"疫病"范畴，又称"重伤风"，为机体正气亏虚，外感疫毒之邪夹时令之气乘虚而入，中伤虚体所致。中医称疫毒之邪为"疫气""疫戾""戾气"，是具有强传染性，能引起播散、流行的一类致病因素。时行感冒的病因除疫病之外，还常夹杂其他六淫之邪，根据温病病因学特点，主要有风热、暑热、湿热、燥热、温热等。这些病邪具有不同的致病特点。疫病之邪与他邪夹杂致病之后，必然会影响疾病的治疗、转归和预后。此外，流感发病也与环境、地域、体质等因素有关。

3. 病机 感冒的病机主要是肺卫失和。一方面为外界环境突变，冷热失常，六淫猖獗，卫外之气失于调节应变；另一方面为体虚，卫外不固，腠理疏松而感邪。外邪侵犯途径有二：或从口鼻而入，或从皮毛内侵。外邪乘袭，以皮毛口鼻为途径。皮毛者，肺之合也，风邪侵入皮毛，必然影响肺；鼻为肺窍，喉为肺系，下连气道而通于肺，风邪从口鼻而入，也可影响肺，感邪后即出现卫表不和与肺失宣肃两组症状，即肺卫失和。卫表不和则头痛、恶寒、发热，重则高热、全身不适等。肺失宣肃则鼻塞、流涕、喷嚏、咳嗽、胸痛。

4. 病理性质 实证居多，也可有虚实夹杂。由于感邪不同及体质的强弱差异，临床表现有风寒、风热、暑湿3证：风寒——皮毛郁闭，肺气失宣；风热——皮毛疏泄不畅，邪热犯肺，肺失清肃；暑湿——邪袭肺卫，脾胃受困。感受时行病毒则病情多重，易生变证。病程中可见寒与热的转化。

本病在机体正气亏虚的基础上，疫病邪毒乘虚而入，加之劳倦内伤、忧思恼怒、饮食不节或气候骤变等诱因，致邪袭卫表，郁里化热，壅塞肺卫，而出现一系列卫气营血病变的证候。根据本病的发病特点及临床表现，多从温病卫气营血辨证层面分析其疾病特点。病邪多从口鼻皮毛入侵机体，初起邪遏卫气，营卫失和，正邪相争，可见恶寒、发热等卫表证。其夹暑湿之气，尚有无汗或少汗、头痛肢倦、心烦、口渴、小便短赤、便溏等症状。其夹燥热之气，则因燥热犯卫，肺气失宣，燥伤肺津，而出现无汗、咽干、鼻燥、干咳少痰、舌红少津、脉略数。病邪由表入里，传入气分，邪热壅肺，里热蒸迫，而身热汗出、烦渴引饮、舌红苔黄、脉数；肺失宣降，则咳嗽气促；肺与大肠相表里，肺热及肠，而兼见下利热臭、肛门灼热。若上焦痰热阻肺，下焦腑有热结，可出现喘促、痰涎多、潮热、便秘、苔黄腻或黄滑、脉滑数或实大。病邪深入营分，逆传心包，热入心营，既有里热炽盛证候，又可见热扰心包之烦躁不安；又因邪热内闭，包络受阻，机窍阻塞，神明扰乱，而见谵语、昏聩不语。热入血分，血热炽盛，迫血妄行，扰乱神明，则灼热躁扰、狂乱谵妄，甚者昏迷。血分之热深入肝经，熏灼经脉而挛急，则见手足抽搐、颈项强直等热盛动血征象。后期邪热大盛，邪正剧争，正气不支，骤然外脱，失于温煦而见四肢厥冷；津液不内守则身热骤退、大汗淋漓；气虚不足以息则呼吸短促；血脉运行失常则面色苍白、脉象微细。若邪热内闭甚者，可出现神昏、时见抽搐。

5. 中医治疗　解表达邪：风热者，辛凉解表；风寒者，辛温解表；夹暑、夹湿之感冒，应加祛湿清暑解表之法；体虚感冒，发汗时需注重固表实里，补益气血。

6. 诊疗经验

（1）感冒的发生与时令有关：感冒多由风邪兼夹不同时令之气，侵犯人体而发病，如风邪可兼寒、热、暑、湿、燥等而发病。风为春季的主气，然四时皆有风。感受风邪一年四季均可发生，但以冬、春季为多。"风为百病之长"，风邪作为外邪致病的先导，临床以发热、恶寒、头痛、鼻塞、流涕、喷嚏、咳嗽、肌痛、脉浮等为多见。兼寒，则恶寒较重、无汗、口不渴；兼热，则热重寒轻、口微渴、脉浮数；兼湿，则身热不扬、胸闷腹胀、纳呆、苔腻；兼燥，则口鼻干燥、干咳少痰。不同的兼夹症治疗又有区别。时令不同，治疗时行感冒的治法不同。

冬季应寒反暖，春季风木之令，均为流感好发季节，故疏风退热法多用于冬春季节。风热邪在上焦肺卫，宜用轻扬透泄的方法，疏解透邪。若恶寒重者，风从寒化，宜辛温解表，以荆防败毒散、九味羌活汤、参苏饮等为基础加减。若发热重，恶寒轻者，风从热化，宜辛凉解表，以桑菊饮、银翘散、葱豉汤、清心凉膈散、六一散等为基础，咽喉红肿的可加牛蒡子、桔梗、射干、山豆根、甘草等。

夏季多夹暑湿，故古人有"暑必兼湿"之说，虽有偏颇，但说明暑夏时行感冒多兼湿为患，治以清暑化湿、宣肺透表，多用藿香正气散、香薷饮之类，辨治时应多加注意。

长夏为湿土之令，时行感冒多夹湿为患，治以化湿退热法为主，在藿香正气散基础上加减三仁汤等宣畅气机之品；若出现余热未清者，以竹叶石膏汤加减，治疗时宜加以注意。

秋季燥为主气，燥象突出，治疗时行感冒，透邪之时应兼顾滋养肺燥。

虚人复感风寒，易致营卫不和者，祛风散寒之中必辅以扶正祛邪，调和营卫，方能见效，方用桂枝汤加减以调和营卫。气虚感冒者，经常发作，缠绵难愈，治疗上用益气解表药，夹痰兼咳嗽用参苏饮，夹痰夹湿用败毒散，平时表虚自汗用玉屏风散。因病程较长，发汗解表不能太过。阳虚感冒者，用助阳益气、解表散寒药物，重者用再造丸，轻者用麻黄细辛附子汤。病程较长，用祛风湿药要控制用量，以免助热。对于感冒后期，多见于阴虚感冒，病程较长，发表不能太过，以免过多出汗伤阴。同时，滋补不要太多，不利于祛邪。血虚感冒，重者用四物汤加减。若为阴血双亏又感外邪者，可用葱白七味饮加减。气血阴阳俱虚又感外邪，用十全大补汤加解表药。用药原则是不能单纯发汗，以免再伤阴血；辛散不能太过，以免出汗过多而伤阴血；补血养阴不能过分滋腻，以防恋邪。

（2）时行感冒的发生除了外邪六淫以外，与体质、地域、环境因素有关：体质不仅是导致流感发生的重要内在条件，而且与流感出现各种证候类型和传变相关。冬春季节以风寒束表证为主，体质类型多为气虚质和阳虚质；夏秋季节以风热犯表为主，体质类型多为痰湿质和阴虚质；同时夏季暑湿袭表证患者相对集中，体质类型以湿热质、气郁质为主。根据体质的不同，有寒化、热化、湿化等证型表现。

（3）无热象即为"寒象"：流感若无继发感染及无宿疾者，表现为发热轻，无明显咽部红痛、流脓涕、痰黄稠等，热象不显者，则应以寒证论治。邪在肺卫，汗之可也，选用葱白、荆芥、防风、羌活、紫苏叶等辛温药疏散表邪，促使邪随汗出，身热自解。热象不显，不外乎病邪表浅或正气不足。病邪表浅，辛温疏散，病邪易祛，若多用寒凉，恐郁遏卫阳，引邪入里；正气不足，难以与邪气交争，病情易迁延，用上述辛温之品配合黄芪、党参等可以鼓舞正气，驱邪外出，缩短病程。对于暑月感冒、热证不显者，更应以辛温药为主，以疏散暑湿。

（4）用药味少量轻，同时要固护胃气：用药宜轻灵。治疗感冒的常用药物如金银花、连翘、薄荷、荆芥穗、竹叶等都是植物的花、叶、穗等质轻上浮之品，性味辛凉上扬，具有挥发性，药性轻浮，自然能使药效直达上焦病所，将邪气托举而出。剂量轻清，才能使药效如舟浮水直达上焦。煎煮不宜过久，以使药味轻淡。过煎则味厚而入中焦，况且过度煎煮，方中药物所含挥发性物质容易散去，也就失去治疗作用。

（5）感冒分期治疗

1）早期：系疫毒袭肺，肺气郁闭，治当清热解毒、宣肺止咳、疏表通络，方选银翘散合宣解汤加减。

2）中期：乃疫毒袭肺，表里热炽，治当清热泻肺、解毒平喘，方拟宣白承气汤加减。

3）极期：乃热毒炽盛，邪盛正虚，气阴两伤，内闭外脱，治疗比较困难，应益气解毒、化痰利气、活血通络、通闭开窍。

4）恢复期：以气阴两伤、肺脾两虚为主，治疗当以益气养阴、补脾益肺为主，方选生脉散、竹叶石膏汤、参苓白术散加减。

7. 病案

案1：张某，女，66岁。初诊日期：2021年5月8日。

主诉：咳嗽、咳痰伴发热2天。

现病史：患者自诉2天前受风后出现发热，体温最高39.5℃，寒战，无汗，自行口服感冒颗粒后好转，体温仍波动在38.5℃，自行口服布洛芬颗粒后体温降至36.5℃，次日凌晨体温再次上升至38.9℃，伴咳嗽、咳痰，痰少色白，质黏不易咳，神疲乏力，畏寒，四肢冰凉，无咽喉部疼痛不适，偶有活动后气紧，纳食差，夜眠差，二便调。舌淡，苔薄白，脉浮。

既往史：干燥综合征7年，未规律诊治。

查体：双肺呼吸音粗，未闻及干湿啰音。

辅助检查：胸部CT示双肺陈旧性索条。肺功能检查示小气道功能障碍。

处方：

炙麻黄 6g	杏　仁 12g	荆　芥 12g	防　风 10g
白　芍 12g	紫　菀 12g	苏　叶 12g	生　姜 6g
桂　枝 12g	桔　梗 12g	甘　草 6g	

3剂，水煎，日1剂，早晚分服。

二诊：2021年5月11日。服药后当天体温降至37.5℃，汗出，咳嗽、咳痰减轻；3剂药后畏寒怕冷仍明显。

上方去紫菀、生姜，加干姜10g、细辛3g、五味子10g，2剂。

三诊：2021年5月13日。服药2剂，无发热，咳嗽、咳痰减轻，畏寒怕冷明显改善。嘱患者夏至行三伏贴治疗。

[按语] 患者受凉后发热，伴畏寒肢冷，舌淡苔薄白，脉浮，此为表证。肺为华盖，风邪入侵人体，首先犯肺，肺失宣降，故咳嗽。风邪郁遏阳气，邪正相争，阳热偏盛，故发热。此时为疾病早期，属表证，属风寒感冒，治以辛温发散以解表。早期邪浅病轻，易用清轻之品。方中苏叶、荆芥、防风疏风解表，生姜、桂枝解表散寒，炙麻黄、杏仁宣通肺气。二诊中，患者畏寒怕冷，去生姜，加干姜、细辛、五味子温肺散寒。此方用于风寒感冒轻症疗效显著。

案2： 李某，男，80岁。初诊日期：2020年5月1日。

主诉： 慢性咳嗽、咳痰20年，气喘10年，加重伴发热2天。

现病史： 患者于20年前每于晨起或受凉感冒后出现咳嗽、咳痰症状，痰多色白，质黏不易咳，未予重视，未系统治疗。10年前在咳嗽、咳痰基础上渐出现气喘，活动后加重，体力活动受限，平素口服茶碱缓释片，咳喘症状间作。患者1天前受凉后出现上述症状加重，咳嗽、咳痰加重，气喘，稍动则喘，发热，体温38℃，自行口服对乙酰氨基酚片后热退，次日上午体温再次升高，最高39℃，遂就诊于我院门诊。

现症见： 神志清，精神差，咳嗽、咳痰加重，痰多色黄，质黏不易咳，发热重，畏寒轻，无汗，胃脘部胀满不适，咽喉疼痛不适，鼻有浊涕，纳食差，夜眠差，大便干结不畅、日一行，小便黄，舌暗红，苔薄黄，脉浮数。

既往史： 高血压（2级，高危组）20年，平素口服施慧达（苯磺酸左氨氯地平片），血压控制不详。

查体： 双肺呼吸音粗，未闻及干湿啰音。

辅助检查： 血常规、C反应蛋白、降钙素原大致正常。血培养未检出病原菌。

胸部CT：双肺肺气肿。肺功能检查示小气道功能障碍。

处方： 炙麻黄6g　　杏　仁12g　　黄　芩12g　　桑白皮15g
　　　　射　干12g　　威灵仙15g　　紫　菀12g　　款冬花15g
　　　　川贝母6g　　僵　蚕10g　　金荞麦30g　　夏枯草30g
　　　　　　　　　　　　　　　　　3剂，水煎，日1剂，早晚分服。

　　二诊： 2020 年 5 月 4 日。服药后，体温较前明显下降，咳嗽、咳痰减轻，气喘较前好转，仍咽部异物感，咽干、咽痒不适。

　　上方加牛蒡子 10g、大青叶 10g、桔梗 12g、蝉蜕 6g、薄荷 12g，3 剂。

　　三诊： 咳嗽、咳痰减轻，气喘好转，咽部不适明显减轻，继服 3 剂后停药。

[按语] 患者受凉感冒后发热，气喘间作，咳嗽、咳痰，痰多色黄，舌暗红，苔薄黄，脉浮数，此为风热表证，热毒重者。肺为华盖，风邪入侵人体，首先犯肺，肺失宣降，故咳嗽。风邪日久，郁遏阳气，邪正相争，阳热偏盛，故发热。治当在清热解毒基础上宣肺平喘。方中炙麻黄、杏仁、黄芩、桑白皮清热宣肺解表。二诊时，咳喘症状减轻，但咽部不适症状加重，故以大青叶、牛蒡子疏风清热，桔梗宣肺利痰。

新型冠状病毒肺炎

　　流行性感冒与新型冠状病毒肺炎的区别：①流行性感冒是由流感病毒引起的呼吸道传染病。发病特点是起病急、进展快，患者多有明显发热，而且常常表现为高热。流感患者中，多数患者症状相对较轻，部分患者病情危重，老年人及合并慢性基础疾病者症状较重。②新型冠状病毒肺炎是一种传染病。确诊的新型冠状病毒肺炎患者和无症状感染者是目前主要传染源。新型冠状病毒肺炎的主要传播途径有呼吸道飞沫传播和密切接触传播。临床上以发热、干咳、乏力为主要表现，少数患者伴有鼻塞、流涕、腹泻等症状。轻型患者仅表现为低热、乏力等，无肺炎表现。部分感染患者早期病情平稳，重症患者多在发病 1 周后出现呼吸困难或低氧血症，严重者可快速进展为急性呼吸窘迫综合征、脓毒症休克、难以纠正的代谢性酸中毒和凝血功能障碍，甚至继发多器官功能衰竭等严重并发症。

　　普通感冒和流感年年有。普通感冒一年四季都可能发生，没有明显季节性，是常见疾病。流感虽全年都可发病，但高发季节主要是冬春季。流感病毒每年都会出现变异，高发流行季节病毒往往毒力较强、传染性大、患病人数多，可在一定地区范围内传播。

　　新型冠状病毒所致肺炎，临床病变以肺炎为中心事件，多数预后良好；重症导致呼吸衰竭、休克、脓毒血症、代谢性酸中毒及凝血功能障碍，严重者死亡。确诊新型冠状病毒肺炎：临床表现 + 分泌物、血液新型冠状病毒核酸检测阳性；或病毒基因测序高度同源。

　　山西省中医院在新冠疫情暴发第一时间立即响应国家号召，火速组成专家组，在全国名中医、山西省中医院原院长王晞星指导下，根据中医四诊合参，拟订相应处方，由山西省中医院制剂室加工成院内制剂，第一时间送到疫情前线，在中西医结合治疗下患者疗效显著，具体方药如下。

　　预防处方：益气除瘟颗粒。

　　组成：黄芪 10g，炒白术 10g，防风 10g，金银花 10g，连翘 10g，芦根 10g。

功能主治： 益气固表，清热解毒。适用于具有新型冠状病毒肺炎流行病学史、接触史等正在接受医学观察的人群。

规格： 每袋装 3.9g。

用法用量： 开水冲服。一次 1~2 袋，一日 2~3 次，或遵医嘱；儿童酌减；3~5 天为 1 个疗程。

根据发病季节、致病邪气、病机变化及证候转变，本病属于湿瘟疫。根据我省迄今确诊患者，我们将其分为初期、中期、重症期及恢复期。

1. 初期 湿热犯肺。症见：发热或低热，干咳，乏力，胸闷，恶心，纳呆，舌淡红，苔腻，脉濡数。

治法： 清热化湿，理气和胃。

处方： 除湿清肺颗粒。

组成： 广藿香 10g，厚朴 10g，清半夏 10g，茯苓 10g，陈皮 10g，炒苦杏仁 10g，炒苍术 15g，豆蔻 6g，柴胡 10g，黄芩 10g，金荞麦 30g，党参 10g。

功能主治： 清热化湿，宣肺和胃。适用于新型冠状病毒肺炎疑似患者和确诊患者（初期），证属湿热犯肺。

规格： 每袋装 3.9g。

用法用量： 开水冲服。一次 1~2 袋，一日 2~3 次，或遵医嘱；儿童酌减；3~5 天为 1 个疗程。

2. 中期 湿热蕴肺。症见：发热，咳嗽，气短，痰少或黄或白，口渴，不欲饮水，乏力倦怠，纳差，或伴腹胀，舌质红、暗红，苔黄厚腻，脉滑数。

处方： 解毒护肺颗粒。

组成： 广藿香 10g，豆蔻 10g，薏苡仁 20g，连翘 10g，芦根 30g，牡丹皮 30g，桃仁 10g，冬瓜子 30g，黄芩 10g，葶苈子 10g，浙贝母 10g。

功能主治： 利湿解毒，活血化痰。适用于新型冠状病毒肺炎确诊患者（中期），证属湿热蕴肺。

规格： 每袋装 3.9g。

用法用量： 开水冲服。一次 1~2 袋，一日 2~3 次，或遵医嘱；儿童酌减；3~5 天为 1 个疗程。

3. 重症期 内闭外脱。症见：呼吸困难、动辄气喘或需要辅助通气，伴神昏，烦躁，汗出肢冷，舌质紫暗，苔厚腻或燥，脉浮大无根。

处方：葶苈泻肺颗粒。

组成：葶苈子 15g，白茅根 30g，牡丹皮 30g，生地黄 10g，炒苦杏仁 10g，豆蔻 10g，薏苡仁 20g，茯苓 30g，黄芩 10g，茵陈 30g，太子参 30g，麦冬 10g，醋五味子 10g。

功能主治：泻肺利水，护肝养心，凉血清热。适用于新型冠状病毒肺炎确诊患者（重症期）炎性渗出明显者。

规格：每袋装 3.9g。

用法用量：开水冲服。一次 1～2 袋，一日 2～3 次，或遵医嘱；儿童酌减；3～5 天为 1 个疗程。

4. 恢复期 肺脾两虚。症见：气短、倦怠乏力、纳差，舌淡胖，苔白，脉虚弱。

治法：补肺健脾，益气生津。

处方：补肺健脾颗粒。

组成：黄芪 30g，党参 10g，桑白皮 6g，麦冬 15g，醋五味子 10g，砂仁 6g，淡竹叶 10g，焦麦芽 15g。

功能主治：补肺健脾，益气生津。适用于新型冠状病毒肺炎确诊患者（恢复期），证属肺脾两虚。

规格：每袋装 3.9g。

用法用量：开水冲服。一次 1～2 袋，一日 2～3 次，或遵医嘱；儿童酌减；3～5 天为 1 个疗程。

呼吸与情志

在现代社会，各种压力与日俱增，情志致病也逐渐增多，可表现为胸部满闷、胁肋胀痛，或咳嗽、气喘，或咽中如有异物梗塞。中医理论强调情志致病，笔者认为辨治呼吸与情志，当从肝及肺论治，情志致肺病，不止于忧，更重于郁。笔者通过长期临床观察应用，总结出从情志辨治咽炎、哮证、喘证等，通过从悲（忧）、郁论治，当以疏肝理气为先、肝肺同治为重。

一、基本概念

1. 肺与七情的关系　人体的情志活动，必须以气血作为物质基础。不同的情绪变化对各个脏腑有不同的影响，而脏腑气血的变化也会影响情志的变化。

《素问·阴阳应象大论》指出肺在志为忧。通俗地讲，肺是表达人类忧愁、悲伤的主要脏器。忧愁和悲伤均属非良性刺激的情绪反映，对于人体的重要影响是使气不断地消耗，即"悲则气消"，由于肺主气，所以悲忧易于伤肺。

反之，肺气虚时，机体对外来非良性刺激的耐受性就下降，而易于产生悲忧的情绪变化。此外，肺开窍于鼻，在液为涕，因此，当人忧愁而哭泣时，常会痛哭流涕；肺主气，司呼吸，悲伤忧愁时，可使肺气抑郁，日久耗气伤阴，出现感冒、干咳、气短、咯血、音哑及呼吸频率改变等症状；肺主皮毛，所以忧愁还会使面部皱纹增多，面容憔悴。

2. 肺与肝的关系　肺朝百脉，主一身之气，气为血帅，肺气畅则血脉通达，肺气郁则血脉瘀阻，瘀滞日趋深入，出现《血证论》所谓的"瘀血乘肺，咳逆喘促"，加重气郁，易于伤肺，故郁亦伤肺。

《景岳全书》言："凡五气之郁，则诸病皆有，此因病而郁也。"与郁最相关的脏器，莫过于肝、肺，肝主情志，肺主忧。肝气郁滞，木火刑金，则肺气受损；肝木克脾土，脾虚母病及子，则肺气不足；肺脾气虚，卫外不固，则易于受外邪而发病，故郁可导致肺系疾病。《临证指南医案·郁》指出："郁则气滞，气滞久则必化热，热郁则津液耗而不流，升降之机失度。"

从五脏之官来看，肺为相傅之官，肝为将军之官，一相一将，一文一武，共同辅佐君主，二者之间关系密切。将相相合，则国事平和；将相失和，则危机四伏。人体也是如此，肝肺相合，升降有序，气血和调。故笔者认为通过从悲（忧）、郁论治肺病，当以疏肝理气为先、肝肺同治为重。

二、临证经验

基础方：柴胡加龙骨牡蛎汤加减。

组成： 柴胡 10g，黄芩 10g，桂枝 12g，炒白芍 10g，生牡蛎 30g，生龙骨 30g。

方解：《伤寒论》107 条："伤寒八九日，下之，胸满烦惊，小便不利，谵语，一身尽重，不可转侧者，柴胡加龙骨牡蛎汤主之。"此条文乃表证误下，邪气内陷，三焦不利，表里同病，虚实互见。治宜和解少阳，重镇安神。方中柴胡、黄芩和解少阳、宣畅枢机、扶正祛邪，桂枝、白芍通阳达郁，龙骨、牡蛎重镇安神。

常用加减：

（1）若症状反复发作，加薄荷、郁金、香附，以疏肝解郁、清利头目。

（2）若夜眠差，加合欢花、五加皮、珍珠母，以养心安神、宁心镇静。

（3）若咽炎兼有大便干燥者，可用罗汉果，既可利咽，又可通便。

（一）慢性咽炎

慢性咽炎为咽部黏膜、黏膜下淋巴组织的慢性炎症。部分患者常常反复发作，时轻时重，缠绵难愈。常因精神忧虑而使病情加重，属于中医"梅核气"范畴，临床可表现为咽喉部干、痒、异物感、梗阻感、灼热感、蚁行感、痰多感及呼吸不畅等不适，或空咽时咽喉部有明显团块附着，吞咽食物时这一感觉反而并不明显。证属肝郁气滞，久则郁而化热，灼液伤津。治疗上理气与化痰、利咽、养阴、清热同等重要。笔者在慢性咽炎治疗中，尤为重视理气法，对于临床症状表现为失眠、心悸、汗出或胃脘痞满等多系统症状合并咽喉不利者，常以柴胡加龙骨牡蛎汤加减。

1. 治法证候

（1）理气解郁，化痰利咽：精神忧虑，肝气郁结，肝郁乘脾，脾运不健，生湿聚痰，痰气郁结于胸膈之上，故自觉咽中不适，似有物梗阻，咳之不出，咽之不下；气失调畅则胸中窒闷，时或太息。选用柴胡加龙骨牡蛎汤加减合咽炎2号方（半夏、厚朴、茯苓、苏梗、陈皮、郁金、桔梗、生甘草）理气解郁、化痰利咽。

（2）理气解郁，清热生津：情志不舒，气郁不畅，气有余便是火，灼伤津液，则见咽干喉痒，胸胁胀满，口苦目眩，嗳气时作，甚或声音嘶哑。选用柴胡加龙骨牡蛎汤加减合咽炎1号方（大青叶、山豆根、射干、牛蒡子、乌梅、橘络、桔梗、生甘草）清热生津。

（3）理气解郁，滋阴润燥：肝气郁结，机枢不利，从而影响津液的化生和输布，致使津液不得上承，故口干咽燥，胸胁满闷，精神抑郁，常善太息。选用柴胡加龙骨牡蛎汤加减合咽炎3号方（玄参、沙参、麦冬、乌梅、僵蚕、薄荷、石斛、桔梗、生甘草）滋阴润燥。

2. 病案

刘某，女，73岁。初诊日期：2021年3月4日。主因"咳嗽、咽喉不利半年"就诊。

诊见： 咳嗽、咽中有异物感，伴胸闷，伴双手双足背瘙痒，失眠，汗出，潮热心烦，乍热乍寒，易惊易怒，胃脘不适，不欲饮食，舌淡暗，苔白，脉弦。

既往慢性荨麻疹8个月，2型糖尿病10年，脑梗死10年，高血压10年。肺功能提示小气道功能障碍。

处方：

柴　胡 10g	黄　芩 10g	桂　枝 12g	炒白芍 10g
生牡蛎 30g	生龙骨 30g	珍珠母 30g	苏　梗 12g
半　夏 12g	茯　苓 30g	土茯苓 30g	荆芥穗 10g

当　归 15g　　生甘草 6g　　　白鲜皮 30g　　鸡内金 12g

7 剂，水煎，日 1 剂，早晚分服。

[按语] 患者咳嗽、咽喉不利日久，伴反复出现皮肤瘙痒，但皮肤表面未见风疹块及皮色改变，伴全身症状，以及神经内分泌、消化等多系统表现。笔者认为是中医郁证，当在疏肝理气、和解清热、镇惊安神基础上合用疏风止痒之品。临床上郁证常见"梅核气"表现，也可见皮肤瘙痒，因肺主皮毛，在临床上不少因精神情志因素引起的荨麻疹、斑秃、牛皮癣等皮肤病与此相关。

（二）支气管哮喘

支气管哮喘慢性持续期是哮喘慢病控制的重要环节，也是哮喘治疗的重点、难点。气郁是支气管哮喘慢性持续期的关键因素，与哮喘发病、病情衍变、顽固难控关系密切。气郁-血瘀-痰凝导致气道挛急是哮喘慢性持续期病情持续难愈的主要病机，而哮喘患者的抑郁情绪会反复加重病情、降低治疗依从性，是哮喘反复发作的重要诱因之一。通过从郁论治，以疏肝理气为先，同时调和营卫，肝肺同治为法，不仅可以减轻患者临床症状，而且能改善抑郁情绪，提升哮喘控制水平，尽早使哮喘由慢性持续期过渡到缓解期。

哮喘慢性持续期气道痉挛不如急性发作期剧烈，但始终处于慢性持续状态。慢性炎症反复刺激可导致气道重塑、肺功能下降，逐渐衍变为不可逆损害。中医考虑此期以气郁为先，气郁表现为肺气宣肃失常，气逆则喘咳，气滞则胸闷，气消则气短。若有内外风引触，则气道挛急而哮鸣。其后，气郁导致血瘀、痰凝。

笔者认为，对于哮喘患者，除常见气喘、胸闷症状以外，同时出现消化系统症状（烧心、反酸、胃脘痞满、大便干）、自主神经功能紊乱表现（烦躁、口干、失眠多梦）等时，考虑合并郁证，从郁论治。治疗亦选柴胡加龙骨牡蛎汤加减。

常用加减：

（1）失眠较重者，加珍珠母、磁石。

（2）便秘者，合枳术丸（枳实 10g，生白术 30g）、郁李仁。

（3）反酸烧心者，合乌贝散（乌贼骨、浙贝母）、煅瓦楞子。

（4）咳逆明显者，加代赭石、旋覆花。

（5）潮热或乍冷乍热者，合桂枝汤加减。

病案：

案 1：韩某，女，53 岁。初诊日期：2021 年 1 月 20 日。

主因"胸闷、气紧 7 个月余"就诊于我院门诊。曾就诊于外院，完善肺功能及胸部 CT 检查，考虑"支气管哮喘"，吸入布地奈德福莫特罗粉吸入剂，服用孟鲁司特钠片，气喘、胸闷症状时有反复。

现病史：胸闷气紧，活动后、闻刺激性气味（烟味、煤气味）则加重，不咳，偶咳黄黏痰，量较少，易咳出，咽干咽痒，口干口苦，纳可，近 2 日晨起后胃胀，食后恶心，烧心反酸，眠差，不易入睡，易醒，盗汗，出汗则心慌，伴背酸痛，畏寒，乏力，大便干、4～5 日 1 行，小便调，舌淡苔白，脉沉。

肺功能显示肺通气功能大致正常，气道反应性增高，激发末双肺可闻及哮鸣音。FeNO 30ppb。

既往史：青霉素过敏。

处方：
柴　胡 10g	黄　芩 10g	桂　枝 10g	炒白芍 20g
葛　根 30g	珍珠母 30g	枳　实 12g	生龙牡各 30g
生白术 30g	川　芎 20g	香　附 10g	煅瓦楞子 30g
浙贝母 10g	乌贼骨 30g	炙甘草 6g	

7 剂，水煎，日 1 剂，早晚分服。

复诊：2021 年 1 月 27 日。胸闷气喘症状明显减轻，当前背部憋闷，活动后尤甚，咽干咽痒，口干口苦，纳可，眠差易醒，自感忽冷忽热，盗汗，大便干、4～5 日 1 行，小便调，舌淡苔白，脉沉。

上方去乌贼骨、浙贝母、煅瓦楞子，调整葛根 50g、生白术 50g，加五加皮 30g、金银花 30g、玫瑰花 15g。14 剂，水煎服，日 1 剂，早晚分服。

[按语] 患者主要表现为胸闷、气紧，对气味敏感，结合肺功能，诊断为"支气管哮喘"，但使用布地奈德福莫特罗粉吸入剂等药物病情反复，进而求助中医治疗。笔者认为，患者目前症状繁多，表现在呼吸、消化、神经及内分泌等多个系统，中医诊断考虑为郁证，久则气滞血瘀，气机逆乱影响气血津液的化生，使病证虚实夹杂，缠绵难愈。初诊以柴胡加龙骨牡蛎汤加减攻补兼施，和解清热，镇静安神。《伤寒论》云："太阳病，项背强几几，反汗出恶风者，桂枝加葛根汤主之。"故合用桂枝加葛根汤加减，调和营卫，解肌发表。川芎活血通络；乌贝散、煅瓦楞子制酸止痛。二诊时，患者胸闷气喘症状好转，无烧心反酸，伴表证及内热，故去乌贼骨、浙贝母、煅瓦楞子，加甘寒之金银花，既清气分热，又清血分热，且在清热之中又有轻微宣散之功，所以能治外感风热或温病初起的表证未解、里热又盛的病证；加玫瑰花、五加皮疏肝理气。五加皮具有调节机体紊乱的功能，使之趋于正常的作用，可用于治疗抑郁症。患者仍便秘，加大枳术丸剂量。经治疗半月后，患者症状基本消失，未再用药。

案 2： 张某，男，42 岁。初诊日期：2021 年 1 月 20 日。主因"间断性咳嗽、气喘 3 年"就诊。

患者反复发作咳喘，冬季加重，2019 年 5 月在山西医科大学第一医院检查胸片显示支气管炎，曾吸入布地奈德福莫特罗粉吸入剂，气喘好转。

现症见： 动则气喘、咳嗽，咳吐白泡沫痰，易咳出，胸憋，偶胸痛，胸胁部刺痛感，痛连后背，伴咽痒，流清涕，打喷嚏，遇冷风气喘加重，伴反酸，饭后胃胀痛、恶心，手脚凉，纳可，眠可，二便调，舌淡苔白，脉滑。

处方：

柴　胡 10g	黄　芩 10g	桂　枝 10g	炒白芍 20g
枳　实 10g	香　附 10g	旋覆花 10g	生龙牡各 30g
代赭石 30g	乌贼骨 30g	浙贝母 10g	煅瓦楞子 30g
葛　根 30g	炙甘草 6g		

7 剂，水煎，日 1 剂，早晚分服。

复诊： 2021 年 1 月 27 日。气喘明显减轻，不咳，无痰，无咽干咽痒，无胸闷，胁肋后背部有刺痒感，微痛，抽掣不舒，流清涕，打喷嚏，无鼻塞，余症消失，纳眠可，二便调。

上方去乌贼骨、浙贝母、煅瓦楞子，加葛根 50g、羌活 10g、郁金 12g、五加皮 30g、川芎 30g。7 剂，水煎服，日 1 剂。

[按语] 郁证多见于女性，但也可见于男性患者，表现为症状繁多，体征及检查无阳性指标。此患者仍以柴胡加龙骨牡蛎汤加减为基础方，结合患者冬季加重，遇冷风加重，伴手足冷，考虑虚寒体质，风寒客于太阳经输，营卫不和。治以解肌发表，升津舒筋，调和营卫。故合用桂枝加葛根汤加减，治兼项背强而不舒者。《伤寒论》云："太阳病，项背强几几，反汗出恶风者，桂枝加葛根汤主之。"

（三）喘证

喘证是指以呼吸困难、短促急迫，甚至鼻翼扇动或张口抬肩、不能平卧为特征的疾病。临床上常见于各种急慢性疾病的过程中，也见于功能性疾病如癔病。这里主要探讨的是肝郁气滞型，常因情志因素而诱发，发病急，每因劳累、恼怒而复发，除气喘症状外，常表现为胸闷、喜叹息、心烦、口苦、眠差、恐惧惊悸。

1. 病机及治疗经验

（1）情志致病首先易气机郁闭：《灵枢·本神》云："愁忧者，气闭塞而不行。"《医醇賸义·劳伤》云："悲则气逆，膹郁不舒，积久伤肺。"反映在临床上，以青中年女性多见，人多拥挤密闭环境中加重，外出宽阔环境中好转，**常可见心情沉重、闷闷不乐、精神不振、胸闷、气短等。**肺气以降为顺，肺宣肃则气入，若邪阻肺气，肺气上逆，则宣肃不及，必有胸闷气喘。方选柴胡加龙骨牡蛎汤加减。

（2）进而气滞血瘀：《灵枢·平人绝谷》说："血脉和利，精神乃居。"忧愁和悲伤的不良刺激，不仅可以影响肺脏气机，使气机升降出入失常，同时"气为血帅"，气行血行，气机逆乱，必然影响到血的正常运行。血行不利而成瘀，气滞血瘀的形成又会影响气血津液的化生，使病证虚实夹杂，缠绵难愈。

（3）久则气阴两虚：情志伤可直接伤及内脏。忧愁过度，肺脏首先受累。《管子·内业》认为："忧郁生疾。"过度悲伤或忧愁容易损伤肺气而为病。《素问·举痛论》所云"悲则气消"是指过度悲忧，可使肺气抑郁，意志消沉，肺气耗伤。常病程较长，常伴善悲欲哭，烦热躁乱，面色惨淡，胸脘痞滞，食少，神气不足，脉紧或结。

2. 病案

案 1： 温某，女，53 岁。主因"气喘 4 天"于 2021 年 3 月 28 日就诊于我科门诊。

现病史： 面容急躁，气喘，憋气，胸闷，烧心，口吐酸水，伴心慌，烦躁，恐惧，怕冷，易汗出，盗汗，口干口苦，欲饮水，伴头晕耳鸣头胀，纳差，大便干、日 1 次，小便调，眠差，入睡前气喘，入睡困难，睡后易醒。

胸部 X 线片示双肺纹理增重。肺功能示肺通气功能大致正常，激发试验阴性。

既往史： 胆结石。无食物、药物过敏史。

处方：

柴　胡 10g	黄　芩 10g	桂　枝 10g	炒白芍 30g
磁　石 10g	鸡内金 10g	珍珠母 30g	生龙牡各 30g
枳　实 10g	生白术 30g	乌贼骨 30g	煅瓦楞子 30g
香　附 10g	炙甘草 10g		

7 剂，水煎服，日 1 剂，早晚分服。

[按语] 患者中年妇女，症状繁多，面容急躁，结合肺功能及胸片除外器质性病变，考虑情志致病导致气机郁闭。《伤寒论》云："伤寒八九日，下之，胸满烦惊，小便不利，谵语，一身尽重，不可转侧者，柴胡加龙骨牡蛎汤主之。"患者胸闷易惊，翻来覆去睡不着，故给予此方。方中龙骨性平味涩，镇静潜阳、收敛固脱，与牡蛎为比目鱼药，可调理精神分裂、狂躁不安，每剂用到 40～80g；笔者因其固涩性强，能令二便短少，排便困难，故加入润滑、通利之品（枳术丸）纠正此弊。加珍珠母、磁石，加强定惊安神之功；加鸡内金，防其阻碍胃气。乌贼骨、煅瓦楞子通络活血、制酸止痛。

案 2：王某，女，20 岁。初诊日期：2020 年 10 月 22 日。主因"反复气喘、胸闷 3 个月"就诊，伴心烦、口苦，胸闷心悸，咽干，胃脘痞满，烧心，眠差，大便干，小便正常。曾多次就诊于当地医院，肺功能提示小气道病变，给予布地奈德福莫特罗粉吸入剂 20 天，效果不佳。查体：咽部充血，舌淡、体胖大、苔白，脉沉。

处方：

柴　胡 10g	黄　芩 10g	桂　枝 10g	生龙牡各 30g
珍珠母 30g	磁　石 10g	川　芎 10g	香　附 10g
枳　实 10g	生白术 30g	乌贼骨 30g	煅瓦楞子 30g
桔　梗 10g	甘　草 10g		

7 剂，水煎，日 1 剂，早晚分服。

复诊：2020 年 10 月 29 日。药后咽干、胃脘痞满、烧心症状好转，仍气喘、胸闷，纳眠差，伴头晕、乏力，舌淡、体胖大、苔白，脉沉无力。

处方：

党　参 10g	白　术 10g	黄　芪 30g	当　归 10g
茯　神 10g	远　志 10g	酸枣仁 15g	木　香 6g
甘　草 6g	龙眼肉 30g	苍　术 12g	川　芎 20g
香　附 12g			

7 剂，水煎，日 1 剂，早晚分服。

药后患者气喘、乏力症状明显好转，失眠改善，继服原方 10 剂后症状消失，学习生活正常。

[按语]患者青年女性，无基础疾病，急性起病，结合胸闷、心悸、口苦等表现，考虑肝郁气滞所致，给予疏肝理气活血治疗后，气喘症状无明显改善。再次分析，患者形体消瘦，舌体胖大，久治不愈，结合头晕、乏力、失眠，考虑心脾两虚，给予归脾汤加减后收效明显。故治喘，不离于肺，不止于肺，久病可导致肺、脾、心三脏虚衰，治疗时应抓主证，遵循《伤寒论》"观其脉证，知犯何逆，随证治之"。

案 3：陈某，女，17 岁。初诊日期：2019 年 5 月 12 日。主因"发作性气喘 1 个月"，于当地医院行胸片未见明显异常，肺功能提示小气道阻塞，给予布地奈德福莫特罗粉吸入剂、口服茶碱缓释片，效果欠佳。就诊时张口抬肩，呼吸急促，伴口苦，不思饮食，手足凉，眠差，月经量少，舌质暗苔薄白，脉沉。

处方： 柴　胡10g　　黄　芩12g　　桂　枝12g　　炒白芍20g

　　　　 香　附10g　　玫瑰花15g　　珍珠母30g　　生龙牡各30g

　　　　 当　归10g　　薄　荷12g　　荷　叶10g　　炒莱菔子10g

　　　　 桔　梗12g　　生甘草6g

7剂，水煎服，日1剂，早晚分服。

[按语] 肝气郁滞，上逆犯肺，木火刑金，导致肺的功能失调，出现气促、喜叹息，多见于压力大、紧张焦虑者。对于此年轻女性，常采用此方收效较好。方取柴胡加龙骨牡蛎汤、桂枝汤、柴胡疏肝散、逍遥散、桔梗甘草汤之意，同时顾护脾胃。

案4（慢性阻塞性肺疾病）： 张某，男，46岁。初诊日期2021年2月22日。主因"反复咳嗽、气喘5年，加重3天"就诊。长期使用布地奈德福莫特罗粉吸入剂，曾行肺功能提示中度通气功能障碍。

现症见： 咳嗽、气喘，伴胸闷心悸，汗出乏力，咽干，偶伴痰中带血，饭后腹胀，眠差，排便无力，小便正常。查体：咽部充血，舌淡有裂纹，脉沉。

处方： 柴　胡10g　　黄　芩12g　　桂　枝12g　　炒白芍20g

　　　　 生龙骨30g　　生牡蛎30g　　白茅根30g　　鸡内金12g

　　　　 香　附10g　　浮小麦30g　　炒枣仁30g　　炙甘草10g

　　　　 珍珠母30g　　乌　梅10g

6剂，水煎服，日1剂，早晚分服。

复诊： 2021年2月28日。药后气喘好转，仍心悸，口干明显，乏力，伴食后胃脘胀满，排便不畅、日1次，小便正常，眠一般。查体：舌淡苔白，脉沉，咽喉充血。

处方： 柴　胡10g　　炒白芍20g　　枳　实12g　　生白术30g

　　　　 苏　梗12g　　半　夏12g　　炒杏仁10g　　石　斛20g

　　　　 香　附10g　　鸡内金12g　　珍珠母30g　　乌　梅10g

黄　芪 30g　　当　归 10g　　甘　草 6g

10 剂，水煎服，日 1 剂，早晚分服。

[按语] 患者初诊结合病史、肺功能，明确诊断为慢性阻塞性肺疾病。初诊疏肝理气为先，同时调和营卫，方选柴胡加龙骨牡蛎汤加减。方中白茅根凉血止血止咳，香附加强理气之功，浮小麦、乌梅收敛生津，炒枣仁、珍珠母镇静安神。服药 1 周后，气喘好转，痰中带血消失。后期结合患者乏力、饭后腹胀、舌脉象，辨证为肺脾两虚，在四逆散基础上合用黄芪补血汤加减益气养血，鸡内金消食和胃，珍珠母重镇安神，乌梅、石斛收敛生津。对于慢性阻塞性肺疾病，病程较长，多为老年人，气血生化不足，笔者常重视中焦，培土生金，常能收到满意效果。

案 5（双肺间质纤维化）：张某，男，52 岁。初诊日期：2021 年 3 月 26 日。进行性气喘 1 年，伴胸闷，喉中有痰，咳吐不利，伴咽干、咽痒，口苦，烧心、反酸、食后腹胀，乏力，心情不畅，失眠梦多，二便调。舌淡苔白，脉沉。

辅助检查：肺功能示肺通气功能大致正常，弥散功能减低；血气分析未见明显异常。

处方：炙麻黄 6g　　炒杏仁 12g　　百　部 15g　　地　龙 20g
　　　　　柴　胡 10g　　黄　芩 12g　　全　蝎 3g　　蜈　蚣 1 条
　　　　　生龙牡各 30g　香　附 10g　　乌贼骨 30g　　煅瓦楞子 30g
　　　　　穿山龙 30g　　高良姜 10g　　炙甘草 6g　　浙贝母 12g
　　　　　川　芎 20g

5 剂，水煎服，日 1 剂，早晚分服。

二诊：2021 年 4 月 2 日。药后气喘好转，烧心、反酸消失，目前活动后气喘，喉中有痰不利，胸闷，咽干、咽痒，纳眠可，二便调，乏力，心情不舒畅，舌淡苔黄腻，脉沉。

上方去乌贼骨、浙贝母、煅瓦楞子，加露蜂房 10g、金银花 15g、连翘 15g、红景天 50g。

三诊： 2021 年 4 月 12 日。药后气喘减轻，咳痰，咽喉不利明显好转，情绪改善，胃脘畏寒，纳眠可，二便调。舌淡有裂纹，苔白，脉沉。

处方：

党　参10g	白　术10g	茯　苓10g	陈　皮10g
半　夏10g	木　香6g	砂　仁10g	补骨脂30g
黄　芪30g	丹　参30g	红景天30g	沉　香2g
地　龙20g	全　蝎3g		

10 剂，水煎服，日 1 剂，早晚分服。

[按语] 肺间质纤维化常见动则气喘，久治不愈，多表现为虚证。此患者除呼吸困难症状外，伴消化系统症状（烧心、反酸、胃脘痞满）、自主神经功能紊乱（自诉心情不畅、咽干、失眠多梦）及咽喉炎（咽喉不利）等郁证、情志表现。取"急则治其标，缓则治其本"，一诊中在治肺基础上，注重肺与肝的关系。患者情志不畅，气郁痰扰，先疏肝理气，解郁化痰，缓解纳眠不佳、抑郁等"标"的问题，故在肺纤 1 号方基础上合用柴胡加龙骨牡蛎汤、乌贝散、高良姜等，培土生金、金水相生。二诊中，因有咽干、咽痒、咽喉不利，加用露蜂房、金银花、连翘疏风清热。因患者胃脘症状始终存在，提示后天亏虚，故三诊时补益脾胃，采用金水相生之法，佐以温肾纳气。

发热

一、西医部分

发热是多种疾病的共同临床症状，由致热原引起机体产生致热性细胞因子促进下丘脑前列腺素 E_2 和环腺苷酸的合成与释放，以及产生氧自由基、谷氨酸和一氧化氮代谢产物，使体温调定点上移，机体产热增多，散热减少所致。以口腔温度为标准，可以将发热分为低热（37.3～38℃）、中度发热（38.1～39℃）、高热（39.1～41℃）、超高热（41℃以上）。正常体温在不同个体之间略有差异，且受机体内外因素的影响稍有波动。在24小时内，下午体温较早上稍高，剧烈运动、劳动或进餐后体温也略微升高，但一般波动范围不超过1℃。老年人代谢率偏低，体温相对于青壮年人低。只要采用不同的方法阻断或清除体内致热性细胞因子、谷氨酸、氧自由基及一氧化氮代谢产物在发热通路中的作用，就可达到退热目的。

发热常见病因包括感染性发热及非感染性发热，其中以感染性发热最为多见，包括各种病原体如细菌、病毒、肺炎支原体、立克次体、真菌、螺旋体及寄生虫等侵入后引起的发热。非感染性发热可见于：①无菌性坏死组织吸收：包括物理、化学因素或机械性损伤，如大面积烧伤、内出血及创伤或大手术后的组织损伤；组织坏死或细胞破坏，如恶性肿瘤、白血病、急性溶血反应等。②变态反应：如风湿热、血清病、药物热、结缔组织病及某些恶性肿瘤等。③内分泌与代谢疾病：如甲状腺功能亢进时产热增多，严重脱水患者散热减少，使体温升高等。④心力衰竭或某些皮肤病：慢性心力衰竭时由于心输出量降低，尿量减少及皮肤散热减少，以及水肿组织隔热作用，使体温升高。某些皮肤病如广泛性皮炎、鱼鳞病等也使皮肤散热减少，引起发热。⑤体温调节中枢功能失常：常见于物理性因素，如中暑；化学性因素，如重度安眠药中毒；机械性因素，如脑震荡、颅骨骨折、脑出血及颅内压升高等。⑥自主神经功能紊乱。

治疗方面：针对发热的病因进行积极处理是解决发热的根本办法。例如：感染性发热，根据感染源不同选择有效药物进行治疗；脱水患者积极进行补液；发生药物反应时立即停用药物并进行抗过敏治疗等。

二、中医部分

发热是临床上最常见的病证之一，西医可根据病因针对性治疗，对于不明原因发热则予以对症退热、经验性抗感染或加用激素治疗。中医学把发热作为一个独立疾病来认识，认为发热是人体正气驱邪的表现。在病变不同阶段，人体正气（气血津液阴阳）的耗损不同，祛邪的能力不同，也就有不同的临床表现。历代医家在认识和治疗外感及内伤发热中积累了丰富的临床经验。《黄帝内经》中的"热病"，《难经》中的广义"伤寒有五"，《伤寒论》中六经辨证的"伤寒"，刘完素的"火热论"，李杲的"阴火论"，朱震亨的"相火论"，温病学派的"广义温病"等，均对发热的理论有所贡献和发展。《黄帝内经》将感受外邪而引起的、以发热为主症的一类疾病，称热病。热病是以主要症状"发热"而命名的，古老而雅正。《难经》提出："伤寒有五，有中风，有伤寒，有湿温，有热病，有温病。"首先，其不再依照《黄帝内经》将"热病"作为外感以发热为主症的疾病之名。其次，其将各种外感热病总称"伤寒"，赋予其广义伤寒的概念。另外，在广义伤寒之下，其又分为 5 种不同的疾病。刘完素大胆提出"六气皆从火化"的观点，以及"六经传变，由浅至深，皆是热证"的火热致病理论，并认为热病的病因和病性均属热，治疗以寒凉为主，以辛凉、清下为治疗大法，常用石膏等药物，创制了至今仍广泛运用于临床的双解散、防风通圣散等名方。李杲详辨外感和内伤，提出不可以用外感法治疗内伤不足之证，从而形成"阴火"理论，针对性提出"甘温除热"的治疗方法，代表方为补脾胃泻阴火升阳汤，在临床上取得良效。朱震亨在总结前人治疗内伤发热的基础上，提出了"阳常有余，阴常不足"导致的阴精亏损之发热，以潮热伴见五心烦热、骨蒸盗汗、两颧潮红等症状为特点，方以大补阴丸为代表，"补阴即火自降"，同时通过泻火达到滋阴之效，即"有泻火为补阴之功"。温病学派将以发热为主症的热病等同于广义温病，经多个医家共同努力，在学术界强调了外感热病的病因可为热邪，并将温病按病因分为温热类和湿热类，再按发病特点分为新感和伏邪，根据不同季节分别命名，并总结出每一种温病的发生发展规律，并对每一阶段提供方剂。如此也形成了一套理法方药齐全的学说，至今广为应用。笔者从事肺病临床 40 余年，在前人基础上谨守病机、辨体质，活用名方治疗发热均取得较好疗效，现将经验总结如下。

1. 诊疗经验

（1）外感内伤，治法各异：外感发热是由于外感六淫之邪或温热疫毒之气，导致体温升高，伴有恶寒、面赤、烦渴、脉数等为主要临床表现的一种病证。一般发病急、病程短、变化多，根据感受邪气之不同，有风寒、风热、风毒、湿温；根据体质不同，又分阳虚表证和阴虚表证；根据疾病发展深浅，有热入气分证、热入营血证和半表半里证。当病邪在表，偏于风寒者，采用具有辛温发散的药物开泄腠理，驱邪外出；偏于风热者，当辛凉透表，用银翘、桑菊之类；风毒较甚，则要加入清热解毒的芩连栀子之类，方随证出，药随证变，谨遵三因制宜，即使同一风寒表证，也不可拘泥一方。总之，发汗以适度为要，不论偏寒偏热，均不宜过汗，否则伤阴亡阳。

内伤发热是以内伤为病因，脏腑功能失调，气血阴阳亏虚导致的发热，可以表现为体温升高，或自觉发热、五心烦热而体温不高。内伤发热一般发病慢，病程长，但热不恶寒，或稍有冷感，多热有定时或时发时止，以低热、身困、脉沉等虚弱症状为主，多与情志不畅、久病失养、脏腑气血紊乱、阴阳失调等有关。如阴虚发热，当滋阴清热，用青蒿鳖甲汤加减；气虚发热，当甘温除热，用补中益气汤加减；积滞发热，当消积导滞清热，用大柴胡汤加减；肝郁发热，要疏肝理气清热，用逍遥散加减；血瘀发热，当活血祛瘀，退热除蒸，用血府逐瘀汤加减。对于内伤发热，阴虚者，不可过于苦寒泻火，以免加重发热；阳虚者，不可过用辛温刚燥和寒凉滋腻之品，避免发热加重。

（2）外感发热，寒温并用：笔者治疗外感发热善于寒温并用，以辛温解表之品，配合寒凉药疏表，开郁透热，并防寒凉冰伏，收效甚捷。外感发热既有阳气亢奋的一面，又有外邪阻遏、气机郁滞之机转，热与郁往往互为因果，热甚则"玄府"闭密而气机郁遏，气机郁遏又反过来促使火热更盛，从而形成火愈炽则郁愈甚、郁愈甚则火愈炽的恶性循环。因此，临床上如何使郁遏的阳气开通，便成为不容忽视的一个问题。一般来说，邪热亢盛而郁结尚轻，运用寒凉宣泄之品，郁结多能随之而解。但在郁结较甚情况下，单纯寒凉之剂便不能胜任，不仅不能清除邪热，反会产生凉遏冰伏之弊，加重壅滞，不利于邪热外透，因此不可偏执寒凉一法。而辛温之品，气香行速，性善疏通，具有较强的疏表达邪、开郁透热之效，与寒凉药相伍，又可防寒凉冰伏。临床遇温病初起表邪郁闭甚者，单用辛凉清解有时效果不佳，借助辛温解表药物的较强发散作用，常有明显增效作用，但应注意用量及配伍。寒温合用法在外感热病中的运用较为广泛，尤多用于病在卫表，或半表半里，或寒热夹杂，或风湿郁热、湿遏热伏等证。

（3）内伤发热，把握规律：内伤发热包括血虚发热、气虚发热、阴虚发热、阳虚发热、气郁发热、湿郁发热、血瘀发热等。各种证型发热均有其特点，临床治疗中，要结合患者体质，把握其发热的特点来辨证施治。①气虚发热：患者平素语音低弱，气短懒言，容易疲劳，精神不振，易出汗，舌淡红，舌边有齿痕，脉弱，热势或高或低，常在劳累后发作或加剧。②血虚发热：多见于产后或术后大失血后，全天发热，多为低热。③阴虚发热：平素手足心热，口燥咽干，鼻微干，喜冷饮，大便干燥，舌红少津，脉细数。发热多表现为午后潮热，或夜间发热，不欲近衣，手足心热，骨蒸潮热。④阳虚发热：平素畏冷，手足不温，喜热饮食，精神不振，舌淡胖嫩，脉沉迟，发热而形寒怯冷，四肢不温，欲近衣被。⑤气郁发热：患者多为气郁质，以神情抑郁、忧虑脆弱等气郁表现为主要特征，发热多表现为低热或午后潮热，热势常随情绪波动而起伏。⑥湿郁发热：痰湿体质多见，以形体肥胖、腹部肥满、口黏苔腻等为主要特征，低热，午后热甚，身热不扬。⑦血瘀发热：患者多为血瘀体质，以肤色晦暗、舌质紫暗等血瘀表现为主要特征，多为午后或夜晚发热，或自觉身体某些部位发热。

（4）六经三焦，辨证并重：张仲景在《素问·热论》六经分证理论的启发下，创造性地把外感疾病错综复杂的证候及其演变规律加以总结，形成较为完整的六经辨证体系；并对外感热病的发生、发展和辨证论治，提出了切合实际的辨证纲领和治疗措施，使理论和实践得到有机的结合。三焦辨证为清代吴瑭所创，侧重于对湿热病证的辨证。三焦辨证是以上焦、中焦、下焦三焦为纲，对温病过程中的病理变化、证候特点及其传变规律进行分析和概括，确立治疗原则并借以推测预后转归的辨证方法。临床实践中，笔者主张外感辨证既要推崇《伤寒论》的六经辨证，又要结合温病学的三焦辨证，二者结合，方为完整。

2. 治疗观点及用药经验

（1）重视舌诊：舌质红苔黄腻者，属湿热壅盛，当清热利湿；舌质红少苔或无苔，或见剥脱苔者，为气阴两虚，当益气养阴清热；若舌有瘀斑或舌下静脉曲张，属血瘀发热，当活血化瘀清热。

（2）重视通便：对于高热便秘，腹胀满痛，属实热或食积所致者，首先通便，大便通则肺气降，实热泄则热退。

（3）重视中焦：中焦脾虚，运化失职，湿浊偏盛，困阻中焦，可出现身热不扬，脘痞腹胀，恶心呕吐，口不渴或渴而不欲饮，大便溏泄，舌质红苔白腻，脉濡缓等，治当健脾运湿、芳香化浊，当先健其脾、化其湿，可选用香砂六君子汤健脾益气，枳术丸健脾消食、行气化湿，且白术用量重于枳实，意在以补为主、寓消于补之中；若湿邪有化热之象，症见口渴、小便黄赤，苔黄腻等，可加用栀子、黄芩、天南星、地龙以增强泻热之力。

（4）甘温除大热法：气虚发热的患者，平素语音低弱，气短懒言，容易疲劳，精神不振，易出汗，舌淡红，舌边有齿痕，脉弱，热势或高或低，常在劳累后发作或加剧。甘温除大热法运用甘温的药物补气升阳以治疗内伤发热中的气虚发热证。脾胃是元气之本，元气是健康之本；脾胃伤则元气衰，元气衰则疾病所由生。因此，对于此种发热，既不能用发散药耗气伤津，也不能用清热解毒药寒凉削伐，更不宜用滋阴降火药滋腻碍脾，只能通过补气升阳、调理脾胃，使元气逐渐充盛则阴火自然下降，这就是甘温除热的理论根据。笔者临床应用甘温除热法经验：①脾宜升则健，胃宜降则和。脾胃升降运动是人体气机升降的枢纽，升和降相辅相成，若升降紊乱，则出现一系列清浊不分之清气下陷、浊气上逆之象。故使用甘温除热法要善于调理脾胃升降功能。②标本兼顾治疗内外合邪。脾胃虚弱，元气不足，均可引起痰、湿、瘀等有形之物内停，若与外邪相互结合而成痰热、湿热、瘀热等，须根据不同情况，权衡标本缓急，适当配伍，如清热化湿、活血化瘀、温化水饮、温补肝肾、疏风解表等，以求病邪祛而脾胃元气复。同时还要兼顾脾喜刚燥、胃喜柔润的特性，用药温而不燥，润而不腻，燥润得宜，刚柔相济。③临床用温热药：凡是长期发热不退，临床出现精神萎靡，面色㿠白，四肢末端不温，脉细而软弱，或大便溏、小便清等，抓住其一二主症，即放胆应用。

（5）小儿多食积发热：小儿若出现发热，面红，不思饮食，甚至伴腹痛、恶心、呕吐，手心热，夜间磨牙等，多为食积发热，治疗上当消积导滞为主，应用保和丸加减，效果显著。

（6）增液承气汤的应用：临床见阳明腑实证，若同时出现口唇干燥、舌红少苔，说明热盛伤阴，阴液亏耗，治疗上当用增液承气汤，以泄热滋阴。增液承气汤的应用中，医师因见大黄、芒硝峻下之药而望而却步，以致病情反复，缠绵难愈。笔者应用本方经验，常遵循两大原则：①果断：遇热入阳明，腑实不通，邪热伤阴之证，辨证准确，即可投之，就能收到药到病除的疗效；②中病即止：大便已通，则应结合病情加减用药，防止过剂伤正。

3. 发热常用中药

（1）羚羊角：味咸，性寒，归肝、心经，具有平肝息风、清肝明目、散血解毒之功效，用于高热惊厥、惊风癫痫、手足抽搐、目赤内障、头痛眩晕、温毒发斑、痈肿疮毒等。笔者在临床上辨证施治用羚羊角粉（根据病情，每次 0.3～0.6g 冲服）配合中药治疗高热，疗效颇理想。①外感高热：发热证候常来势凶猛，并多伴夜寐不宁、烦躁不安等。不少病例中，桑菊银翘等因"药轻病重"，退热效果不显，皆需依赖西医退热药，此时佐以羚羊角粉，可起到事半功倍之效。②肺热咳喘：肺为娇脏。咳嗽多因肺部受袭。高热咳嗽，以热咳为多见，热高而反复不退，病程较长，以麻杏甘石汤清泻肺热，则可加用羚羊角粉，清泄热毒。③温病热毒："在卫汗之可也，到气才可清气，入营犹可透热转气……入血就恐耗血动血，直须凉血散血。"羚羊角粉适用于温热病初起，对病毒感染有特殊功效。各种原因所致小儿高热亦可加用羚羊角粉，防止患儿因高热而诱发惊厥。

（2）柴胡 - 黄芩：柴胡具有疏散退热、疏肝解郁、升举阳气的功效。黄芩味苦性寒，入肺、大肠、小肠、脾、胆经，善清热燥湿，能清肺、大肠、小肠、脾、胆经之湿热，尤长于泻肺火、行肌表，疗中上二焦湿热邪火。柴胡与黄芩常配伍合用，所谓疏清并行，共奏"透散半表之邪、清泻半里之热"之功，既是小柴胡汤中的核心药味，也是和解少阳法的重要药对，主治邪犯少阳证，症见寒热往来、胸胁苦满、食欲不振、心烦喜呕、口苦咽干等。有研究表明，柴胡挥发油、柴胡皂苷与柴胡水煎液对干酵母致热大鼠的解热作用可能与降低大鼠下丘脑环磷酸腺苷（cAMP）与脑腹中隔区精氨酸升压素（AVP）含量有关。黄芩中黄芩素的抗炎作用最强。黄芩及其活性成分的抗炎作用涉及炎症反应中的多个方面，其中抑制花生四烯酸的 5- 脂加氧酶代谢途径是黄芩重要的抗炎机制之一。

（3）柴胡 - 葛根：柴胡，苦平，微寒。《本草纲目·茈胡》曰："劳有五劳，病在五脏。若劳在肝、胆、心及包络有热，或少阳经寒热者，则柴胡乃手足厥阴、少阳必用之药；劳在脾胃有热，或阳气下陷，则柴胡乃引清气、退热必用之药。"葛根，辛甘凉，轻扬升发，入阳明经，兼入脾经，开腠发汗，解肌退热。二药成对药，可起解肌发汗之功。

（4）麻黄 - 石膏：《伤寒论·辨太阳病脉证并治》云："发汗后，不可更行桂枝汤，汗出而喘，无大热者，可与麻黄杏仁甘草石膏汤。"方中麻黄不在发表，而在宣肺平喘，发散郁闭之卫阳，用石膏在于清解肺中之郁热，两药相配，宣肺清热。

（5）地龙：地龙咸寒降泄，性走窜，既能息风止痉，又善清解高热，故适用于高热所致狂躁、惊风抽搐、癫痫等。治疗温病热极生风、神昏谵语、痉挛抽搐，可单用本品煎服取效，或与钩藤、牛黄、白僵蚕等息风止痉药同用。此外，地龙尚能清肺平喘，临床上用于高热合并肺热咳喘；治邪热壅肺、肺失肃降之喘息不止，单用研末内服即效，亦可与麻黄、石膏、杏仁等同用。

（6）石膏：生石膏有"降火之神剂，泻热之圣药"之称，是中医临床常用的清热泻火药。《中华人民共和国药典》收载生石膏甘辛、大寒，归肺、胃经，可清热泻火，除烦止渴，用于外感热病、高热烦渴、肺热喘咳、胃火亢盛、头痛、牙痛。笔者临床发现，治疗外感实热，生石膏应大胆使用，若是实热兼脉虚，用人参佐石膏也必能退热。麻黄、杏仁、炙甘草合生石膏为麻杏甘石汤，具有辛凉宣泄、清肺平喘之效。目前在临床上，无论是风寒入里化热或外感风热所致病证，也无论患者表现为有汗还是无汗，只要符合

"麻杏甘石汤证"（肺中热盛、身热喘咳、口渴脉数）便可应用麻杏甘石汤。生石膏合知母、粳米、炙甘草为白虎汤。《伤寒论》白虎汤证，为阳明之热，弥漫全身，充斥内外的"表里俱热"而设，临床以大热、大汗、大渴、脉洪大为辨证要点。现代研究亦表明，生石膏具有良好的抗炎、解热作用，且其作用机制通过调控血清前列腺素 E_2（PGE_2）含量来发挥。

（7）青蒿：味辛苦，性寒，归肝、胆经，具有清虚热、除骨蒸、解暑、截疟、退黄功效。可用于治疗温邪伤阴，夜热早凉，阴虚发热，骨蒸潮热，暑邪发热，疟疾寒热往来，湿热，黄疸等。吴瑭《温病条辨》青蒿鳖甲汤，治疗温病后期，邪热未尽，深伏阴分，阴液已伤，见夜热早凉、热退无汗等。《本草新编》说："青蒿……专解骨蒸劳热，尤能泄暑热之火。"吴澄《不居集》创制了治疗暑热病的青蒿丸。俞根初《通俗伤寒论》所载蒿芩清胆汤，治少阳湿热痰浊证。现代药理学研究表明，青蒿的化学成分挥发油、黄酮类、半萜类化合物，具有调节免疫、抗心律失常、抗寄生虫、抗炎等作用。对青蒿有过敏史，或脾胃虚寒、产后血虚者慎用。

综上所述，发热的类型多种多样，且由于人体是一个时刻代谢的活动体，导致发热症状也变化多端，因此，临床医师很难把握其核心来辨治，因而收效颇微。笔者从事临床工作 30 余年，认为对于发热的辨证，应当首辨寒热，分清阴阳，辨外感内伤，辨体质，把握发热规律，抓住其典型症状，即可选用该方加减，不要被繁杂的伴见症困扰而无思路。

4. 病案

案 1：张某，男，72 岁，2020 年 11 月 10 日因"发热、咳嗽、气喘 10 余天"就诊于山西某医院，诊断为"慢性阻塞性肺疾病急性加重"，经头孢曲松、左氧氟沙星、盐酸氨溴索等抗感染、解痉平喘化痰等治疗 10 余日后，复查血常规示中性粒细胞百分比从 78% 下降至正常，咳嗽气喘均得到控制，仍发热不止，午后开始发热，体温最高达 38℃，排除肿瘤及结核分枝杆菌引起发热，发热原因不明，继用抗感染治疗效果欠佳，遂来我科门诊求治。

初诊见患者年迈，但精神尚可，形体肥胖，声大语急，发热呈低热，午后较甚，伴口苦口干，心烦易怒，脘腹胀满，纳眠尚可，大便干、艰涩难出，小便黄。查体见腹部膨隆拒按，舌质红，苔厚腻偏黄。辨本病发热特点，其外感伤寒后出现发热，少阳阳明合病，湿热交蒸；辨体质特点，患者虽年迈，但身体尚壮实，声大语急，属痰湿体质。予大柴胡汤加减化裁，和解少阳，内泄热结。药用：柴胡10g，黄芩10g，半夏12g，大黄6g，枳实12g，芍药10g，生姜6g，大枣3枚，羚羊角粉0.6g（冲服）。用药5剂后，便通热退，遂出院。1个月后复诊，诉情绪平稳，无脘腹胀满，未再见发热。

[按语]大柴胡汤始见于张仲景《伤寒论》，原文记载："太阳病，过经十余日，反二三下之，后四五日，柴胡证仍在者，先与小柴胡汤。呕不止，心下急，郁郁微烦者，为未解也，与大柴胡汤下之则愈。"《金匮要略·腹满寒疝宿食病脉证治》云："按之心下满痛者，此为实也，当下之，宜大柴胡汤。"由此可见，其病机为少阳之邪不解兼入阳明，致阳明燥实同结。方中柴胡、黄芩共同和解清热、除少阳之邪，大黄、枳实相须通腑泄里热；辨证辨体质属实，故用大黄之消导泻下药给邪以去路，加用羚羊角粉可助清热之功。

案2：王某，男，40岁，2020年10月12日因"发热伴头痛、咳嗽10天"就诊于我科。患者值深秋不慎淋雨，初恶寒、发热，体温最高达38.9℃，渐出现头痛，以前额部及颈项部阵发性疼痛为甚，伴见咳嗽，就诊于社区医院，诊断为"上呼吸道感染"，给予输液（头孢类及利巴韦林等）抗感染、抗病毒治疗7天，未见明显缓解，反而出现口干、恶心。辅助检查：血常规正常，C反应蛋白（CRP）60mg/L，头颅MRI未见明显异常。

治疗经过：患者为中年男性，体力劳动者，形体适中，详问其往来寒热，伴阵发性头痛，部位为额部、颈项部，颈僵背困，无汗，偶有咳嗽痰黄，口干苦，恶心，纳差，夜眠尚安，大便3日未行，小便黄。舌质红，苔黄白，脉数。细辨其证，可知此乃太阳表证未解，郁而化热，热传于里，邪犯三阳，遂以柴葛解肌汤合麻杏甘石汤加羚羊角粉解肌清热。药用：柴胡12g，葛根30g，白芷12g，羌活12g，黄芩15g，石膏30g，白芍12g，桔梗12g，生姜6g，大枣3枚，甘草6g，炙麻黄6g，炒杏仁10g，羚羊角粉0.6g（冲服）。5剂药后，患者复诊，自诉3剂药后体温恢复正常，头痛缓解，现症见前额部稍头痛，偶有咳嗽痰白，纳差，夜眠尚安，大便偏干，小便黄。舌质红，苔黄，脉数。以柴葛解肌汤去羌活、石膏来解阳明郁热，加川芎以合白芷止阳明头痛，并以麻黄、杏仁以宣肺止咳。药用：柴胡 12g，葛根 30g，川芎 30g，白芷 12g，黄芩 12g，白芍 12g，桔梗 12g，生甘草 6g，生姜 6g，大枣 3 枚，炙麻黄 6g，炒杏仁 10g。7 剂后随访，患者已无不适主诉，未再见发热症状。

[按语] 柴葛解肌汤出自陶华《伤寒六书》："治足阳明胃经受证，目疼鼻干，不眠，头疼眼眶痛，脉来微洪，宜解肌，属阳明经病。其正阳明腑病，别有治法。"方中以羌活解太阳之表，柴胡、黄芩解少阳之热，葛根、白芷、石膏解阳明之热，桔梗宣发肺气，白芍、甘草护其阴，生姜、大枣顾胃气，诸药相配，共成解肌清热、三阳兼治，以治阳明为主之剂。上述病案中，患者颈项部痛、恶寒、无汗，病属太阳；额部痛，病属阳明；往来寒热、口干、恶心，病属少阳。故以柴葛解肌汤加减清三阳之邪。此外，患者尚有咳嗽、咳痰、色黄等邪热壅肺症状，故以麻杏甘石汤加减清泄肺热，宣肺止咳。配羚羊角粉清热解毒以退热。

案 3：张某，男，65 岁，2021 年 1 月 5 日因"反复发热伴腹胀满半月余"邀余会诊。

患者慢性阻塞性肺疾病病史，长期卧床史，半月前因受凉后出现恶寒、发热，最高体温达 38.0℃，伴咳嗽，咳痰色黄，气喘，就诊于当地医院，诊断为"慢性阻塞性肺疾病急性加重"，输青霉素、痰热清抗感染、退热治疗 5 天，效果欠佳。

现症见：反复出现发热，最高体温达 38.0℃，每于午后 3 时许出现，无恶寒症状，伴有咳嗽，咳痰色黄，气喘，动则益甚，脘腹胀满，纳呆，口干唇燥，大便数日未行，小便黄。舌红苔少而燥，脉细数。辅助检查：血常规正常，C 反应蛋白（CRP）50mg/L 偏高，胸片见肺气肿改变。

细观患者为老年患者，长期卧床，形体消瘦，面红，唇干，结合其发热特点、腹胀、大便秘结以及舌脉象情况，诊断其病机为邪入阳明，热结阴亏，故以增液承气汤加减。药用：玄参20g，麦冬10g，生地黄10g，大黄6g（另包），芒硝6g（另包），炙麻黄6g，炒杏仁10g，射干12g，威灵仙12g。5剂药后，患者自诉大便已通，体温恢复正常，咳嗽、气喘症状减轻。遂给予养阴生津、宣肺止咳平喘之剂。10天后随访，咳嗽、咳痰、气喘症状明显减轻，口干唇燥症状已消，未再出现发热。

[按语]增液承气汤出自《温病条辨》，方中重用玄参滋阴泄热通便，为君药；麦冬、生地黄滋阴生津，为臣药；君臣相合即增液汤，功能滋阴清热、泄热通便；大黄、芒硝软坚润燥，通便泄热。诸药合用，共达滋阴润燥、通便泄热之功。案例中，患者发热，日晡热甚，伴见脘腹胀满、大便秘结，病属阳明腑实，同时出现口唇干燥、舌红少苔，说明热盛伤阴，阴液亏耗，遂用增液承气汤泄热滋阴，疗效显著。

案4：郭某，女，18岁，学生，2020年8月1日因"午后低热1周"于我科就诊。

患者近1周每于下午6时发热，体温37.2～37.8℃，无恶寒、头痛、鼻塞流涕，伴疲乏无力，活动时心慌，纳食减少，大便正常。患者上中学时曾患有贫血，经服补血药和注射维生素B_{12}好转。近2个月在校时，常感头晕、疲乏无力、行走时心慌。近3个月月经后延3～10天，月经量少而色淡。

刻见：面色无华、唇甲苍白，舌淡，苔嫩，脉细数。

诊断：贫血（血虚发热）。治则：气血双补，滋阴退热。选方：四物汤合当归补血汤加味。

处方： 当 归12g　　白 芍10g　　黄 芪30g　　生熟地黄各15g
　　　　 阿 胶8g　　墨旱莲10g　　女贞子10g　　党 参15g
　　　　 炒白术12g　　炙甘草6g

二诊时，诉服药2剂后，下午6时体温降至36.7℃，3天后降至36.5℃，之后未再发热。同时体力渐增、精神好转、纳食增加。面略显红润，脉搏较前有力，体温36.5℃。治疗见效，前方加巴戟天10g、淫羊藿10g，7剂，继服。嘱开学后可服阿胶补血颗粒。后电话随访，已痊愈。

[按语] 方中四物汤（当归、熟地黄、白芍，去川芎）养血补血；阿胶乃血肉有情之品，最善养血补血；二至丸（女贞子、墨旱莲）补益肝肾，滋阴养血；当归补血汤（黄芪、当归）益气补血；遣党参、白术合黄芪健脾益气，以开气血生化之源；甘草调和诸药。全方气血双补但以补血为主，以期血足敛阳而退热。

案5： 赵某，男，78岁，2019年3月10日因"持续发热月余"于我科就诊。

患者肺癌病史1年，近1个月持续发热不退，体温波动在40～41℃。经多次胸透、血常规检查，均未见异常，反复使用多种抗生素治疗30余天未见效，遂就诊。

症见： 面色萎黄，精神萎靡，少气懒言，全身消瘦，大肉尽脱，不思饮食，大便不行，小便短小。舌淡红，少苔，脉浮大无力。

证属气阴两伤、浮阳外越。治宜补气养阴以防气脱。仿东垣甘温除热之法。方用补中益气汤加味。

处方： 黄　芪20g　　党　参12g　　当　归12g　　陈　皮12g
　　　　柴　胡12g　　白　术12g　　升　麻10g　　黄　连3g
　　　　甘　草5g

服药3剂后，体温降至38℃，能进饮食，精神好转。继服3剂，热退神清，饮食增加。半月后随访，诸症悉减，痊愈出院。

[按语] 中医治疗高热不可由于"炎症"而动辄以苦寒清热解毒，应首先详审证候，分辨表里虚实。"内伤脾胃，百病由生。"李杲曰："饮食不节则胃病，胃病则气短精神少，而生大热……"本证主因气阴虚衰不能敛阳，阳气虚浮于外而高热不退。如不及时补气养阴，则气阴将脱，故甘温之品，推动阳气，以生阴精，阳生阴长，阴平阳秘，病乃得愈。方用补中益气汤加味扶正祛邪，培补元气，温养精血，升举清阳之气；加黄连虽然苦寒，但少量不但能清热，且能坚阴。立方之意在补气升阳，阳气升发则虚火自降，大热自退。

案6：李某，男，6岁，2009年5月因"发热14小时"就诊。

现病史：家长代诉，1周以来出现偶而腹痛，不思饮食，就诊前一晚诉咽痛，鼻塞流浊涕，大便2日未行，发热，体温最高39.1℃，家长予布洛芬口服，体温不降。查体：体温38.6℃，面色红，手心热，咽后壁充血水肿，脐周压痛，舌红苔黄腻。辅助检查：血常规未见明显异常。

处方：

山　楂 10g	神　曲 6g	半　夏 5g	茯　苓 6g
陈　皮 5g	连　翘 6g	莱菔子 6g	大　黄 3g

并配合羚羊角粉0.3g（冲服）。

第2天后体温降至正常，大便出，鼻窍通，咽部微红。服药5天后，面色正常，手心不热，脐周痛消失，饮食恢复正常。

[按语]患儿高热、纳呆、大便2日未行，结合舌象，可知其内有饮食积滞，郁而化热，故用保和丸加减以消其食。保和丸中重用山楂，能消一切饮食积滞，尤善消肉食油腻之积，为君药。神曲消食健脾，善化酒食陈腐之积；莱菔子下气消食，长于消谷面之积，并为臣药。君臣相配，可消一切饮食积滞。因食阻气机，胃失和降，故用半夏、陈皮行气化滞，和胃止呕；食积易于生湿化热，又以茯苓渗湿健脾，和中止泻；连翘清热而散结，共为佐药。诸药合用，共奏消食和胃、清热祛湿之功，使食积得消，胃气得和，热清湿去，诸症自愈。由于本方药力缓和，药性平稳，故以"保和"命名。合羚羊角粉以清其热；大黄可以通腑泄热，大便出则热自解。根据中医"肺与大肠相表里"的理论，腑气既通，则咽痛、鼻塞等肺气郁闭症状自除。

案7：杨某，男，62岁，2021年2月18日因"间断发热半月余"就诊。

现病史：半月前患者在田间劳作后，出现间断发热，体温最高达37.6℃，伴鼻流浊涕，胸膈痞闷，痰多色白，乏力，纳呆，舌苔白腻，脉沉。

处方：

党　参 20g	生白术 60g	枳　实 24g	半　夏 12g
茯　苓 30g	橘　红 10g	代赭石 30g	砂　仁 6g
香　附 10g	柴　胡 10g	白　芍 30g	天南星 10g

地　龙 30g　　黄　芪 30g　　当　归 10g　　荷　叶 10g

桔　梗 12g　　生甘草 6g　　炒莱菔子 24g

3剂，水煎服，日1剂，早晚分服。

配合羚羊角粉 0.3g（冲服），服药后患者体温降至正常，乏力明显减轻，食欲改善。

二诊： 2021年2月23日。未再发热，仍间断咳嗽，咳痰，色白量多，伴口干、口苦，夜间尤甚，大便黏腻无力，眠差易醒，舌红苔白腻，脉沉。

处方： 柴　胡 10g　　黄　芩 12g　　桂　枝 12g　　炒白芍 30g

党　参 20g　　枳　实 24g　　生白术 60g　　生龙牡各 30g

藿　香 10g　　苍　术 10g　　代赭石 30g　　荷　叶 10g

桔　梗 12g　　生甘草 6g　　炒莱菔子 12g

6剂，水煎服，日1剂，早晚分服。

药后患者咳嗽、咳痰明显减少，夜眠好转，大便顺畅。

[按语] 本证以脾虚湿阻中焦为主，湿中蕴热，热为湿遏，故表现为低热、身热不扬；脾气虚弱，则胸膈痞闷、乏力、纳呆；脾为生痰之源，脾虚则患者痰多黏腻。治疗中选用香砂六君子汤补气健脾，化湿和胃；党参合代赭石健脾和胃降逆；重用生白术、枳实（枳术丸）健脾消食，行气化湿，且白术用量重于枳实，意在以补为主、寓消于补之中；胸闷脘痞较甚，加用四逆散合香附，疏肝理气健脾；湿易化热，加用天南星、地龙清热化痰；黄芪、当归补气生血；荷叶取其能升清阳，以助白术健脾益胃之功，且合炒莱菔子消食除胀化痰。全方合用，以奏健脾化湿、行气消痞之效。二诊时，患者夜眠差，心烦，主方选柴胡加龙骨牡蛎汤加减和解少阳，通阳泄热，重镇安神，合用燥湿健脾之品，收效显著。

失眠

失眠，又称不寐，是指经常就寝后难以入睡，或多梦易醒，醒后不能再睡，甚至彻夜不寐。五脏六腑之病，皆令人不寐，有多种原因可致不寐，可分为虚实两类。实证指形体违和，致营卫不调而不寐，如"胃不和则卧不安"，多见于食滞、痰浊阻于中焦脾胃；虚证病位在心、脾、肝、肾。临床中呼吸科多见虚证。

宁心助眠方

组成： 炒枣仁 30～60g，五味子 10g，夜交藤 30g，合欢花 30g，五加皮（刺五加）30g，灵芝 12g，生甘草 6g。

功用： 安神助眠。

主治： 夜眠不安，难以入眠或早醒，舌红苔白，脉沉细。

方解： 炒枣仁，酸甘、平，归心、肝经，养心安神，为君药；五味子亦入肺、心经，收敛固涩、补肾宁心；夜交藤、合欢花，均性平味甘，其中夜交藤养血安神，合欢花解郁安神；刺五加归脾、心经，益气健脾、补肾安神，药理研究显示有明显镇静作用，能改善大脑的兴奋、抑制过程，增强学习记忆力，提高工作效率；灵芝性平味甘，补气安神、止咳平喘；甘草调和诸药。全方性味甘平，安神的同时补气养血，疏肝理气。

常用加减：

（1）伴见汗出者，加生龙牡、浮小麦等。

（2）伴见心中烦热者，加知母、黄柏。

（3）伴见心烦不寐者，加黄连、肉桂、阿胶等。

（4）伴见口苦、胁肋胀满者，加柴胡、香附、薄荷、黄芩等。

（5）伴见头晕者，加天麻、葛根等。

（6）伴见汗多、食不知味，舌苔厚，加半夏、夏枯草、苍术、藿香等。

病案： 徐某，男，75岁，主因"进行性气喘2年，加重1周"于2020年6月25日就诊。既往有类风湿关节炎病史3年，长期口服激素及雷公藤等药物，间断口服中药汤剂，病证时有反复。

现症见：患者神清，精神萎靡，气喘，动则尤甚，伴咳嗽，咳白痰、量少，神疲乏力，咽干，汗出，失眠，舌淡，苔薄白，脉沉。

中医辨证为气阴两虚，肾不纳气。

处方： 炙麻黄 6g　　杏　仁 10g　　百　部 10g　　红景天 40g

补骨脂 20g　　沉　香 2g　　炒枣仁 30g　　五味子 10g

夜交藤 30g　　五加皮 30g　　灵　芝 12g　　生甘草 6g

茯　苓 20g　　枸　杞 30g　　生龙牡各 30g

7 剂，水煎服，日 1 剂，早晚分服。

二诊：药后患者咳喘好转，失眠明显改善，但有汗出，动则加剧。上方加山茱萸 12g、桑叶 30g。

[按语]对于慢性肺系疾患，常常伴随诸多兼症，在临床上针对饮食、睡眠等兼症治疗后往往能收到意想不到的效果，咳喘等主症随之明显改善。患者肺肾气虚，故以炙麻黄、杏仁、沉香、补骨脂宣肺止嗽，纳气平喘；肾气虚，久病伤阴，相火妄动，故以五味子、枸杞、生龙牡育阴潜阳；气虚不养，元神不充，则神疲乏力、失眠健忘，故以红景天、灵芝、茯苓益气安神；夜交藤安神养血；五加皮补肝肾，调节自主神经功能紊乱。全方共奏宣肺止嗽、纳气平喘、育阴潜阳、养心安神之效。

汗证

出汗是一种正常生理现象，人体通过排出汗液，以调节体温，排出体内部分毒素。中医定义：汗证为"阴阳失调，营卫不和，腠理开合不利而引起汗液外泄的病证"。

收敛止汗汤

组成： 生黄芪 30g，生龙骨 30g，生牡蛎 30g，山茱萸 30g，白芍10g，桑叶 30g，炙甘草 6g。

功效： 益气敛阴，潜阳止汗。

主治： 自汗、盗汗等汗证。症见：动则汗出，倦怠乏力，或口渴或心悸易惊，舌淡苔白，脉沉细。

方解： 汗证有虚实之分。实证多责之于食积胃热（尤其小儿），或肝经湿热，症见头身汗出、不欲饮食、口中苦腻、大便不畅，不在本方治疗范围内。本方多用于肺系病伴见汗出之虚证，多与肺脾气虚、心气不足、气不摄阴等相关。生黄芪益气固表止汗，生龙牡固涩潜阳、重镇安神，共为君药。山茱萸酸涩，敛汗固脱，尤其对于病危状态，突然大汗淋漓、正气欲脱时，可收敛汗固涩之功，如张锡纯《山茱肉解》谓其"大能收敛元气，振作精神"；白芍、甘草，酸甘化阴，一可敛汗，二可滋养阴液，以防汗出过多，共为臣药。桑叶止汗，多有记载，如《神农本草经疏》所言"桑叶……甘所以益血，寒所以凉血，甘寒相合，故下气而益阴。是以能主阴虚寒热，及因内热出汗"，朱震亨所云"经霜桑叶研末，米饮服，止盗汗"。

常用加减：

（1）若气虚卫外不固，加防风、炒白术、桂枝等。

（2）若气阴两伤，加西洋参、麦冬、五味子等。

（3）若心悸易惊，加珍珠母、炒枣仁、麦冬等。

（4）若身燥热、手足心热，加鳖甲、青蒿、地骨皮、知母等。

（5）若失眠重，加百合、合欢花、夜交藤等。

（6）若畏寒阳虚，加陈皮、肉桂。

（7）若大便不畅，加当归、火麻仁等。

病案：张某，男，32岁，主因"发作性气喘5年，加重半月"于2021年6月5日就诊。既往有过敏性鼻炎8年。既往明确诊断"支气管哮喘"，长期不规律吸入布地奈德福莫特罗粉吸入剂，发作时自行口服醋酸泼尼松片。

现症见：形体肥胖，神清，精神萎靡，气喘明显，喉中痰鸣，咳痰无力，痰色白量多，伴汗出明显，乏力，饮食减少，舌淡胖，脉滑。

诊断：哮病，辨证为本虚标实。

处方： 炙麻黄6g　　杏　仁10g　　干　姜10g　　细　辛3g

半　夏10g　　炙甘草6g　　白　芍10g　　五味子10g

生黄芪30g　　山茱萸30g　　桑　叶30g　　生龙牡各30g

谷麦芽各10g

7剂，水煎服，日1剂，早晚分服。

二诊：药后气喘减轻，汗出减少，咳痰不利、质黏色白，汗出畏风，口干，纳眠可，二便调，舌淡苔薄白，脉沉。

处方： 半　夏10g　　陈　皮10g　　茯　苓10g　　炙甘草6g

白芥子10g　　苏　子10g　　生黄芪30g　　炒莱菔子10g

山茱萸30g　　桑　叶30g　　防　风10g　　生龙牡各30g

炒白术10g

7剂，水煎服，日1剂，早晚分服。

[按语]患者为哮喘重症，常年反复发作，控制不佳，气喘伴汗出等症状反复出现，气随汗出，气津两伤，为本虚；呼吸急促困难，痰浊壅肺，为标实。治疗应兼顾虚实，抓住病机，以止汗平喘为法。方中桑叶重用止汗，且桑叶性寒，味甘、苦，归肺、肝经，具有疏散风热、清肺润燥、清肝明目、凉血止血之功，临床常用于肝经风热所致目赤流泪或风热表证等的治疗，但对于桑叶作为止汗药的应用，大多数医者却体会不深。《本草新编》提及桑叶功效优于桑皮，可治疗身中出汗。笔者体会需要重用，最少30g，收效较好。

咳血

咳血（或咯血）之证，由肺而来，必经气道而出，或痰血相兼，或痰中带血丝，或纯血鲜红。咳血有急有缓，笔者临证中，多见缓证（急证就诊于急诊科）。究其病因病机，阴虚火旺者居多，或有木火刑金、瘀阻气虚等。

咳血多见于肺结核、支气管扩张、肺癌、肺栓塞等病。

咳血方

组成： 生地黄 10g，熟地黄 10g，山茱萸 10g，山药 30g，生牡蛎 30g，大黄 6g，川贝母 6g，茜草 30g，仙鹤草 30g，三七 6g，花蕊石 30g。

方解： 以生熟地黄、山茱萸、山药为六味地黄汤的半方，滋阴生津以治本，其中生熟地黄滋补肺肾之阴，山茱萸酸敛以化阴生津、收敛浮动之阳，山药可培土生金；生牡蛎、大黄降逆引血引热下行，气逆则血逆，气降则血降，不治血而血自止；生牡蛎配山茱萸，最能摄血之本，滋阴潜阳使阴阳相合，气能摄血，血能敛气，故血止气复；川贝母化痰止咳；茜草、仙鹤草、三七、花蕊石均有入肺止血之功。其中，茜草又叫血见愁，具有凉血、止血、祛瘀、通经之功。仙鹤草性平，具有收敛止血、截疟、止痢、解毒之功；三七具有散瘀止血、消肿定痛之功，且三七总皂苷可抑制血小板凝集；花蕊石性平，味酸，具有化瘀止血之功。

常用加减：

（1）如潮热盗汗，咳少量痰或无痰，咳血丝，舌红或干，脉细数，可加地骨皮、沙参、女贞子、墨旱莲。

（2）症见咳引胸痛，痰中血丝，舌边变红，脉弦数，加黛蛤散、柴胡等。

（3）症见咳嗽，咳少量血丝，心烦不寐，加黄连、阿胶、百合等。

（4）症见痰多、痰黄黏带血，加白茅根、鱼腥草、芦根等。

（5）症见神疲乏力、痰中带血、喘促等，加人参或党参、苏子等。

（6）症见少量暗红色血，时有时无，加少量丹参、当归等。

病案：姜某，男，53岁。主诉：间断反复咳血3年。

患者12年前在某医院以"支气管扩张"行右肺下叶切除术，术后仍间断咳血，近3年来咳嗽、咳痰、咳血频繁。胸部CT示两肺纹理增粗，右肺支气管扩张，伴蜂窝状改变，有印戒征。西医诊为"支气管扩张伴感染"，常应用抗生素治疗。

现症见：咳痰，痰中带暗红色血丝，胸痛如刺，身热喜饮，手足心热，咳声低微，舌色晦暗，舌边暗紫，苔薄，脉细弦。

辨证：瘀血阻塞肺脉，瘀久化热伤络。

治法：化瘀通络，清热凉血。

处方：

生地黄10g	熟地黄10g	山茱萸10g	山 药20g
生牡蛎30g	大 黄3g	川贝母6g	茜 草30g
仙鹤草30g	三 七6g	花蕊石30g	丹 参10g
芦 根30g	黄 芩12g	牡丹皮10g	知 母12g

7剂，水煎服，日1剂，早晚分服。

二诊：病情稳定，守原方10剂。

[按语]患者间断咳血多年。咳血者血必离经，一部分咳出，一部分瘀阻于肺内，阻塞脉络。咳出暗红色血，胸痛，舌边暗紫，均为瘀血之象；胸部CT示肺部蜂窝状改变，亦视为瘀的征象。津、水、饮、血同源。患者身热喜饮，手足心热，脉细，为阴虚内热之征。故用生熟地黄、山茱萸、山药滋阴生津，以固其本。丹参、花蕊石、三七、牡丹皮清热化瘀止血；瘀血既除，血脉以通，好血得以循经而行不致外溢，故化瘀亦可止血。同时活血化瘀药的应用，在消除肺中瘀血的同时，还可使肺中脉络通调，气血通畅，有利于肺部病灶的吸收。加用黄芩、芦根清其余热，防止因瘀久化热进一步灼伤脉络。遣方标本同治，共奏瘀去血止之功。

水肿

　　水之为病，易泛溢体表而引起眼睑、头面、四肢、腹中或全身水肿，并有阴水和阳水之分。阳水起病急骤，水肿从面目开始，自上及下，肿势多在腰以上，兼有寒热等表证，小溲不利或常热赤，属表实热证；阴水发病缓慢，水肿多先见于足跗，自下而上，小溲量少而清，肿势多在腰以下，属里虚寒证。肺科常见水肿为阴水，常由肺病及心所致。

　　强心利水方

　　组成： 人参 10g，黄芪 30g，制附片 10g，葶苈子 10g，车前子 30g，丹参 20g，泽泻 12g，桂枝 12g，炙甘草 10g。

　　功能： 益气强心、温阳利水。

　　主治： 心悸气短，动则自汗，劳则喘促，乏力尿少，下肢及足踝水肿，舌胖脉数等。

　　方解： 人参、黄芪益气强心；制附片、桂枝、炙甘草温阳益气；葶苈子、泽泻平喘利水，且泽泻利水不伤阴；车前子与葶苈子利水，与黄芪、人参相配强心利水；丹参养血活血，与黄芪益气养血、活血通脉。诸药合用，共奏益气强心、活血通脉、温阳利水之效。

　　常用加减：

　　（1）若兼见胸闷胸痛，加赤芍、郁金、延胡索、川芎等。

　　（2）若兼见头晕头痛，加天麻、钩藤、夏枯草、川芎等。

　　（3）若兼见口唇发绀、舌色晦暗、舌质紫暗，加地龙、三七、莪术等。

　　（4）若兼见心惊、眠差，加酸枣仁、柏子仁、茯神、远志等。

　　（5）若兼见面色㿠白，腹满纳差，加防己、炒白术、茯苓、砂仁、香附、肉桂等。

　　病案： 温某，男，78 岁，2019 年 11 月就诊，既往曾明确诊断"慢性阻塞性肺疾病"，平素吸入布地奈德福莫特罗粉吸入剂，间断口服茶碱片。自诉半月来喘促加重，动则喘甚，咳嗽痰少，脘腹胀满，纳呆泛呕，心悸眠差，纳差尿少，下肢水肿，舌淡苔白，脉沉弦。

查体： 双肺呼吸音弱，双肺底可闻及干湿啰音，双下肢中度凹陷性水肿。

处方：

黄　芪 30g	制附子 12g	葶苈子 12g	人　参 10g
丹　参 30g	远　志 15g	茯　苓 30g	车前子 30g
桂　枝 12g	炙甘草 10g	炒白术 20g	党　参 20g

7剂，水煎服，日1剂，早晚分服。

二诊： 精神好转，气喘减轻，下肢水肿减轻，睡眠纳食有改善，舌淡苔白，脉沉滑。上方加泽泻 15g、砂仁 6g，7剂。

［按语］慢性阻塞性肺疾病导致水肿，喘而兼肿，水肿自下而上。水气凌心，故见心悸眠差；"诸湿肿满，皆属于脾"，脾虚水湿内停，三焦决渎失职，膀胱气化失常，故小便不利；脾气郁滞，故脘腹胀满、纳呆泛呕；水泛上源，肺气不利，故喘促。方用黄芪、制附子、葶苈子益气强心，泻肺平喘，利水消肿；四君子汤健脾益气，运化水湿；且制附子、桂枝温补肾阳。"肾气若壮，丹田火经上蒸脾土，脾土温和，中焦自治，膈开能食矣。"7剂药后，患者下肢水肿减轻，睡眠纳食有所改善。二诊在原方基础上加泽泻、砂仁，继服巩固。

悬饮（胸腔积液）

《金匮要略·痰饮咳嗽病脉证并治》云："饮后水流在胁下，咳唾引痛，谓之悬饮。"悬，本作"县"。《说文解字》言："县，系也。"水饮流在胁肋之间，人体的中部，不上不下，如物件悬挂在中，故作悬饮。其辨证要点应以病机为准，即只有饮停两胁时，方称悬饮。

悬饮的范围十分广泛，可参考现代医学的胸腔积液，而现代医学中多种疾病可归为悬饮范畴。如充血性心力衰竭、缩窄性心包炎、血容量增加、上腔静脉或奇静脉受阻，导致胸膜毛细血管内静水压增高而产生的胸腔漏出液；胸膜炎症（肺结核、肺炎）、结缔组织病（系统性红斑狼疮、类风湿关节炎）、胸膜肿瘤（恶性肿瘤转移、间皮瘤）、膈下炎症（膈下脓肿、肝脓肿、急性胰腺炎）等，导致胸膜通透性增加而产生的胸腔渗出液；癌症淋巴管阻塞、发育性淋巴管引流异常等，导致壁层胸膜淋巴引流障碍而产生的胸腔渗出液。只要引起胸腔积液，即为悬饮。

临床中，悬饮患者并无典型症状表现，常见症状：胸胁痛、咳嗽、胸部不适、胸闷、喘促。诊断需借助 X 线或超声，一般胸腔积液在 300ml以下时症状不明显，500ml 以上时渐感胸闷。

1. 中医辨治

（1）病因：外邪内伤结于胸胁所致，包括外感寒湿、饮食不当、情志不和、劳倦内伤等。

（2）病机：发病总由肺、脾、肾功能失调，水液不运，导致水饮内停为患，阳虚阴盛，输化失调、因虚致实、津液运行失常，成为悬饮的总病机。可有时邪与里水相搏，或饮邪久郁化热，表现出饮热相杂之候。

（3）病位：在胸胁，与肺、脾、肾相关。

2. 诊疗经验

（1）泻肺祛饮，从肝经入手：悬饮者，饮停于胸胁，两胁为少阳经脉循行之处，肝经支脉入于肺中，饮踞于此，肝气不升，肺气不降，发为咳喘，故应调理气机，宽胸理气，引药直达病所。"急则治其标"，治疗应首先缓解憋喘症状，配合葶苈子、桑白皮、泽泻等泻肺祛饮。

（2）温阳化饮：脾为湿土，赖阳气以健运，脾不健运，则肺气壅滞不能化水，水湿停聚为患，且饮为阴邪，易伤阳气，《金匮要略》以"温药和之"作为治疗悬饮的基本法则。魏荔彤在《金匮要略方论本义》中云："益火之源，以烘暖中焦之阳，使胃利于消而脾快于运，不治水而饮自无能留伏之患，是治痰饮以升胃阳、燥脾土为第一义，而于命门加火，又为第一义之先务也。"强调了温补脾肾之阳对于治疗悬饮的重要性，临床常以苓桂术甘汤、五苓散、桂枝甘草汤等化裁。

3. 悬饮方

组成：葶苈子 10g，桑白皮 30g，柴胡 10g，郁金 10g，生黄芪 30g，粉防己 10g，泽泻 12g，桂枝 12g，炙甘草 10g。

方解：葶苈子、桑白皮为常用对药，均可泻肺平喘、利水消肿，为君药。防己疏通水道、泄利消饮，使饮邪下走膀胱；桂枝辛温、通阳化气，气行水亦行；二药相配，行气散结，温阳化水，以消痞坚。柴胡、郁金宽胸理气，引药直达病所。桂枝、泽泻温阳化饮，利水渗湿。黄芪益气扶正。全方共奏行气、温阳、利水、扶正之效。

常用加减：

（1）细菌性胸膜炎，加黄芩、鱼腥草、蒲公英等。

（2）结核性胸膜炎，加黄芩、百部、马鞭草等。

（3）若热络胸痛，合用小陷胸汤。

（4）因心衰引起者，加茯苓、炒白术等，或加参附汤。

（5）因肿瘤引起者，可加清热解毒抗癌药，如白花蛇舌草、半枝莲、露蜂房等。

（6）若双侧胸胁牵引痛，加莪术、当归、薄荷等。

4. 病案 王某，男，34 岁，2021 年 3 月 2 日初诊。胸腔积液病史年余。1 年前因活动后气喘就诊于当地某医院，完善相关检查后考虑结核性胸膜炎，后就诊于结核病医院明确诊断，规律口服异烟肼、利福喷丁、乙胺丁醇、吡嗪酰胺四联规律抗结核治疗至今，药后气喘症状好转，行彩超提示右侧少量胸腔积液、深约 4cm。目前，患者间断咳嗽，胸胁不适，伴乏力，纳差，无发热，无胸痛，无咳血等，舌暗红苔白，脉沉。

中医诊断：悬饮（饮停胸胁）；西医诊断：结核性胸膜炎。

治法：调理气机，泻肺逐饮。

处方：葶苈子10g　桑白皮30g　柴　胡10g　郁　金10g

生黄芪30g　粉防己10g　泽　泻12g　桂　枝12g

炙甘草10g　黄　芩10g　百　部10g　马鞭草30g

14剂，水煎服，日1剂，早晚分服。

二诊：2021年3月17日。患者偶咳嗽，无痰，乏力好转，舌暗红苔白，脉沉。复查彩超提示右侧少量胸腔积液、深约1cm。上方黄芪加至45g，加红景天30g、蜈蚣1条，续服6剂。

[按语]方中柴胡、郁金和解少阳枢机；患者久病及虚，暂不使用峻猛之十枣汤，而取葶苈大枣泻肺汤之意，以葶苈子、桑白皮、防己泻水逐饮；配以泽泻导水从小便出。二诊时，胸水较前明显减少，加黄芪、红景天益气扶正活血；患者舌质暗红，有血瘀之象，结合"饮瘀同治"理论，予蜈蚣活血化瘀通络以利水行。后守方继服1周左右，胸腔积液消失。

夜尿频多

夜尿频多是老年人常见病证，一般大于3次，多则七八次，甚至超过白昼排尿次数。笔者认为，本病多为虚实夹杂证，病位主要在肾与膀胱，但与肺、脾、三焦等脏腑密切相关。肾气虚，肾中精气对水液的蒸腾作用降低，形成尿液就会增加；对水液的气化作用降低，就会导致尿液生成减少。笔者根据临床经验总结出"固摄利尿方"，对夜尿频多疗效显著。

固摄利尿方

组成： 桑螵蛸20g，益智仁20g，菟丝子30g，金樱子15g，泽泻12g，白茅根30g，桂枝12g，附子9g。

功效： 益肾固摄，利尿通淋。

主治： 老年人尿频，夜尿多，尿后余沥不尽或排尿不畅，小便涩胀，舌淡，苔白或腻，脉弦细。

方解： 桑螵蛸、益智仁、菟丝子固肾缩尿，补肾助阳，擅治肾气不固引起的尿频、遗尿；金樱子酸涩、平，归肾、膀胱经，固精缩尿，与桑螵蛸合用则益肾缩尿效增；泽泻善治肾与膀胱热，可利尿消肿；白茅根清热利小便；桂枝辛温，归肺、心、膀胱经，温经通脉，增阳助气，助膀胱之气化；肾阳虚，肾气不足，不能化水蒸腾，故予附子温补肾阳，与桂枝配合，培补肾气。

常用加减：

（1）夜尿频繁，加覆盆子、山茱萸。

（2）腰酸无力，加杜仲、川牛膝、桑寄生。

（3）尿频、尿急、尿痛，加滑石、生甘草、大蓟、小蓟。

（4）小便不通、淋沥刺痛，舌紫暗，脉涩，加通草、路路通、莪术。

（5）肾阳虚、畏寒肢冷，加肉桂。

（6）酸胀遗尿，加乌药、升麻。

（7）心中惶惶，健忘，舌淡苔白，脉细弱，加酸枣仁、柏子仁、夜交藤。

（8）便秘，加当归、肉苁蓉、火麻仁。

病案： 王某，男，78 岁。初诊日期：2020 年 11 月 3 日。

主诉： 慢性咳嗽、咳痰、气喘 10 余年，加重伴夜尿频多 1 周。

现病史： 患者 10 年前每于冬季或受凉感冒后出现咳嗽、咳痰，痰多色黄，质黏不易咳，未予重视，未系统治疗，咳喘症状间作。曾就诊于当地诊所，考虑慢性支气管炎，间断口服头孢菌素类抗生素。近 1 周咳喘加重伴夜尿频多，为求进一步诊治入住我科。

症见： 神清，精神差，咳嗽、咳痰，痰多色白质黏不易咳，气喘，稍动则喘，气微声低，纳差，夜眠差，大便不成形、日 1 次，小便困难，夜间尿频，淋沥不尽，舌淡，苔薄白，脉弦细。入院后完善胸部 CT 提示双肺纹理增粗紊乱，肺气肿；前列腺彩超提示前列腺增生伴钙化。

处方： 炙麻黄 6g　　　杏　仁 12g　　桑螵蛸 20g　　益智仁 20g

　　　　菟丝子 30g　　金樱子 15g　　泽　泻 12g　　白茅根 30g

　　　　桂　枝 12g　　附　子 9g　　甘　草 6g

　　　　　　　　　　　　　　　　　　6 剂，水煎，日 1 剂，早晚分服。

二诊： 2020 年 11 月 10 日。服药后小便困难改善，咳嗽、气喘明显减轻，食欲改善，仍痰多色白黏，不易咳，夜间尿频，伴腰膝酸困。

上方加桑寄生 15g、杜仲 15g。4 剂，水煎，日 1 剂，早晚分服。

三诊： 2020 年 11 月 15 日。服药后咳嗽、咳痰较前减轻，痰少色白易咳，气喘减轻，小便通畅，夜尿改善，腰膝酸困改善。继服上方 7 剂。

[按语]患者咳嗽、气喘伴小便困难，夜尿频多。《素问·上古天真论》指出"肾者主水"。肾气、肾阴、肾阳对于脾、肺的运化及输布功能起调节促进作用，机体内代谢产生的水液，由肺的肃降、肝的疏泄、脾的运化布达周身各处，各脏腑功能的正常运行，均有赖于肾气及由其化生的肾阴、肾阳的滋生相助，因此肾气以及肾阴、肾阳通过平衡协调各脏腑之气，调节及领司体内水液运行及代谢的诸环节。肾气或肾阳亏虚，则运化无权，水液无法正常形成尿液，或排泄失常，则出现尿频、尿急症状，治以温肾化气为主。治以固摄利尿方为主，方中附子、桑螵蛸、益智仁、菟丝子、金樱子等补肾温阳，白茅根、泽泻

补中有泻，佐以炙麻黄、杏仁宣肺平喘、通调水道，共奏温补肾阳、宣肺气、化水气之功，以止咳平喘、改善尿频症状。二诊中见痰多不利，伴腰膝酸困，以肾精亏虚为主，加入桑寄生、杜仲，以补肾精、强筋骨，改善躯体活动力。三诊中，患者上述症状明显改善，继服上方巩固即可。

便秘

习惯性便秘，又称功能性便秘，指排便时间延长，3 天以上排便，或排便时间不延长，但粪便干结，排出艰难，或时间不延长，粪质不硬，但便而不畅的病证，且经检查未发现器质性病变，时间 2 个月以上。西医认为，本病的主要原因是原发性胃肠功能蠕动减慢，大便输送延缓迟滞。笔者临证中发现慢阻肺老年患者常合并便秘，故常拟用行滞通便方。

行滞通便方

组成： 柴胡 10g，炒白芍 30g，生白术 30～60g，枳实 12g，生甘草 6g，紫菀 30g。

功效： 调和肝脾，润肠通便。

主治： 胃脘胀满，排便不畅。本方能促进胃肠排空，加快肠道蠕动，减少大便在肠道中蠕动的时间，从而促进排便。

方解： 本方由四逆散加减而成。四逆散由柴胡、白芍、枳实、甘草组成，肝胃同治，升降并施，共奏疏肝和胃、散滞通便之功。枳实、生白术相配伍为枳术丸，有健脾助运功效。白术是胃肠动力障碍调节剂，生品挥发油含量高，可以促进胃肠蠕动，而炮制品白术内酯含量高，可抑制胃肠蠕动，故治疗便秘时常选用生品，常用量 30～60g，通而不温燥，润而不滋腻，又可固护中州，可用于老年性便秘。

治肺病合并便秘，不忘宣降肺气，重用紫菀 30g，不但有润肺降肺功效，而且性滋润，有利于通便。明代《本草汇言》载紫菀治"老人血枯气燥，大便不通"。近代医家张山雷《本草正义》云："惟紫菀疏泄肺气，则上窍开而下窍亦泄。"紫菀通便作用被现代研究证实，所含香豆素、蒽醌及黄酮类化合物，是治疗便秘的有效成分。

常用加减：

（1）气虚便秘，加黄芪、党参。

（2）血虚便秘，加当归、熟地黄。

（3）阴虚便秘，加桑椹、麦冬、生地黄。

（4）阳虚便秘，加肉苁蓉、肉桂。

（5）实热秘，加大黄、芒硝。

病案：李某，男，82岁。初诊日期：2020年12月3日。

主诉：慢性咳嗽、咳痰30余年，气喘10余年，加重伴大便不通1周。

现病史：患者30年前开始每于冬季或受凉感冒后出现咳嗽、咳痰，痰多色黄，质黏不易咳，未予重视，未系统治疗，咳喘症状间作。10年前开始在咳嗽、咳痰基础上渐出现气喘，体力活动逐年受限，就诊于当地医院，诊断为慢性阻塞性肺疾病急性加重期，间断吸入布地奈德福莫特罗粉吸入剂，间断家庭吸氧，症状控制尚可。患者1周前因受凉感冒后出现咳嗽、咳痰加重，痰多色黄，质黏不易咳，气喘，稍动则喘，自行吸入布地奈德福莫特罗粉吸入剂，疗效差。

现症见：神清，精神差，咳嗽、咳痰，痰多色黄、质黏不易咳，气喘，稍动则喘，气粗声高，口臭，纳差，夜眠差，大便干结不畅、1周未行，小便黄，舌暗红，苔黄腻，脉弦滑。

既往史：冠状动脉粥样硬化性心脏病，现口服欣康（单硝酸异山梨酯片）、阿司匹林肠溶片。高血压3级、高危组，现口服施慧达（苯磺酸左氨氯地平片），血压控制不详。

查体：双肺呼吸音减弱，可闻及少许干啰音。

辅助检查：胸部CT示肺气肿、肺大泡。肺功能示重度阻塞性通气功能障碍。

处方：

炙麻黄6g	杏　仁12g	柴　胡12g	大　黄6g
芒　硝3g	枳　实12g	生白术30g	紫　菀20g
款冬花15g	甘　草6g		

4剂，水煎，日1剂，早晚分服。

二诊：2020年12月10日。服药后大便通畅，咳嗽、气喘明显减轻，口臭改善，食欲改善，仍痰多、色黄黏、不易咳。

上方去大黄、芒硝、生白术，加白芥子10g、莱菔子10g、苏子10g、黄芩12g。5剂，水煎，日1剂，早晚分服。

三诊：2020年12月15日。服药后咳嗽、咳痰较前减轻，痰少色白易咳，气喘减轻，大便通畅。继服上方7剂。

[按语]患者咳嗽、气喘，系慢性阻塞性肺疾病急性加重期，属于中医学"肺胀"范畴。患者为老年人，肺气虚衰，则肺宣降功能失常，出现咳喘症状，日久化热，见痰多色黄黏；脾气虚衰，则脾胃失运，见胃肠功能失调、纳差、大便干结不畅。根据肺合大肠理论，即肺与大肠相表里，肺脏宣肃得宜，肠腑通利为顺。肺的肃降有利于大肠传导下行，而大肠的通降又有助于肺气的肃降，因此以行滞通便方为基础加减，在通腹泄热基础上清热化痰、止咳平喘，则咳喘症状减轻，大便通畅。

下 篇

膏方

一、定义

中医传统剂型有"丸、散、膏、丹、酒、露、汤、锭"8 种，其中的膏剂分为外敷和内服两种。外敷膏剂又称贴敷膏剂；内服膏剂叫作膏方，也称膏滋剂、滋补剂和冬令膏方。膏方是在大型汤剂基础上，根据人的不同体质、不同临床表现而确立的不同处方，经浓煎后掺入某些辅料而制成的一种稠厚状半流体或冻状的中药制剂。

肺主气，司呼吸，若气机升降失调往往会导致一系列病证出现。无论是外感因素，还是内伤因素，都易伤及肺脏而引起病变。肺为华盖，开窍于鼻，外合皮毛，且为娇脏，不耐寒热，因而风、寒、暑、湿、燥、火等六淫邪气最易从口鼻、皮毛而入伤及肺脏。若邪气入肺，宣降失常，滞留日久，则会生痰、化湿、成瘀，从而影响心、肝、脾、肾等诸多脏腑，或因病情迁延、失治误治等因素，诱发一系列虚实夹杂病证。因而即使在慢性肺系疾病的稳定期，治肺不离肺，治肺也不独肺，以补为主，但绝不呆补。作为独具中医特色的中药，膏方是介于药补和食补之间的一种调理性中药制剂，除呼吸系统疾病外，广泛用于其他内科、外科、妇科、儿科、骨伤科、五官科等疾病，以及术后和大病体虚者，能将"跑偏"的身体状态扭转到正轨上来。根据患者五脏六腑损伤情况，以及虚实轻重，选取对应的药物，应用膏方整体调理，减轻患者症状的同时，可以改善患者体质，增强免疫功能，减少疾病的急性发作，调理亚健康状态，体现治未病理念。笔者从事肺系疾病临床研究 30 余年，对肺系疾病的病理特征及其诊疗方案都进行了深入研究，在此基础上结合膏方本身特点，认为膏方在肺系疾病的治疗上存在明显优势。膏方相对于普通中药汤剂，简便易服，每次口服用量小且口感好，患者依从性强，也减轻了患者良药苦口的烦恼。

二、膏方源流与基本构成

早在《黄帝内经》中就有了马膏的记载，为外用膏剂的最早记载。内服膏剂最早见于张仲景《金匮要略》中的大乌头煎、猪膏发煎。唐宋时期，各种官修医书如《新修本草》等都有膏煎的记载，内服膏剂在加工程序方面逐渐成熟。到了明清时期，膏方发展极为迅速，尤其是在宫廷内部，膏方滋补风气盛行，内服膏方在这种背景下逐渐走向成熟。到了近现代时期，膏方被广泛应用于内外妇儿各科疾病的治疗当中，尤其是在各种慢性病、老年病的治疗与预防中发挥了极为重要的作用。

笔者认为，膏方作为传统的中药剂型之一，需要遵循中药四气五味理论，也不能脱离方剂学君臣佐使的成方思路，同时需要兼顾药物的现代药理特征。很多患者对膏方认识存在误解，把膏方当作保健品的人不在少数。患者来诊时，并不是患者要求服用膏方就为患者开方，而是通过望闻问切中医四诊合参，详细了解患者基础病证，把握患者病史、病情、病性、病理特征及其体质，首先考量患者是否适宜服用膏方。如果患者急性起病或处于慢性病活动期，往往不建议服用膏方。在确认患者适宜服用膏方后，在辨证论治与整体观念理论指导下组方，主张一人一膏，个体化开具膏方，以达到最佳的治病防病目的。基于多年临床经验，以及对膏方发展史的深入研究，根据王琦主编的《中医体质学》中的"平和质、气虚质、阳虚质、阴虚质、痰湿质、湿热质、瘀血质、气郁质、特禀质"等中医体质九分法，结合气候和不同体质类型（在形体特征、生理特征、病理反应状态、发病倾向等方面各有特点），笔者利用辨病 - 辨证 - 辨体质诊疗模式，因人因时制宜，量体用药，临床疗效显著，经过不断摸索和经验总结，形成了一套独具特色的膏方组方思路。

膏方受以下几个因素影响，第一是组方思路正确，第二是要选用道地药材，第三是传统的工艺到位，制膏流程规范。真正好的膏方要求提起来会"挂旗"。至于膏方的组成，主要有四方面：第一是草药饮片，第二是细料药，第三是胶类药物如阿胶、鹿角胶、龟甲胶等，第四是调味成分如蜂蜜等。根据组成不同，膏方又可以分为素膏、荤膏、清膏、蜜膏。其中，加有胶类的称荤膏；没加胶类则称素膏，又称糖膏、蜜膏，用冰糖、饴糖、麦芽糖、蔗糖、蜂蜜等熬膏制成。药汁加热后浓缩，不加辅料，相当于中药浓煎剂，则为清膏。主料一般包括 25 ~ 50 味中药，重 2 500 ~ 5 000g，保证出膏量，尽量多选择根类、茎类这些容易出膏的药物（如熟地黄、人参、天冬、麦冬、沙参、何首乌、黄精、当归、补骨脂、葛根、玉竹、三七、肉苁蓉等），而花草类、贝壳类这些不容易出膏的药物，可以用但不能多用，还应适当选用血肉有情之品；主料中以培补药较多，祛邪类药物不宜过多，配以适当行气消导之品以增强消化吸收能力。细料一般较贵重，需要单开，小火另煎浓汁，加入熬好的膏中，或研成粉末于收膏时调入膏中。胶类不仅起到补养作用，同时又可增加膏方的质感，供膏方成形，其中阿胶用于气虚、血虚，龟甲胶、鳖甲胶主要用于阴虚，鹿角胶主要用于阳虚，常用剂量为 200 ~ 400g；素膏或药味少的膏用琼脂10 ~ 30g，或饴糖。糖类有矫味作用，如红糖、白糖、冰糖、蜂蜜等，糖尿病患者一般用明胶代替收膏，其中红糖（500g）用于气虚、血虚，白糖（500g）用于阴虚，木糖醇（300g）、明胶（300g）用于糖尿病、高脂血症，蜂蜜（300 ~ 500g）用于便秘。

三、制作过程、保存及服用方法

根据处方的药味、剂量制成成方。处方中所有药物一定要准确称量。准备好药物后，放入干净的不锈钢锅内，以冷水浸泡12 小时，浸泡时水要没过药物表面10cm 以上，从而让药物完全吸收水分。浸泡结束后，将汤药放入容器中，首选紫铜锅、陶器、瓷制锅，避免使用生铁锅。药物煮沸 1 小时后倒出头汁，随后再加水煎煮。中药煎煮的次数与膏方的质量有着直接的关系；贝壳药、金石药较多的药方，头汁与二汁应适当延长煎煮时间。煎煮后，榨干药渣，集中所有药汁，充分过滤后得到药液。药方中如果有人参、西洋参、冬虫夏草等较为珍贵药物时，将其研磨成细粉，收膏时加入，能最大化保存药物。过滤处理后的药液重新放入锅中煮沸，加热过程中避免烧焦或结块，可进行均匀的搅拌，待药液浓缩成糊状时，用竹筷蘸取药液后滴在干燥的皮纸上，滴膏周围无水迹则称清膏。将药方中的胶剂，如阿胶、鳖甲胶、鹿角胶等用黄酒浸泡12 小时，隔水加热炖至溶化，能够节省软化时间。收膏的操作非常重要，将炼糖或炼蜜加入浓缩药液中，边搅拌边加入，避免焦化，当锅内出现鱼眼泡状时，浓缩结束。随后，用竹片挑起膏体，呈片状缓慢滑下，当稠厚的膏体能够在搅拌棒上揭起，形成片状，称"挂旗"。特殊情况之外，通常炼糖、炼蜜的量在清膏量的 3 倍以内，收膏时的密度通常为 1.38kg/m³。

膏方启用后，必须妥善保管，及时放入冰箱或阴凉干燥的地方，不要放在温热潮湿的环境中，以防霉变；在每天服用膏方时，应该放一个固定汤匙，以免把水分带进锅罐而造成发霉变质；一旦气候潮湿，或天气变暖，在膏方上出现一些霉点，此时宜用清洁水果刀刮去表面有霉点的一层，再隔水高温蒸烊。

每日清晨空腹服 1 汤匙，或早晚空腹各服 1 汤匙，均用温开水冲服，服方应从小剂量开始，逐步增加。一料膏方，一般要服 4~6 周。忌食生冷、油腻、辛辣等不易消化及有特殊刺激性的食物；忌喝咖啡、可乐、浓茶；膏方中有人参时忌食生萝卜；当服用中出现发热、感冒、恶心、腹痛、腹泻、皮肤感染、咳嗽气喘加重等症状时，应及时停止服用膏方，在症状消失后再继续服用。如有需要，可适当饮用梨汁、莲子心茶、苦丁茶等避免留邪为患。另外，膏方的服用要遵医嘱，采取科学的服用方法才能提升膏方的疗效。例如，治疗失眠的中医膏方，应在睡前 30 分钟服用。

四、适用、慎用及禁忌人群

适用于慢性阻塞性肺疾病、支气管哮喘、肺间质纤维化等慢性虚劳性疾病缓解期患者；慢性咳嗽、过敏性鼻炎、慢性咽炎、慢性支气管炎等患者；体虚易感者及易疲劳、食欲不振、手足畏寒、背部怕冷、潮热汗出、烦躁失眠等亚健康人群；老年人、妇女、儿童、疾病康复期患者。

新近患病者，如近期患有感冒、发热、咳嗽或伤食期间，不能服用膏方；急性疾病和有感染者，慢性病发作期和活动期患者，不宜服用膏方；体质健壮的青少年等，不宜膏方调治。

孕妇、婴幼儿，肝炎、结核等活动期及各类疾病急性发作期患者；脾胃虚弱，消化功能很差者；湿浊或湿热内盛，见舌苔厚腻者（开路方清除湿热后可服用），为主要禁忌人群。

五、临床经验

笔者从 2011 年开展膏方治疗，经过多年的经验积累得到广泛患者认可，现将经验总结如下。

（一）重视开路方

所谓开路方就是汤剂，于服用膏方前试探性调补，以观察用药后反应。如果患者目前以本虚为主，但当下标实较重，这种情况需要先给患者开路方开路，经过一段时间的汤药治疗，待病情稳定以后再开膏方调理。

（二）辨病、辨证、辨体质

因为膏方服用时间比较长，这就要求不仅仅要辨证论治，而要辨体质、辨病、辨证相结合。首先需要辨病，每个病的核心病机不同，因此治疗原则不同。其次需要在四诊合参的基础上辨证论治。除此之外，还需要考虑患者为何种体质类型，尤其对于亚健康状态的人更应该强调辨体质，不同的体质用方不同。

所谓体质，是指人群及人群中的个体通过先天遗传和后天获得，在生长、发育和衰老过程中形成的结构、功能、代谢上相对稳定的特征。这种特征往往决定着个体生理反应的特殊性及其对某种致病因子的易感性和产生病变类型的倾向性。体质反映机体内阴阳运动形式的特殊性，这种特殊性由脏腑盛衰所决定，并以气血为基础。体质的差异是人体内在脏腑阴阳气血之偏颇和功能代谢活动之差异的反映，代表了个体的整体特征。《灵枢·卫气失常》说："必先别其三形，血之多少，气之清浊，而后调之，治无失常经。"又如徐大椿在《医学源流论》中说得很明确："天下有同此一病，而治此则效，治彼则不效，且不惟无效而反有大害者，何也？则以病同而人异也。"在膏方应用中，对于慢性病患者不仅需辨证准确，遣方用药时还要兼顾体质类型。根据王琦主编的《中医体质学》中的"平和质、气虚质、阳虚质、阴虚质、痰湿质、湿热质、瘀血质、气郁质、特禀质"等中医体质九分法，笔者针对不同体质类型或状态，或益气，或补阴，或温阳，或利湿，或开郁，或活血，从改变体质入手达到"治未病"的目的。

（三）肺脾肾三脏通调，但轻重有别

咳、痰、喘为肺系疾病的主要症状。《黄帝内经》记载："五脏六腑皆令人咳，非独肺也。"笔者也认为喘之病因在乎五脏，不可拘泥于肺；脾为生痰之源，肺为储痰之器，肾为生痰之本，痰之病因与肺脾肾三脏关系最为密切。也有医家认为"肺不伤不咳，脾不伤不久咳，肾不伤不喘"。因而在肺系疾病的治疗中，笔者主张肺脾肾三脏通调，尤其是在慢性肺系疾病的治疗当中，膏方独具优势。慢性肺系疾病往往都存在着急性加重期和病情稳定期，急则治其标，缓则治其本。若为急性发作，治疗的关键在于控制症状，减轻急性发作带给患者的痛苦，这一时期的治疗或清热化痰，或降气平喘，或宣肺开窍，在准确辨证治疗后往往效果明显，使得患者病情趋于稳定。但是如果急性发作频繁发生，五脏频繁受损，尤以肺脾肾三脏娇弱，最易虚损，机体免疫功能低下，本虚则不耐寒热，六邪易侵，急性加重又会再次被诱发，如此往复，形成了恶性循环，使机体功能每况愈下，病情愈发严重。因而对于慢性肺病，缓解期如能得到适当有效的治疗，必将事半功倍。面对慢性肺病稳定期的患者，笔者认为慢性肺系疾病可以分为肺脾气虚、肺肾两虚、脾肾阳虚、肺气阴两虚等证型，在此基础上，结合药物四气五味遴选药物，并根据肺脾肾损伤程度，气虚、阴虚、阳虚的不同，量体用药，常常效果显著。在药物选择上常选用参类药物，配合黄芪、蛤蚧、紫河车粉、大枣等补益肺脾之气，杜仲、淫羊藿、怀牛膝、肉桂等固本培元、温肾纳气，黄精、天冬、麦冬等养阴润肺。

（四）重视顾护脾胃

中医认为，脾胃为后天之本、气血化生之源，脾属土，肺属金，两者为相生关系，肺气的强弱与脾胃运化功能关系密切；肺主气，司呼吸，脾主运化，生成水谷精气上输于肺，肺之清气与水谷之精气结合而形成宗气。脾胃功能正常方能腐熟水谷，化生精气，保证气血生化，宗气旺盛。

其次，子病及母，肺病往往易伤及脾胃，造成脾气亏虚，脾胃运化失调，而脾胃作为中焦气机之枢纽，脾不升，胃不降，机体功能紊乱，百病丛生。再者，脾为生痰之源，肺为储痰之器，脾主运化，若脾失健运，则易水湿内停，聚而成痰。此外，张介宾有云："凡欲察病者，必须先察胃气，凡欲治病者，必须常顾胃气，胃气无损，诸可无虑。"脾胃功能正常与否，往往会影响到慢性肺系疾病的预后与疗效，因而笔者在膏方组方遣药时重视顾护脾胃，培土生金，患者每每获益。在药物选择上，常根据病情所需选用莲子、白豆蔻、砂仁等健脾祛湿，焦三仙、鸡内金等健脾行气开胃。

大多数补益药是厚味滋腻的"静药"，若患者脾胃功能差，即失去膏方的功效，即便患者未出现脾胃运化失常的症状，也需在组方中适当加用健脾和胃的"动药"，防止患者在服用过程中出现脾胃运化功能失调的情况，以达到动静结合的功效。

（五）重视气血调理，防止闭门留寇

气血理论是中医基础理论的重要组成部分。气与血是维持人体生命活动的基本物质，气有着推动、温煦、防御、固摄、气化等生理功能，而血的主要生理功能为营养和滋润全身。气为血之帅，血为气之母。气能生血，血能载气，气又能行血，二者互根互用。气血功能异常，会导致津停痰结，血瘀内阻。肺主气，司呼吸，朝百脉，一旦气血功能失常，痰结血瘀又会影响肺之功能，出现咳、痰、喘等一系列症状，诱发疾病。叶桂认为，初病在气，久病在血。慢性肺系疾病往往病程日久，病初正气已伤，气伤则血伤，发病日久，反复加重，必然气不行，血自瘀。由此，笔者认为机体气血不畅，即使经过治疗，患者症状得到缓解，病情得以改善，也极易闭门留寇，形成顽邪，成为疾病持续恶化的潜在风险，因而在运用膏方治疗疾病时，应重视气血调理，保证气血运行通畅，治标也治本。常用当归、川芎、桃仁、红花等行气活血、祛瘀通络，人参、阿胶、大枣补益气血、恢复元气，沉香、佛手等理气健脾，杏仁、桔梗等宣畅肺气。

（六）以补为主，兼顾清除顽邪

中医认为，正气存内，邪不可干。补法是中医治疗疾病的八法之一。《素问·阴阳应象大论》记载："形不足者，温之以气；精不足者，补之以味。"通过损者益之、虚者补之达到增强患者体质的目的。在临床上，应根据患者的体质、病理状态、虚实情况来辨证选药。慢性肺系疾病作为一种慢性消耗性疾病，病程日久，必然五脏皆虚，但虚不受补，治疗中亦不可呆补。虚者根据其性质不同有气虚、血虚、阴虚、阳虚等类型，而根据脏腑虚损有异，又包含了肺气虚、脾气虚、肾气虚、脾阳虚、肾阳虚、心阳虚等证，也可多脏皆虚，或气虚兼有阳虚。膏方作为传统的中药八大剂型之一，在补益方面具有明显优势。结合慢性肺病久病致虚的特征，笔者在组合膏方时以补为主，兼顾清除顽邪。慢性肺病稳定期以虚为首要，但病程日久，病情复杂，即使在疾病稳定期症状较轻或没有明显不适症状，也不能忽视机体内部病邪长期侵扰滞留，治疗不及时或失治误治而出现顽邪难清的情况。在组方时，除了通过补益提高患者免疫功能鼓邪外出、避免新邪干扰的同时，也需要酌情选择一些祛邪药物。或清热，或祛风散寒，或化痰，或活血化瘀，在四诊合参，综合患者病情、病性、体质的前提下选择相应祛邪药物，防治顽邪久留，影响治疗预后。

（七）阴阳整体平衡，以和为贵

《素问·生气通天论》曰："阴平阳秘，精神乃治。"机体之所以犯病就是因为阴阳失衡，导致阴阳偏盛或阴阳偏衰，故在治疗疾病时需要调整阴阳平衡，方能精神乃治。人体是一个有机整体，各个部分在生理上相互联系、相互制约，在病理上相互影响。中医主张五脏一体观，因而治疗疾病时亦不能忽视整体观念，应在调整阴阳平衡的同时顾及整体平衡，做到和为贵。笔者在配制膏方时尤其注意这一点，遵循阴阳平衡、整体观念理论，使得组方合理有效。调理阴阳平衡常选用金匮肾气丸，温阳的同时化气行水，且全方有补有泻，使得补而不滋腻；方中以熟地黄、山茱萸、山药补阴，同时配伍泽泻、茯苓、牡丹皮以补中有泻，附子、桂枝温阳，扶阳以配阴、育阴以助阳，阴阳互生，互根互用，阴阳平衡，精气乃生，五脏得以濡养，整体得以平衡，病情得以稳定。

（八）参类选择有讲究，人参并非唯一

提到参类，大多数人都会想到补家圣药人参，但参类家族品种众多，还包含西洋参、太子参、红参、党参等补气为主的参类，以及沙参、玄参等滋阴为主的参类，也有丹参等活血为主的参类等。笔者在膏方组方时喜用参类，但不会不假思索地独选人参。不同的参不仅四气五味药性不同，而且功效各异，因而在选择时绝不可独用人参，需要在辨别患者体质的基础上，参考患者病情、病理状态、五脏虚损的不同，同时结合药物的现代药理特征选取合适药物。①人参味甘、微苦，性温，归脾、肺、心经，具有大补元气、补脾益肺之功；在肺脾虚损较甚时可选择人参大补元气，有效提高患者免疫功能，做到正气存内，邪不可干。②西洋参味微苦、微甘，性凉，归心、肺、肾经，具有补益元气、养阴生津之功。相比人参，西洋参性偏凉，凡有需补而又难受人参之温性者，常选用西洋参。③红参药性偏温热，归肺、脾、心经，具有补气温阳的功效，因其性过于温热，具有振阳之力，故适用于长期怕冷、手脚不温、易于疲劳、倦怠乏力的阳虚患者。④太子参味甘、微苦，性平和，归脾、肺经，既能益气，又能养阴生津，适用于脾虚食少、乏力、津伤口干、阴虚咳嗽患者，气阴双补功效显著。⑤党参味甘性平，归脾、肺经，补中益气、健脾益肺，主要适用于肺脾气虚、食少倦怠、咳嗽虚喘。⑥沙参味甘、微苦，性微寒，归肺、胃经，养阴润肺，益胃生津止渴，适用于燥咳少痰、津伤口干、阴虚久病者。⑦玄参性微寒，味甘、苦、咸，归肺、胃、肾经，凉血滋阴，泻火解毒，适用于热病伤阴者。⑧丹参味苦，微寒，归心、肝经，活血祛瘀，通经止痛，适用于疾病日久成瘀，血瘀内盛者。总之，参类药物众多，但功效侧重各异，因而在选取时必须做到精准对症，方能收到良效。

（九）擅用蛤蚧、紫河车粉，巧用虫类药

在给患者开具膏方时，笔者擅用蛤蚧、紫河车粉，巧用虫类药。蛤蚧性平，味咸，归肺、肾经，具有补肺益肾、纳气平喘、助阳益精的功效。现代药理研究证实，蛤蚧具有抗炎、抗衰老、抗过敏作用，可以有效改善患者免疫功能，主治虚劳咳喘、消渴等。在慢性肺病的治疗中，加用蛤蚧可以有效改善患者的虚劳咳喘症状，同时增强免疫力，减少急性发作。紫河车粉味甘、咸，性温，归肺、肝、肾经，能够补精、养血、益气，主治虚损、咳血气喘。现代药理研究证实，紫河车可以有效增强人体抵抗力，并且具有一定抗感染作用。虫类药，性灵活，具有走窜之力，易搜风祛邪，常用的有地龙、全蝎，可清肺平喘，归肝经，有搜风息风、通达气机之效。此外，尚有蜈蚣辛、温，归肝经，有息风镇惊、通络止痛之功，搜风祛风之力较地龙、全蝎更强，助风邪更易排出。现代药理研究发现，地龙具有抗炎、抗组胺和显著的舒张支气管作用，全蝎具有缓解呼吸道痉挛的作用。因而在组建膏方时适当使用一些虫类药，有助于增强疗效。

（十）胶类及糖类的选择也关键

膏方的成膏离不开胶，可以说每方必用。在膏方配伍中，胶类除了具有补益虚损的重要作用以外，尚有助于膏方制剂的成形固定。对于各种胶类在膏方中的配伍和应用，须根据其各自的功效特点，参照患者体质类型，在合理辨证论治的基础上酌情选用。常规情况下，一剂膏方中选用胶的配伍量为 200～400g，一胶单用即可，如果病情所需，也可多胶合用，具体用量视情况而定。常用的胶类包括阿胶、鹿角胶、龟甲胶、鳖甲胶、黄明胶等。阿胶气微，味微甘，具有补血滋阴、润燥止血的功效；如果患者血虚萎黄、肺燥咳嗽、咯血、眩晕心悸，当选用阿胶。鹿角胶甘、咸，温，归肝、肾经，可以温补肝肾、益精养血；如患者出现恶寒、腰膝酸冷、乏力等阳虚表现，当选用鹿角胶温补肾阳。龟甲胶性偏温和，味甘而咸，具有滋阴潜阳、益肾健骨的作用，也可补血、止血，适用于阴虚血亏、烦热盗汗等。鳖甲胶的性味功效与龟甲胶类似，也可酌情选用。黄明胶甘、平，具有滋阴润燥、止血消肿之功，对于虚劳肺痿颇为适宜。

此外，糖类也是膏方组成的一个重要部分，一方面可以减轻药物苦味，改善口感，另一方面也能起到补充能量和缓解疲劳的作用，同时与胶类合用有助于成膏。收膏时，笔者常用蜂蜜。现代医学研究发现，蜂蜜中含有大量维生素、氨基酸等营养成分，同时消化酶含量较高，可以增强抵抗力，起到保护肝脏及血管的作用。有时也会用到红糖。红糖具有补血活血作用，含有丰富的微量元素、叶酸等营养成分，可以加速血液循环，改善机体供血。如果遇到糖尿病患者，常常用木糖醇代替。木糖醇具有一般糖类相似的功效，且其热量相当于葡萄糖，同样可以增强机体免疫力。

六、病案

1. 膏方治哮喘案

[引语] 哮喘属中医"哮病"范畴，每因外邪侵袭、饮食不当等因素引动宿痰而触发，导致痰壅气道，肺气宣降功能失常。在应用膏方补虚的同时，注意肃清伏痰，改善敏感体质，可以有效减少哮喘的发病次数，集预防与治疗于一体。

吕某，女，52岁，2016年11月初诊。患者支气管哮喘病史10余年，自幼患过敏性鼻炎，偶尔季节交替会有荨麻疹。基本每年夏秋季节易发作，发作时吸入布地奈德福莫特罗粉吸入剂，口服抗过敏药物治疗，病情严重时住院治疗，虽经有效治疗后症状可缓解，但易反复发作。现欲膏方调理，自诉哮喘发作时常咳嗽、咳痰，痰色白，痰量或多或少，遇冷空气或粉尘、花粉刺激易于发作，伴有鼻塞、流涕、遇风流泪症状，嗅觉消失，平素易感冒，纳呆食少，夜眠差，大便黏腻，舌红苔薄白，脉沉细。既往有高血压病史5年，有青霉素过敏史。

处方：

炙麻黄 6g	炒杏仁 10g	射 干 12g	威灵仙 12g
川 芎 15g	地 龙 20g	全 蝎 3g	蜈 蚣 1条
苍耳子 6g	细 辛 3g	辛 夷 10g	薄 荷 12g
白 芷 15g	露蜂房 10g	防 风 15g	半 夏 12g
陈 皮 12g	党 参 20g	黄 芪 30g	炒白术 15g
茯 苓 15g	山 药 20g	葛 根 30g	白 芍 30g
穿山龙 20g	杜 仲 12g	淫羊藿 10g	灵 芝 12g
肉 桂 3g	桑 椹 10g	黄 精 15g	山茱萸 15g
炒谷芽 10g	炒麦芽 10g	甘 草 6g	16剂，水煎制膏
阿 胶 250g	龟甲胶 200g	蛤 蚧 2对	紫河车粉 60g
人 参 30g	蜂 蜜 250g		收膏

二诊：2017年11月。患者诉去年冬天服用膏方后，鼻塞、流涕症状减轻，嗅觉改善，感冒次数减少，哮喘发作次数也减少，发作时咳嗽、咳

痰，哮鸣症状也较前减轻，未再次住院治疗，伴咽部异物感，咽干，舌红苔薄白，脉沉细。现欲再次膏方调理。

处方： 在上方基础上加苏梗12g、郁金12g、百部10g、五味子10g。

三诊： 2018年11月。经过2年膏方的服用，患者免疫力显著提高，未见哮喘急性发作，只是在季节交替时偶有咳嗽，少量黏痰，鼻部嗅觉较前灵敏，时有打喷嚏、流涕症状，2年期间未再住院，自行停用布地奈德福莫特罗粉吸入剂，偶尔口服抗过敏药物。舌红苔薄白，脉细。欲再次膏方调理。

处方：

苍耳子6g	地　龙20g	乌　梅10g	蝉　蜕6g
防　风10g	生黄芪30g	炒白术15g	党　参20g
茯　苓15g	半　夏12g	炙麻黄6g	炒杏仁10g
射　干12g	威灵仙12g	穿山龙20g	葛　根30g
细　辛3g	辛　夷10g	白　芷15g	露蜂房15g
苏　梗12g	沙　参10g	杜　仲12g	制五味子10g
淫羊藿30g	灵　芝10g	肉　桂3g	当　归15g
黄　精15g	山茱萸15g	炒谷芽10g	炒麦芽10g
甘　草6g			16剂，水煎制膏
阿　胶250g	鹿角胶100g	紫河车粉60g	蜂蜜250g　收膏

[按语] 辨病：支气管哮喘、过敏性鼻炎。

辨证：肺脾两虚。

辨证依据：患者咳嗽、气喘反复发作，是肺气虚弱导致卫外不固，外邪内侵而犯病；患者平素易感冒，纳呆食少，为脾气虚弱、脾运失调的表现；结合舌红苔薄白，脉细，可辨为肺脾两虚证。

辨体质：特禀体质。患有过敏性鼻炎，体质敏感，对冷空气、花粉敏感。

组方分析：患者支气管哮喘病史较长，肺脾两虚为主，久病亦可见肾虚，故治疗以扶正为主，祛邪为辅。治以补肺益气，健脾助肾，化痰通络平喘。初诊患者间断咳嗽、气喘，喉中痰鸣，膏方用哮平方止哮平喘，同时予苍耳子散疏风散邪、宣通鼻窍，玉屏风散补肺益气固表，六君子汤健脾以助运化、顾护脾气以防子病及母，炒谷芽、炒麦芽行气健脾、顾护脾胃，杜仲、淫羊藿、肉桂补肾助阳，桑椹、黄精、山茱萸、龟甲胶、阿胶滋阴益肾，紫河车粉、蛤蚧、人参补益脾肺之气，蜂蜜辅助成膏的同时和中缓急、调和诸药。补益药物配伍攻邪之药，扶正以祛邪，祛邪以扶正，动静结合，方性平和，注重阴阳平衡，整体和谐。二诊时，患者伴见咽部异物感、咽干，治疗上加苏梗、郁金理气开郁、利咽化痰，百部、五味子敛肺止咳。三诊时，患者症状基本稳定，治疗上以扶正改善患者过敏体质为主，方选脱敏增免汤宣肺疏风、扶正抗过敏，合用玉屏风散、六君子汤加减补肺健脾。全方以补为主，显著改善患者过敏体质，提高免疫力，预防哮喘急性发作。

2. 膏方治疗慢性阻塞性肺疾病案

[引语] 慢性阻塞性肺疾病是一种慢性进行性发展的疾病，病情随着病程的延长往往愈演愈重。本病属中医"肺胀"范畴，为内伤久咳等慢性肺系疾患迁延不愈，痰浊潴留，壅阻肺气，气之出纳失常而致。久病肺虚，卫外不固，外邪侵袭即可诱发本病急性加重，治疗上宜标本兼治，扶正与祛邪共施。

张某，男，69 岁，2015 年 10 月 20 日来诊。患者长期吸烟，慢性咳嗽、咳痰病史 20 余年，每年冬季加重，10 余年前逐渐出现气喘，体力活动逐年受限，就诊于当地医院，诊断为慢性阻塞性肺疾病。平素口服氨茶碱缓释片、吸入布地奈德福莫特罗粉吸入剂治疗，长期家庭氧疗，症状控制欠佳，每年冬季仍有咳嗽、咳痰、气喘胸闷加重，日常活动受限，动则喘促，严重时不能平卧，夜间端坐呼吸，常伴有腰膝酸软、手足冰冷、恶寒恶风、时有盗汗、乏力、纳呆等症。每年因急性加重住院 2~3 次。现欲求膏方调理，刻见舌暗红苔白，脉细涩，舌下脉络曲张。既往冠心病、2 型糖尿病病史 20 余年。

处方： 炙麻黄 6g　　地　龙 20g　　炙黄芪 30g　　丹　参 30g
　　　　防　风 10g　　党　参 30g　　炒白术 20g　　茯　苓 30g
　　　　灵　芝 12g　　苏　子 12g　　半　夏 12g　　红景天 30g

当　归 15g	桃　仁 10g	全　蝎 3g	蜈　蚣 1 条
沉　香 10g	肉　桂 3g	黄　精 15g	枸　杞 30g
麦　冬 15g	杜　仲 10g	菟丝子 30g	淫羊藿 30g
巴戟天 10g	肉苁蓉 30g	鸡内金 10g	炒山楂 10g
谷麦芽各 10g			16 剂，水煎制膏
龟甲胶 200g	阿　胶 200g	紫河车粉 60g	蛤　蚧 5 对
人　参 50g	木糖醇 250g		收膏

二诊：2016 年 12 月 15 日。患者诉冬季服用膏方治疗后精神较以往明显改善，冬季服用膏方期间曾有一次急性加重，住院治疗 10 天后出院，住院期间停服膏方，虽住院治疗，但咳嗽、咳痰、气喘症状都比往年住院治疗时轻，腰膝酸软、手足冰冷、恶寒恶风、盗汗、乏力、纳呆等症均有减轻。现欲再次膏方调理，来诊时舌淡红，苔白，脉沉细。

处方：

炙麻黄 6g	地　龙 20g	炙黄芪 30g	防　风 10g
桂　枝 10g	炒白芍 20g	党　参 30g	炒白术 20g
茯　苓 30g	半　夏 12g	丹　参 30g	穿山龙 20g
川　芎 15g	赤　芍 10g	全　蝎 3g	蜈　蚣 1 条
当　归 15g	桃　仁 10g	肉　桂 3g	沉　香 6g
杜　仲 10g	菟丝子 30g	淫羊藿 30g	巴戟天 10g
肉苁蓉 30g	枸　杞 30g	鸡内金 15g	炒山楂 10g
广木香 10g	砂　仁 6g	灵　芝 12g	红景天 50g
			16 剂，水煎制膏
龟甲胶 200g	阿　胶 200g	紫河车粉 60g	蛤蚧 5 对
西洋参 50g	木糖醇 250g		收膏

后患者多次前来复诊，气喘症状日渐好转，停家庭氧疗，生活可以自理，病情稳定。

[按语] 辨病：慢性阻塞性肺疾病稳定期。

辨证：肺肾两虚，瘀阻肺络。

辨证依据：患者病程日久，肺气不足，肺之宣降功能失调而致咳喘频发；肾虚不能纳气，动则喘促，严重时不能平卧，常伴有腰膝酸软、手足冰冷、恶寒恶风、时有盗汗、乏力、纳呆等症，提示肾气不足，肾阳衰微。患者久病合瘀，舌暗红苔白，脉细涩，舌下脉络曲张，可见瘀阻肺络。

辨体质：阳虚质。患者喘不足以息，腰膝酸软，手足冰凉，乏力，时有盗汗，可辨为阳虚质。

组方分析：膏方以入肺肾二经之药为主，入心脾经药物为辅，寓有四君子汤、玉屏风散补肺益气、扶正固表之意，平喘固本汤加减补肺纳肾，龟鹿二仙胶、右归丸滋阴填精、益气助阳之妙，参蛤散补肾纳气平喘。初诊方在喘平2号方（详见慢性阻塞性肺疾病）基础上，加苏子，合半夏降气疏风，止咳化痰，以解上实；加杜仲、菟丝子、巴戟天、肉苁蓉、肉桂，温肾纳气，顾护肾元，以补下虚；加黄精、麦冬，养阴润肺；加当归、桃仁活血，达活血以助行气之效；加全蝎、蜈蚣，息风解痉平喘；加鸡内金、炒山楂、谷麦芽，和胃消积。辅料中龟甲胶、阿胶滋阴益肾；紫河车粉、蛤蚧、人参补益肺肾之气，固本护元；木糖醇辅助成膏的同时和中缓急，调和诸药。全方补而不滞、不腻，又兼祛邪，防治兼顾。二诊方在初诊方基础上加桂枝、炒白芍和营护卫，桂芍配伍，一开一和，携以调卫散邪；加广木香、砂仁行气健脾；同时加穿山龙、川芎、赤芍，加强活血祛瘀通络之效。全方以补益肺脾肾之品合用活血化瘀之药以巩固，待肺气通调，血运流畅，则正气充实，不致发病，减少复发。

伏九贴敷疗法

一、定义

伏九贴敷疗法又称天灸疗法，指在三伏天和三九天利用特制的中药膏贴敷于人体特定穴位上的一种中医外治疗法。它包含"冬病夏治"与"冬病冬防"两个时间段的治疗，其中"冬病"是指某些好发于冬季，或在冬季加重的疾病，如慢性肺系疾病（冬季咳嗽、过敏性鼻炎、支气管哮喘、慢阻肺）、风湿性关节炎、类风湿关节炎、脾胃虚寒证、亚健康人群等。两者遥相呼应、相辅相成，共同发挥疏利经络，扶正祛邪，调整机体免疫功能的作用。

二、原理

伏九贴敷疗法是依据中医天人相应理论，顺应四时气候特点的一种内病外治的传统疗法，其理论最早见于《黄帝内经》。《素问·四气调神大论》指出："夫四时阴阳者，万物之根本也，所以圣人春夏养阳，秋冬养阴，以从其根，故与万物沉浮于生长之门。"

"三伏天"是一年中最炎热的时候，人体阳气旺盛，选取的穴位多归属背部足太阳经（阳气最旺的经脉），贴敷药物亦具有辛温发散的作用，故"三阳合一"，以达温阳散寒、激发经气的目的，从而起到预防和治疗"冬病"的目的，为冬病夏治的最佳时间。

"三九天"是全年气温最低的时候，人体阳气敛藏，气血不畅，此时以辛温药物贴敷在特定穴位，益肺理气，从而宣肺豁痰、健脾温肾、驱散寒邪，使机体阴平阳秘。

"三九贴"是对"三伏贴"的有效延续和重要补充，与"三伏贴"配合，起到阴阳并调，夏养三伏、冬补三九的目的。

三、适应证及禁忌证

适应证：呼吸系统疾病如体虚感冒、过敏性鼻炎、慢性鼻炎、哮喘、慢性咳嗽、慢性支气管炎、慢性咽喉炎、慢性咳嗽和慢性阻塞性肺疾病。消化系统疾病如慢性胃肠炎、虚寒性胃痛、胃肠功能紊乱、慢性腹泻、厌食和消化不良等。神经系统疾病如头晕、头痛、失眠、肢体麻木、面瘫和中风偏瘫等。妇产科疾病如慢性盆腔炎、痛经、月经不调和宫寒不孕等。其他如各种痛证、颈椎病、肩周炎、腰腿痛、关节炎以及免疫功能低下、阳虚体质、气虚体质和亚健康等。

禁忌证：①肺炎、多种感染性疾病及急性发热期不宜贴；②对敷贴药物极度敏感，特殊体质及接触性皮炎等皮肤病患者不宜贴；③敷贴穴位局部皮肤有破溃者不宜贴；④妊娠期妇女、心脏起搏器植入术后患者不宜贴。

四、临证经验

山西省中医院肺病科率先在山西省开展冬病夏治三伏贴治疗，每年慕名前来贴敷的患者达上万人次，是全省开展时间最早、规模最大、影响力最强的专科科室。药物配伍是在《张氏医通》所载方药的基础上，由王洋加减而成经验方，采取"双药双穴"贴敷方法，具体如下。

1. **"双药"组方** 分为Ⅰ号方与Ⅱ号方。两方均选用姜汁调拌。

Ⅰ号方组成：白芥子20%～40%，细辛15%，延胡索15%，防风10%，五味子10%，甘遂5%，斑蝥0.4g，冰片1g。

Ⅱ号方组成：白芥子20%～30%，肉桂5%，沉香5%，淫羊藿15%，防风10%，五味子10%，巴戟天15%，冰片1g。

关键技术及注意事项：①药物选择：白芥子作为贴敷药物的主要成分，味辛，性温，归肺经，具有温肺豁痰、利气散结、通络止痛的功效。在外治法中常作为引赤发疱药应用，可分为生白芥子和炒白芥子。因生白芥子有刺激作用，力猛，故临床上多用炒白芥子，可缓和辛散走窜之性，以免耗气伤阴。白芥子"炒缓，生则力猛"。临床上我们多用炒白芥子，但不能炒焦，通过自身口尝判断，嚼后辛辣感强则比例减少，如微辛辣则使用常规量，如嚼后觉口苦则不选用，保证其治疗效果。②将制作好的膏药，前期通过不同体质的患者先行试药，根据不同体质及皮肤反应，确定白芥子比例及贴敷时长。③常引起发疱的药物有斑蝥、白芥子、生姜。除白芥子外，斑蝥具有破血逐瘀、散结消癥、攻毒蚀疮作用，具有强臭及发疱性，还可引起过敏反应，故用量要少。生姜辛散，具有增强药物活性的作用，亦有发疱之力。三伏贴本属"天灸"，发疱力量过强，会导致患者不能耐受坚持，且可导致感染风险。笔者临床体会，使皮肤达到非发疱与发疱之间的效果最好。④因Ⅰ号方发疱力量较强，故皮肤薄弱部位（如天突、大椎）贴敷时间要短，避免破溃，尤其是易暴露部位或年轻女性。⑤调制好的药物每日及时冷藏保存，因有生姜会出现腐坏，存放时间不宜超过3天，最好做到现调现用，确保药效。

方解及特点： 两方均有白芥子、防风、五味子、冰片。主药白芥子，味辛性温，温肺化痰。《神农本草经疏》记载："白芥子……能搜剔内外痰结，及胸膈寒痰，冷涎壅塞者，殊效。"因此，白芥子为治疗皮里膜外寒痰凝结之痰饮、咳喘的要药，有温肺豁痰利气、散结通络止痛之功。防风，发表祛风，散寒胜湿；五味子，上敛肺气，下滋肾阴，对久咳虚喘疗效尤佳；冰片，增强药物吸收。四药为基础方，共奏散寒温肺、止咳平喘之功。Ⅰ号方中，延胡索既入血分，又入气分，活血行气止痛，还可加强经络传导；细辛通利九窍，走窜入肺，外散风寒，内化寒饮；甘遂，下水之圣药，以攻决为用，泻肾经及隧道水湿，直达水气所结之处，减少体内生痰之源，以宣通肺气，促进痰涎排出。Ⅰ号方中各药药性大多主归肺经，温肺化痰，宣肺平喘，临床以治标为主。Ⅱ号方加强了温阳健脾补肾之力，方中肉桂辛甘大热，气厚纯阳以入肝肾血分，补命门相火之不足，有益阳消阴、补火助阳、散寒止痛、温经通脉之功；沉香、巴戟天、淫羊藿补肾助阳，所含淫羊藿多糖有增强机体免疫功能的作用。诸药相配，既能宣肺平喘、祛痰利气、散寒逐饮，又能温阳益气、健脾益肾，标本兼治，临床多用于治本。

制作方法： 将配制好的中药按比例加工成细粉末，贴敷前用姜汁调成糊状，加少量甘油增加其黏合性，制成黄豆大小的药饼，涂在一次性敷贴中央凹陷处，撕开敷贴周围一圈背衬，固定在特定穴位处。

2. "双穴"选穴 临床上依据主症选主穴，兼症选配穴的原则。具体如下：

主症主穴 1： 大椎（第 7 颈椎棘突下凹陷中）、天突（前正中线上，胸骨上窝中央）、定喘（大椎旁开 0.5 寸）、风门（第 2 胸椎棘突下旁开 1.5 寸）、肺俞（第 3 胸椎棘突下旁开 1.5 寸）。

Ⅰ号方主要为温肺化痰药，着重治肺以治标，常用于上述第 1 组穴位。大椎为"三阳、督脉之会"，温经散寒，宣通一身阳气，激发人体正气。定喘止咳平喘，通宣理肺，乃治喘奇穴。风门则有散风寒、调肺气、泄邪热、定喘咳之效，亦具有改善过敏体质作用，对于过敏性鼻炎、支气管哮喘患者尤其适用。肺俞为肺之募穴，乃肺之经气输注之处，具有调肺气、止咳喘、和营血、实腠理、补劳损之功。天突为任脉与阳维脉交会穴，有宣肺化痰、下气平喘、利咽开音之功。诸穴合用，益肺补虚，止咳平喘化痰。

主症主穴 2： 膏肓（背部，当第 4 胸椎棘突下，旁开 3 寸）、脾俞（第 11 胸椎棘突下，旁开 1.5 寸）、肾俞（第 2 腰椎棘突下，旁开 1.5 寸）、膻中（在前正中线上，两乳头连线中点）。

Ⅱ号方除宣肺化痰外，加大了健脾益肾之力，以达纳气平喘之功，常选上述第 2 组穴位。《素问·咳论》曰："治脏者，治其俞。"肾俞，肾之背俞穴，可补肾纳气，固护先天之本，输出体内寒湿水气。脾俞，脾之背俞穴，有健脾利湿升清之功。膻中，心包募穴，八会穴之气会，善调胸中大气，具有调气降逆、止咳平喘、宽胸利膈之功。膏肓主治虚证，能调肺、补益虚损，与肺俞相配有扶正固本、平喘止哮之功。诸穴配合，同调肺、脾、肾三脏，宣肺理气，健脾化痰，补肾培元。

兼症配穴： 若出现肺脾气虚证，在大椎、肺俞、膈俞基础上加脾俞、足三里作为配穴，在宣肺平喘基础上佐以益气健脾，并培土生金；若老年患者兼见大便干，选用大肠俞、关元、气海，以补气助阳通便；若腹痛、腹泻、便溏者，加天枢，以理气止痛，调节肠道功能；若小儿食积胃痛，加上脘、中脘、下脘，以消食化积；若胃痛伴烧心、泛酸属肝气犯胃者，加胃俞、肝俞，以疏肝理气止痛；若合并肝胆系统疾病或情志病，选用肝俞、胆俞，以疏肝理气；若腰膝酸软、腰部冷痛，加命门，以补肾助阳；若老年夜尿频数，选用小肠俞、膀胱俞，如《素问·咳论》有载"肾咳不已，则膀胱受之，膀胱咳状，咳而遗溺"；若咳喘、腹胀，肠鸣，腰背强痛，可加用三焦俞，以调理三焦气机；若为类风湿关节炎患者，双膝关节疼痛，选用双膝眼、梁丘、血海、阳陵泉，注意女性患者月经期慎用膈俞、血海等，以防出血过多；若体虚易感冒，选用保健大穴足三里；若兼见痰多，选用丰隆化痰；若女性月经失调及阴虚潮热、盗汗、咽干、咽痛，选用三阴交，以调和气血，滋阴清热，亦可滋养肝肾；若足底部冷痛，上热下寒，加涌泉，以温热行气，引热下行。

选穴流程：①选择穴位时，首先应秉承"三辨"理念，即辨病、辨证、辨体质，明确患者是否适合三伏贴；②对于适合贴敷的患者进行穴位选择，首先确定其主穴；③然后根据患者兼症确定其配穴；④由专业医师进行贴敷，并向患者讲解贴敷期间注意事项及预约下次贴敷时间。

3. 贴敷方法及疗程 每次贴敷常选 7~8 个穴位，Ⅰ号方与Ⅱ号方交替贴敷，第 1、第 3、第 5、第 7 次贴Ⅰ号方，第 2、第 4、第 6、第 8 次贴Ⅱ号方，每次相隔 5~7 天，在三伏期间共贴 8 次为一周期，3 年为 1 个疗程。一般Ⅰ号方贴敷不超过 2 小时，Ⅱ号方贴敷不超过 3 小时。药物贴敷在穴位后，患者会出现温、热、麻木、痒等感觉，由于患者皮肤耐受力不同，故贴敷时间可根据自己感觉进行适当调整。

4. 注意事项 ①贴敷对象为 5 岁以上儿童及成年人；②贴敷期间，忌烟、酒、羊肉，以及生冷、油腻、辛辣之品；③贴敷后局部皮肤微红或有色素沉着、轻度瘙痒均为正常反应，不影响疗效；④贴敷后皮肤局部出现刺痒难忍、灼热、疼痛感觉时，应立即取下药膏，禁止抓挠，不宜擅自涂抹药物，一般可自行痊愈；⑤若皮肤出现红肿、水疱等严重反应，需及时就医；⑥贴敷时避免吹空调、风扇。

5. 不良反应及处理 贴敷后皮肤出现微微发热，轻度灼热、瘙痒、潮红、小水疱、色素沉着等属于正常反应；有些患者出现大水疱、皮肤溃烂、灼痛难忍等严重不良反应，可能与药物因素、体质因素、时间因素、不良生活方式有关。贴敷选取的药物具有挥发性较小，呈辣味，甚至油状，刺激性较强等特点，可令皮肤发红、起疱，可诱发皮肤受损；还有些患者对贴敷药物或胶布过敏，出现急性接触性皮炎，可能与患者体质禀赋不耐有关，起病迅速，病情发展较快，一般发生于第一次贴敷后，有时第一次贴敷没有出现。部分患者误认为三伏贴和止痛膏类似，延长贴敷时长可加强疗效，便自行延长时间，甚至有些患者忙于事务而忘记取下膏药，或出现药物残留；有些患者贴敷期间食用辛辣刺激之品、海鲜、酒等，均会导致不良反应。上述轻度不良反应，无须特殊处理，可自行吸收。如果水疱很大，可使用0.45%~0.55%碘伏消毒液进行消毒，消毒范围应大于伤口边缘，2~3次/d；水疱未破溃者，需使用一次性注射器将水疱内液体抽出，可根据伤口渗液情况抽吸2~3次，最后涂抹莫匹罗星软膏以预防伤口感染。

6. 穴位贴敷联合耳穴磁疗 我科在进行穴位贴敷的同时，常配合耳穴疗法，二者相辅相成，共同发挥治疗作用。耳穴疗法早在《黄帝内经》中就有记载。肾开窍于耳，心亦开窍于耳，手足少阴经络布于耳，手足太阳经和足阳明胃经也分布于耳或耳周。《灵枢·口问》曰："耳者宗脉之所聚也。"十二经脉直接或间接上达于耳，全身各大脉络汇聚于耳，使耳与全身脏腑发生密切联系。经络运行气血、营养全身、调和阴阳，通过耳穴可以达到诊断和治疗疾病的效果（表4）。

耳穴治疗作为中医的一种特色疗法，历史悠久，且具有简便易学、方便高效的特点。根据现代医学的全息学说，耳像一个倒立在妈妈腹内的胎儿，即与面颊相应的穴位在耳垂，与上肢相应的穴位在耳舟，与躯干相应的穴位在对耳轮体部，与下肢相应的穴位在对耳轮上、下脚，与腹腔相应的穴位在耳甲艇，与胸腔相应的穴位在耳甲腔，与消化道相应的穴位在耳轮脚周围等（图6）。现代医学研究发现，大量交感神经分布于耳郭血管壁，为不同器官、组织与耳部穴位交通的途径；耳穴的代表区与神经分布的性质密切相关。

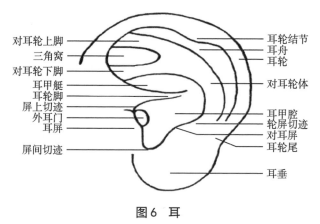

图6 耳

耳穴疗法就是通过磁珠或药丸刺激相应部位，以达到兴奋脏器、改善脏腑生理功能、恢复脏腑自律性、增强抗病能力的目的。临床上常以穴位贴敷为主，通过耳穴疗法治疗兼证，以加强疗效，如哮喘合并失眠、鼻炎、咽炎、胃痛的患者，在穴位贴敷的基础上加用耳穴（取神门、肝、脾、胃）按压磁珠，可健脾益气，疏肝解郁，升清降浊；若有内分泌功能紊乱，可加用内分泌、肾上腺等，以起到辅助治疗作用。

常见的刺激耳穴的方法有压丸法、按揉法等。压丸法常用药籽（王不留行、白芥子等）、药丸（保济丸、六神丸等）、磁珠等，以磁珠效果最佳。磁珠是一种磁体，可在耳穴处形成一个磁场，在磁场作用下产生双重治疗效果。我科即采用磁珠疗法，取得很好疗效。

表4　耳穴的定位与主治

部位	穴名	定位	主治
耳轮脚	*耳中	在耳轮脚处	呃逆、荨麻疹、皮肤瘙痒、小儿遗尿症、咯血
耳轮	*直肠	在近屏上切迹的耳轮处，与大肠同水平	便秘、腹泻、脱肛、痔疮
耳轮	*尿道	在直肠上方，与膀胱同水平的耳轮处	尿频、尿急、尿痛、尿潴留
耳轮	*外生殖器	在尿道上方，与交感同水平的耳轮处	睾丸炎、附睾炎、外阴瘙痒症
耳轮	*肛门	在与对耳轮上脚前缘相对的耳轮处	痔疮、肛裂
耳轮	*耳尖	在耳轮顶端，与对耳轮上脚后缘相对的耳轮处	发热、高血压、急性结膜炎、睑腺炎
耳轮	*肝阳	在耳轮结节处	头晕、头痛、高血压
耳轮	*轮1，轮2，轮3，轮4，轮5，轮6	在耳轮上，自耳轮结节下缘至耳垂下缘中点进行五等分，共6个点，由上而下依次为轮1、轮2、轮3、轮4、轮5、轮6	扁桃体炎、上呼吸道感染、发热

续表

部位	穴名	定位	主治
耳轮	痔核点	在耳轮上部，横平对耳轮上脚下缘	内痔、外痔、混合痔、脱肛
耳轮	感冒点	在耳轮上部，横平对耳轮上脚上缘微前方处	感冒
耳轮	肿瘤特异区1	在耳轮下部，当胃与轮屏切迹连线延长至耳轮交点与轮6连线的上2/3处	诊断恶性肿瘤重要参考穴
耳轮	肿瘤	在耳轮下部，当轮4与轮5连线的上1/2段中点处	诊断肿瘤参考穴
耳轮	肿瘤特异区2	耳轮中部，当轮1与轮3连线的上2/3处	诊断恶性肿瘤参考穴（消化道）
耳轮	枕小神经	在耳轮上部，当耳轮结节上缘内侧约0.2cm处	头痛、头晕、头部麻木等
耳舟	*指	将耳舟分为6等分区，自上而下，第1区为指	甲沟炎，手指疼痛、麻木
耳舟	*风溪	在耳舟，指、腕两穴之间	荨麻疹、皮肤瘙痒症、过敏性鼻炎
耳舟	*腕	在耳舟的第2区	腕部疼痛
耳舟	*肘	在耳舟的第3区	肱骨外上髁炎、肘部疼痛
耳舟	*肩	在耳舟的第4、5区	肩周炎、肩部疼痛
耳舟	*锁骨	在耳舟的第6区	肩周炎
对耳轮上脚	*趾	在对耳轮上脚的后上方，近耳尖部	甲沟炎、趾部疼痛
对耳轮上脚	*跟	在对耳轮上脚的前上方，近三角窝上端	足跟痛
对耳轮上脚	*踝	在跟、膝两穴之间	踝关节扭伤

续表

部位	穴名	定位	主治
对耳轮上脚	*膝	在对耳轮上脚的中 1/3 处	膝关节肿痛
对耳轮上脚	*髋	在对耳轮上脚的下 1/3 处	髋关节疼痛、坐骨神经痛
对耳轮下脚	*臀	在对耳轮下脚的后 1/3 处	坐骨神经痛、臀筋膜炎
对耳轮下脚	*坐骨神经	在对耳轮下脚的前 2/3 处	坐骨神经痛
对耳轮下脚	*交感	在对耳轮下脚的末端与耳轮交界处	胃肠痉挛、心绞痛、胆绞痛、输尿管结石、自主神经功能紊乱
对耳轮体部	*颈椎	在对耳轮体部。将轮屏切迹至对耳轮上下脚分叉处分为 5 等分段，下 1/5 为颈椎	落枕、颈椎综合征
对耳轮体部	*胸椎	在对耳轮中 2/5 处	胸部疼痛、经前乳房胀痛、乳腺炎、产后泌乳不足
对耳轮体部	*腰骶椎	在对耳轮上 2/5 处	腰骶部疼痛
对耳轮体部	*颈	在对耳轮下部，颈椎前侧耳腔缘	落枕、颈项肿痛
对耳轮体部	*胸	在对耳轮中部，胸椎前侧耳腔缘	胸胁疼痛、胸闷、乳腺炎
对耳轮体部	*腹	在对耳轮上部，腰骶椎前侧耳腔缘	腹痛、腹胀、腹泻、急性腰扭伤
三角窝	*神门	在三角窝内，对耳轮上下脚分叉处稍上方	失眠、多梦、痛症、戒断综合征
三角窝	*盆腔	在三角窝内，对耳轮上下脚分叉处稍下方	盆腔炎

续表

部位	穴名	定位	主治
三角窝	*角窝中	在三角窝中 1/3 处	哮喘
三角窝	*内生殖器	在三角窝前 1/3 处	痛经、月经不调、白带过多、功能失调性子宫出血、遗精、早泄
三角窝	*角窝上	在三角窝前上方	高血压
三角窝	肝炎点	在三角窝内，当盆腔穴与降压点连线的中上 1/3 处	肝胆疾病、肝功能不正常
三角窝	便秘点	在三角窝内，近下缘处，当对耳轮下脚中段上缘，坐骨神经穴上方	便秘
三角窝	下脚端	对耳轮下脚端与耳轮内侧交界处	对内脏有解痉、镇痛作用
耳屏	外耳	在屏上切迹前方近耳轮处	外耳道炎、中耳炎、耳鸣
耳屏	*外鼻	在耳屏外侧面正中稍前	鼻前庭炎、鼻炎
耳屏	*屏尖	在耳屏上部隆起的尖端	发热、牙痛
耳屏	*肾上腺	在耳屏下部隆起的尖端	低血压、风湿性关节炎、腮腺炎、间日疟、链霉素中毒性眩晕
耳屏	*咽喉	在耳屏内侧面上 1/2 处	声音嘶哑、咽喉炎、扁桃体炎
耳屏	*内鼻	在耳屏内侧面下 1/2 处	鼻炎、副鼻窦炎、鼻衄
耳屏	心脏点	在屏尖上凹陷处，当渴点与外耳穴连线中点	对心房颤动、阵发性心动过速有一定疗效
耳屏	渴点	在外鼻与屏尖连线中点	糖尿病、尿崩症、神经性多饮、消渴
耳屏	饥点	在外鼻与肾上腺穴连线的中点处	肥胖症、甲状腺功能亢进、泄泻
耳屏	上屏尖	耳屏上部外侧缘	牙痛、斜视

续表

部位	穴名	定位	主治
耳屏	下屏尖	耳屏下部外侧缘	升压、抗过敏
对耳屏	*对屏尖	在对耳屏的尖端	哮喘、腮腺炎、皮肤瘙痒症、睾丸炎、附睾炎
对耳屏	*缘中	在对耳屏尖与轮屏切迹之间	遗尿、内耳眩晕症
对耳屏	*枕	在对耳屏外侧面的后方	头晕、头痛、哮喘、癫痫、神经衰弱

肠疗

　　肠疗是中医的一种传统外治方法，即肠道给药的治疗技术。肠疗将中医学的中药资源与肠疗技术相结合，将中医理论与现代医学理论充分结合，是一项很强的适宜技术，应用范围广泛。中医认为，肺与大肠相表里，互有经脉络属，药物经直肠吸收可上输于肺，而肺朝百脉，可将药物通过经脉达于病所，从而起到治疗作用。20 世纪 40 年代，生物药剂学的研究和临床应用结果表明，药物可通过直肠吸收来发挥全身性作用，从此开启了直肠给药研究的热潮。药物经直肠黏膜吸收进入体循环后，可发挥全身性镇痛、镇静、抗菌等作用，相关研究和应用主要集中在镇痛、抗癫痫、麻醉、退热等方面；或者药物与直肠或结肠黏膜紧密接触，在局部维持较高药物浓度，从而发挥抗炎、消肿、止血作用，主要用于直肠炎、结肠炎及痔疮等疾病的治疗。近年来，人们逐渐认识到直肠给药具有良好的安全性和有效性，对呼吸系统疾病有一定疗效。

一、作用原理

　　直肠黏膜具有环状特殊结构，直肠液 pH 6.8 ~ 7.3，环境温和。与口服给药相比，直肠给药可避免药物不良气味的影响和对胃黏膜的刺激作用，且直肠吸收药物的 50% ~ 75% 不经过肝而直接进入体循环，从而提高生物利用度，降低肝的首过效应；与注射给药相比，直肠给药安全性更高。直肠给药制剂，特别是灌肠剂的吸收速度快于口服制剂，适用于发热、急性恶心、疼痛、气喘等的治疗；直肠给药后，药物经直肠黏膜吸收进入体循环，因此与注射给药相比具有更好的安全性。现代医学研究发现，结直肠黏膜具有丰富的毛细血管，这些毛细血管有良好的吸收功能，是人体吸收养分的一个主要部位。药物进入直肠后，由直肠上、中、下静脉吸收，经直肠上静脉吸收后入肝，并于下腔静脉汇入大循环；经直肠中、下静脉吸收后，几乎不经肝而直接进入下腔静脉，汇入大循环。此外，淋巴组织也参与吸收。

中药制剂成分复杂，注射给药具有较高风险，而直肠给药可发挥黏膜屏障作用，安全性高，有利于发挥和保持中药复方优势。另外，中药制剂一般味道苦涩，婴幼儿和儿童难以接受，而直肠给药可避免上述问题带来的困扰，提高了用药顺应性。

二、中医认识

中医肠疗技术源远流长，早在东汉时期，张仲景就首创了肛门栓剂和灌肠术，东晋葛洪在《肘后备急方》中首创灌肠器械，唐代孙思邈则开创了最早的保留灌肠技术。《灵枢·终始》云："病在上者，下取之……"由此奠定了"上病下取"的理论基础。《黄帝内经素问集注》卷五曰："大肠为肺之腑而主大便，邪痹于大肠，故上则为中气喘争。"故大肠之病，亦能上逆而反遗于肺。人体作为一个有机整体，其上下内外通过经络而相互沟通、有机联系。在人体十二经脉和脏腑的相互联系中，肺与大肠一阴一阳、一表一里互相交合，联系极为密切，构成了"上病下治"的物质基础。中医学认为，肺主宣发肃降，大肠主传导排泄，肺气肃降则大肠传导正常，反之大肠传导不利则肺失宣发肃降。临床上常见痰热壅肺喘促明显之人多伴腑气不通、大便燥结之症。此时依据中医病机制订治法，其病位在上而病机在下，采用上病下治之法，脏病治腑，加入通腑泄热之药，使腑气通而肺气降，借腑道排出邪气，使邪有出路，以达通腑降气之功。其治疗之关键在于行气破滞，通里攻下，如此则清升而浊降，气可降，喘可平。故泄肠中邪热可逐肺中痰热，通腑气可降肺气，起到调理气机升降出入之用。此外，中医肠疗由于还具有釜底抽薪、引热下行之效，故在一些外感热病的治疗中也取得了良好的临床疗效。

笔者创立了肛滴平喘方，目前已用于住院患者的治疗，并且申报多项课题，总结发表相关文章，成果显著，并获得山西省科学技术奖。

三、基础方

肛滴平喘方：炙麻黄 6g，桃仁 10g，杏仁 10g，地龙 20g，川芎 15g，葶苈子 30g，白芍 10g，怀牛膝 12g，厚朴 10g，当归 10g，三七 6g，沉香

6g，大黄 10g。

　　方中炙麻黄、葶苈子，一宣一降，以恢复肺气之宣降，达宣肺平喘之功，为君药；桃仁、杏仁、厚朴助君药加强宣肺平喘之功，且桃杏仁相伍，共为滑润之品，润肠通便。川芎、三七、白芍、怀牛膝活血通经。当归，既可活血化瘀，亦能滋养肠道，与具有逐瘀通经、泻下攻积的大黄相配伍，润肠通便，使腑气通，肺气降，喘逆除。沉香补肾纳气平喘。"久病入络"，故以地龙搜剔肺络，彻除痰瘀死血，通络平喘。全方共奏通腑平喘、祛瘀化痰、利气平喘之功。肛滴平喘汤经前期实验研究证实，可减轻肺脏病理损害，有效缓解 COPD 大鼠模型肺部炎症，同时肛滴平喘汤灌肠能更有效地改善中医证候、抗感染、提高肺通气功能、改善缺氧和缓解二氧化碳潴留。

　　肛滴退热方：麻黄 6g，杏仁 10g，生石膏 30g，知母 10g，甘草 10g，地龙 20g，水牛角 10g。对药液进行制作，直肠灌肠，20 滴 /min，7 天为1 个疗程。

　　方中麻黄宣泄肺热，降火排瘀；生石膏止咳清肺，且可辅助麻黄功效的发挥；杏仁主入肺经，在泄肺基础上宣肺化痰；知母清热泻火，滋阴润燥；甘草同样具有清热解毒之功；水牛角清热凉血，泻火解毒，治热病昏迷、麻痘斑疹、吐血、衄血、血热等发热性疾病；地龙清热息风，可治疗高热惊厥、癫狂；甘草调和诸药。全方共奏清热泄肺、化痰平喘之效，主治呼吸系统疾病见高热喘咳等。

四、操作流程

　　肠疗方法与过程：①灌肠前尽量先让患者排便；②配制灌肠液，加温至35 ~ 40℃，用 10 ~ 20ml 注射器抽吸药液，接一次性灌肠管；③使患者臀部抬高 3 ~ 8cm；④灌肠管前部涂润滑剂，轻轻插入肠道，深度 5 ~ 10ml，然后缓缓注入药液；⑤注射完毕嘱患者静卧 5 ~ 15 分钟；⑥根据病情每日灌肠 1 ~ 3 次。

五、适应证

　　肠疗给药的适应证广泛。在临床上，直肠给药普遍用于内外妇儿各科，不仅用于治疗消化道疾病，也用于治疗泌尿、心血管、呼吸、神经等系统疾病，如感冒、哮喘、胃溃疡、十二指肠溃疡、肠炎、胆系感染、慢性前列腺炎、肾衰竭、功能失调性子宫出血、直肠癌、肠梗阻、流行性出血热等。我科常用的方药为平喘方与退热方，治疗咳喘急症及发热急症，起效快速，疗效显著。

中医肠疗给药方式的选择要结合疾病的种类，以及病变的部位、范围、程度等决定。一般来说，病位在肛门或直肠部位比较靠下者，予肛肠栓剂或直肠注入保留灌肠即可；病位在乙状结肠、直肠者，多选直肠注入、直肠滴入法保留灌肠；病位广泛涉及左半结肠甚至全结肠时，选用直肠滴入法保留灌肠。

六、注意事项与禁忌证

严重腹泻、严重肛门疾病、急腹症疑有肠坏死穿孔者禁用。严重肠道疾患、直肠癌患者禁用。注意配伍禁忌，需要做过敏皮试的药物必须做药物敏感试验，皮试阴性方可使用。酸碱性药物不宜配伍，以免引起中和反应；重度脱水应配合静脉补液，以有效补充血容量。直肠给药后若出现轻微腹泻，属正常现象，一般不影响直肠给药，但对直肠给药后出现腹泻较严重者可减少给液量或暂停直肠给药。直肠给药后10分钟内排出者，可让患者休息10～30分钟，将治疗药量减半再给予灌注1次，也可在药液中加入2%利多可因注射液1～2mg以减少肠蠕动。对直肠给药所需药粉需充分研细，一方面有利于充分吸收，另一方面可避免堵塞直肠给药管。直肠给药须严格按照中医辨证论治的原则进行用药治疗，临床视为配伍禁忌的药物，直肠给药也视为配伍禁忌，不能口服的药物也禁用于直肠给药。

七、病案

王某，男，70岁。初诊日期：2021年10月13日。

主诉： 慢性咳嗽、咳痰20年，气喘10年，加重1周。

现病史： 患者于20年前受凉感冒后出现咳嗽、咳痰，痰多色白，质黏不易咳，初期未予重视，未系统治疗，咳喘症状间作。10年前在咳嗽、咳痰基础上渐出现气喘，活动后加重，就诊于当地医院，予口服中药治疗，咳喘症状控制尚可。患者1周前受凉感冒后咳嗽、咳痰加重，痰多色白，质黏不易咳，气喘，活动后加重，无双下肢水肿，遂就诊于我院。

现症见：咳嗽、咳痰，痰多色白，质黏不易咳，气喘，活动后加重，纳差，夜眠差，大便干结不畅、数日未行，小便调。

既往史：高血压3级，高危组。

查体：双肺呼吸音减弱。

辅助检查：胸部CT示肺气肿、肺大泡。肺功能示重度阻塞性通气功能障碍。

肛滴平喘治疗：患者取半卧左侧位，每天定时予肛滴平喘汤保留灌肠20分钟，每日1次，1周为1个疗程。由山西省中医院草药房统一采购煎制，具体方法：沉香后下，余药加水煎煮40分钟，滤过，2次后合并滤液，即得肛滴平喘汤。将制好的药液按照每次200ml用量罐封于250ml盐水瓶中，高压消毒后放冰箱储存备用。配合布地奈德福莫特罗粉吸入剂治疗。

二诊：2020年10月20日。患者行肛滴平喘治疗1周后，气喘明显减轻，咳嗽、咳痰减轻，大便改善。

三诊：2020年10月25日。患者肛滴平喘治疗结束后5日，咳喘症状明显减轻，纳眠可，二便调。

[按语] 患者系慢性阻塞性肺疾病急性加重期，中医属"肺胀"。肺胀既已形成，往往缠绵难愈，病情尤多反复，之所以加重，每多由并发症或其他诱因触发，与季节关系、冷热变化有关，病理因素主要集中在痰、瘀、虚三方面。患者年老，素体虚弱，感受外邪则肺先受之，肺气失宣则出现咳喘症状。肛滴平喘方有通腑平喘、祛瘀化痰、利气平喘之功。现代医学研究证实，通下逐瘀药可改善肠道缺血，推动肠道运动，减少肠道毒素的吸收和生成；化痰祛瘀类中药可抑制慢阻肺急性加重期患者外周血炎症介质，从而改善患者的临床表现和肺功能；泻下药具有消炎抑菌、活血化瘀、调节水液代谢的作用，并能调整自主神经功能紊乱，从而起到止咳平喘的功效。

慢性鼻窦炎外治法

慢性鼻窦炎是常见的耳鼻喉呼吸道系统疾病之一，以鼻塞、流脓涕、头面部闷胀感、嗅觉减退为主要临床表现，可引起反复性分泌性中耳炎、反复上呼吸道感染、慢性头痛、过敏性鼻炎、腺样体肥大、慢性扁桃体炎、哮喘、上气道咳嗽综合征等疾病的发生，严重影响生活与学习。西医主要以鼻用激素、鼻腔冲洗、黏液促排剂治疗为主，但经规范用药治疗后疗效果欠佳，且存在诸多不足。

鼻腔冲洗是治疗鼻窦疾病的常用方法，是指将药物通过鼻腔治疗鼻部疾病的一种新型给药方法。鼻腔黏膜具有吸收快的特点。鼻腔冲洗可使鼻腔局部药物浓度增高，吸收范围更广，生物利用度高，还可避开肝脏首过效应及血脑屏障，具有冲洗液携带方便、易耐受、经济、不良反应少、可保留药液在鼻腔继续发挥药效作用等优势，在清除鼻道内分泌物、降低鼻黏膜炎症性损伤等方面收效良好。近几年来，鼻腔冲洗得到了多数医师的认可，现已被临床广泛应用。笔者依据多年临床经验，总结出治疗鼻窦炎的鼻腔冲洗剂组方——芩腥公英洗鼻剂。

芩腥公英洗鼻剂：黄芩 12g，鱼腥草 30g，蒲公英 30g，苍耳子 6g，细辛 3g，白芷 12g，川芎 20g，甘草 6g。浓煎 30 分钟。

方中黄芩、鱼腥草、蒲公英清热解毒排脓，为君药，其中鱼腥草滴鼻液可改善鼻黏膜免疫功能。苍耳子散风除湿、通窍止痒，可调节患者细胞免疫失衡，抑制炎性递质，且苍耳子滴鼻剂可促进鼻黏膜结构恢复，减少炎症细胞；细辛温通鼻窍。以上为臣药，引药达鼻窍。白芷通窍排脓，治眉棱骨疼痛；川芎上行头目，活血祛痛，擅治头痛。以上为佐药。甘草调和诸药。全方共奏清热解毒、排脓通窍、祛湿止痛之功。

鼻腔冲洗步骤：先清理鼻内分泌物，保持呼吸平静，低头，身体前倾，张嘴用口呼吸，将冲洗液喷入鼻腔中，使药效直达病所。

自血疗法

一、起源及发展

自血疗法即自血穴位注射疗法，是放血疗法、穴位注射疗法、针刺的三者结合。其中，放血疗法最早见于李时珍《本草纲目》："人血……气味：咸，平，有毒。主治：羸病人皮肉干枯、身上麸片起，又狂犬咬，寒热欲发者，并刺血热饮之。" 20 世纪四五十年代的苏联，最早采用自身静脉血肌内注射治疗肺结核咯血，该疗法随后传入中国。20 世纪 60 年代，广州中医药大学靳瑞最早采用患者自身静脉血进行穴位注射治疗相关疾病，并将这一疗法命名为"经络注血疗法（自血穴位注射疗法）"。靳瑞最初尝试以自血穴位注射治疗患疟疾后体质虚弱、营养不良、贫血的患者，观察发现治疗后患者营养状况和贫血得到一定程度改善。目前，自血疗法多用于治疗支气管哮喘、慢性咳嗽、过敏性鼻炎、肺癌咯血等肺系疾病，疗效显著。

二、原理

自血疗法是一种非特异性刺激疗法，可产生一种非特异性脱敏作用，能够增强白细胞的吞噬作用，可达到调理人体内环境、降低机体敏感性和增强机体免疫力等作用。它是一种集多种方法、多种效应（将经络腧穴的功能、放血疗法与穴位注射相结合，三者作用相互叠加）于一体的复合型疗法，治疗时间短，在穴位中的刺激时间长，可延长疗效，能更好地激发人体免疫机制，改善机体特异性或非特异性体液与细胞免疫力，从而达到标本兼治的目的。治疗多选用背俞穴，因为背俞穴是脏腑经气输注于背腰部的腧穴；自血疗法刺激背俞穴可持续刺激穴位，充分发挥穴位的调治作用，可达益肺气、补脾肾之功，能够加强抗病能力，促使肺功能尽快改善。

现代医学研究发现，自身血液中富含血细胞、补体、抗体、酶类及激素和多种微量元素等，且无排异性，对经络穴位有营养作用。自身血液进入组织后停留时间较长，在机体内缓慢被代谢，产生的刺激微弱持久，对机体免疫有一个持久性调节，诱导机体释放大量免疫球蛋白，增强免疫力。我科室开展自血疗法多年，所治病种主要包括咳嗽变异性哮喘、支气管哮喘、慢性阻塞性肺疾病、肺间质纤维化、支气管扩张、肺癌等，可使患者呼吸系统症状、体征及相关实验室检查明显改善。

三、适应证

1. 呼吸系统疾病如支气管哮喘、慢性阻塞性肺疾病、慢性咳嗽、肺间质纤维化、支气管扩张、咯血、肺癌、过敏性鼻炎等。

2. 皮肤病，治疗中发展迅速，其疗效也效如桴鼓，如痤疮、慢性荨麻疹、皮肤瘙痒症、银屑病等。

3. 腰肌劳损、腰椎间盘突出症等腰腿痛疾病。

四、禁忌证

1. 注射部位的皮肤有创伤、溃疡、感染者。

2. 严重过敏体质者。

3. 急性发热性疾病、多种感染性疾病的发热期。

4. 咳黄色脓痰、咯血、衄血或易出现口腔溃疡等内火较重者。

5. 怀孕尤其是怀孕早期及生理期。

6. 低血糖及糖尿病血糖控制欠佳者。

7. 血肌酐（Cr）、总胆红素（TBIL）超过正常值上限，谷丙转氨酶（ALT）、谷草转氨酶（AST）、尿素氮（BUN）超过正常值上限 1.5 倍。

五、应用情况

山西省中医院肺病科开展自血疗法 10 余年，多用于支气管哮喘、慢性阻塞性肺疾病、慢性咳嗽、肺间质纤维化、支气管扩张、肺癌、过敏性鼻炎等慢性肺系疾病。临床观察发现，自血疗法不仅可以改善慢性肺系疾病患者咳嗽、咳痰、气喘、胸闷等症状，预防疾病反复发作或频繁急性加重，而且还可改善患者生活质量及心理康复。

六、操作流程

1. 准备注射器、消毒液、纱布等。

2. 患者取适当体位，向患者解释自血疗法的优势及必要性，消除患者紧张情绪。

3. 采血部位消毒，然后用注射器抽取患者静脉血（大多为肘静脉血）2~4ml。

4. 将针刺入选定的已消毒完善的穴位之中，轻微抽插使之得气，回抽无血时将自体血缓慢注入穴位中。一般每次选取2穴，每穴注入0.5~1ml。

5. 整理床铺协助患者取舒适卧位，观察患者病情变化，记录。

七、操作方法及选穴（穴位选择详见穴位贴敷疗法）

1. 过敏性鼻炎、支气管哮喘

（1）发作期：共5次，隔日1次。宣肺化痰，解痉平喘。

第1次：自血大椎。

第2次：自血双定喘。

第3次：自血双风门。

第4次：自血双肺俞。

第5次：自血双膈俞。

（2）缓解期：共5次，每周1次。补肺益肾，纳气平喘。

第1次：自血双脾俞。

第2次：自血双肾俞。

第3次：自血双大肠俞。

第 4 次：自血双足三里。

第 5 次：自血双丰隆。

2. 慢性阻塞性肺疾病、肺间质纤维化

（1）急性加重期：共 5 次，隔日 1 次。宣肺止咳，化痰平喘。

第 1 次：自血大椎。

第 2 次：自血双定喘。

第 3 次：自血双大杼。

第 4 次：自血双肺俞。

第 5 次：自血双膈俞。

（2）稳定期：共 5 次，每周 1 次。健脾益肾，纳气平喘。

第 1 次：自血双脾俞。

第 2 次：自血双肾俞。

第 3 次：自血双大肠俞。

第 4 次：自血双足三里。

第 5 次：自血双丰隆。

3. 支气管扩张咯血　治疗原则：止咳，宁络止血。共 5 次，隔日 1 次。

第 1 次：自血双孔最。

第 2 次：自血双尺泽。

第 3 次：自血双肺俞。

第 4 次：自血双丰隆。

第 5 次：自血双曲池。

4. 肺癌　治疗原则：扶正，攻毒散结。共 5 次，隔日 1 次。

第 1 次：自血双孔最。

第 2 次：自血双足三里。

第 3 次：自血双肺俞。

第 4 次：自血双尺泽。

第 5 次：自血双膏肓。

八、注意事项

1. 治疗时，最常见的问题为晕针，此时建议患者采取平卧位，尤其是首次接受治疗的患者，要注意保暖。在注射前、后饮适量开水，如有晕针现象，需留室观察。

2. 注射前要对注射器械、穴位进行严格消毒，针尖向脊柱 45°左右进针，深度保持 0.3～0.5cm，注射时可边推边向四周轻摇，尤其是背部穴位注射，一定要注意深度，避免气胸出现。

3. 进针以宁浅勿深、宁斜勿直为原则，抓紧针管与针筒结合部位。对于冬季就诊的患者，必须防止血在针筒内凝固，阻碍注射。

4. 在注射选穴时，要避开关节囊、大血管周围及胸腹腔等部位。

5. 因自血疗法采取患者自身血液，很有可能关系到血液性传播疾病，因此注射之前要行传染病检查并备案，整个操作过程要注意医护防护。

6. 自血疗法的疗程、注射穴位、注射剂量无固定性，可根据患者疾病情况而定。

7. 咯血患者如出血严重，应采取其他方法综合治疗。

九、病案

张某，女，40 岁。初诊日期：2020 年 9 月 15 日。

主诉：发作性咳嗽、气喘 5 年，加重 3 天。

病史：患者 5 年前遇季节变化或刺激性气味后出现发作性咳嗽、咳痰伴气喘，就诊于当地医院，完善肺功能检查后诊断为"支气管哮喘"，吸入布地奈德福莫特罗粉吸入剂，咳嗽、气喘好转后停药。平素咳嗽间作，易感冒，平素不规律吸入治疗。3 天前季节变化后出现咳嗽、气喘、胸闷，夜间多见，伴鼻塞、流清涕，嗅觉障碍，咳痰量少、不易咳出，纳食差，夜眠差，大便干结不畅、日一行，小便调。舌淡，苔薄黄，脉弦滑。

既往史：过敏性鼻炎。

体格检查：双肺呼吸音粗，可闻及哮鸣音，无胸膜摩擦音。

辅助检查： 肺功能检查示小气道功能障碍，支气管舒张试验阳性。胸部 CT 示右肺上叶陈旧性索条。

自血疗法：

发作期： 共 5 次，隔日 1 次。宣肺化痰，解痉平喘。

第 1 次：自血大椎。

第 2 次：自血双定喘。

第 3 次：自血双风门。

第 4 次：自血双肺俞。

第 5 次：自血双膈俞。

配合吸入治疗（布地奈德福莫特罗粉吸入剂，日 2 次）。

二诊： 2020 年 9 月 19 日。患者行自血疗法 3 次后，气喘、胸闷较前明显减轻，咳嗽、咳痰减轻，鼻部不适明显改善。继续行自血疗法配合吸入布地奈德福莫特罗粉吸入剂。

三诊： 2020 年 9 月 24 日。患者行自血疗法 1 个疗程（5 次）后，气喘症状基本好转，咳嗽、咳痰明显减轻，鼻部不适好转，纳食可，二便调。

后行缓解期治疗： 共 5 次，每周 1 次。补肺益肾，纳气平喘。

第 1 次：自血双脾俞。

第 2 次：自血双肾俞。

第 3 次：自血双大肠俞。

第 4 次：自血双足三里。

第 5 次：自血双丰隆。

后续： 患者行自血疗法后（发作期及缓解期后），气喘、胸闷症状缓解，哮喘基本控制，季节变化时发作次数明显减少。

[按语]患者系支气管哮喘急性发作期患者，伴有过敏性鼻炎，因受外界刺激性气味诱发哮喘发作。患者素体肺脾气虚，加之感受外邪，肺卫不固，出现咳嗽、咳痰伴鼻部不适，证属外邪袭肺，治以宣肺化痰、解痉平喘，选择发作期穴位治疗；后期患者咳喘症状明显改善，结合病史平素易感冒，治以补肺益气、健脾化痰，选择缓解期穴位以平喘固本治疗，疗效显著。

呼吸系统疾病药膳食疗方

药膳作为中医学的智慧结晶，是中医学理论呈现的一种形式，属于中医学特色的应用产品。近几年来，随着人们生活水平的普遍提高，出于对自身健康的高度关注，以及对绿色食物和药物的浓厚兴趣，出现了回归自然、偏爱自然疗法的群体趋向。药膳应用"药食同源"理念，具有 4 项价值，即增强中药耐受性、延长用药周期、增添传统中药风味、提高药物吸收率，可通过调理、改善人体各个生理阶段的阴阳，预防疾病。

针对常见肺系疾病，我们推荐常用且行之有效的食疗方。

（一）调理感冒药膳

1. 外感风寒表证

（1）姜糖苏叶饮

［组成］生姜 3g，紫苏叶 3g，红糖 15g。

［制法用法］①将生姜、紫苏叶洗净，切成细丝，同置茶杯内，加沸水浸泡 5~10 分钟；②放红糖拌匀即成；③每日 2 次，趁热服。

［功效］发汗解表，祛寒健胃。

［应用］风寒表证。适用于风寒感冒，症见恶寒、发热、头身痛等。对同时患有恶心、呕吐、胃痛、腹胀等症的胃肠型感冒，则更为适宜。本方可作为外感病流行期间的预防药膳，可作为风寒感冒初起阶段的治疗药膳。

［方解］本方所主，为风寒所致，故治宜辛温解表、发散风寒。方中紫苏叶辛温，叶本轻扬，可发表散寒，宣通肌表，疏散肺闭，理气和营，能治疗风寒感冒，症见恶寒发热、头痛鼻塞等，或兼见咳嗽、胸闷不舒者；与生姜相须配伍，可增强解表散寒之功。红糖甘温，既可温中散寒，助紫苏叶、生姜发散在表之寒，又可作为调味品，缓生姜、紫苏叶辛辣苦涩之味。

［使用注意］本膳适用于风寒感冒患者。素体阴虚，或湿热内蕴，或外感风热者，忌用。

（2）葱豉粥

[组成] 葱白50g，淡豆豉20g，粳米50g，食盐、胡椒粉、姜末各适量。

[制法用法] ①将葱白洗净，切成碎末，备用。②淡豆豉用温水泡20分钟，洗净，备用。③粳米用水淘洗干净，放入锅中，加入清水，用武火烧沸，再改用文火慢慢熬煮；熬煮时，加入葱末、姜末、淡豆豉、胡椒粉等；继续煎煮15分钟，即可停火。④每日早、晚各1次，每次1碗，趁热食用。

[功效] 发汗解表，通阳解毒。

[应用] 风寒表证。适用于伤风感冒，症见恶寒发热、头痛鼻塞、咽喉肿痛、二便不利、腹痛等。也适用于风寒初起，邪在卫分者，症见发热、畏／恶寒、头痛身痛、舌苔薄白、脉浮等。

[方解] 本方所主，为风寒所致，或新感风寒之邪引动伏气，故治宜发汗解表、通阳解毒。方中葱白性味辛温，入肺、胃经，辛而带润，温而不燥，有通阳发表、解毒止痛之功，可除风湿身痛麻痹；淡豆豉辛散轻浮，能疏散表邪，且发汗解表之力颇为平稳。葱白与淡豆豉同用，葱助豉力，豉借葱功，相得益彰。煮粥服食，可补充人体发热时丢失的水分，使汗出热退而正气不受损伤；又可解除外感风寒、头身疼痛、肌肉酸痛等症。诸药相合，发汗不伤阴，又无凉遏之虞。

[使用注意] 本膳适用于外感风寒患者。服食后卧被取汗，效果更佳。外感风热者忌用。

（3）神仙粥

[组成] 生姜5片，连须葱白1茎，大米50g，米醋适量。

[制法用法] 大米淘洗干净，与生姜放入锅中煮一二沸。放进葱白，待粥将成，加入米醋，稍煮即可。

[功效] 发汗解表。

[方解] 大米健胃和中，益气扶正；葱白、姜辛温发散，能祛风寒；米醋对流感病毒有杀灭作用。

[使用注意] 趁热饮服，盖上被子保暖，使患者微微出汗。

2. 外感风热表证

银花茶

[组成] 金银花 20g，茶叶 6g，白糖适量。

[制法用法] ①将金银花、茶叶放入锅内，加清水适量，用武火烧沸 3 分钟；②加入白糖，搅拌溶解即可；③代茶饮，连服 2 ~ 3 日。

[功效] 辛凉解表。

[应用] 适用于风热表证，症见发热、微恶风寒、咽干口渴等。夏季热盛时亦可饮用。

[方解] 本方所主，为风热感冒，故治宜宣散风热。方中金银花轻宣疏散，又能清热解毒，用于外感风热或温病初起，症见发热而微恶风寒者多有良效；茶叶苦甘而凉，清头目，除烦热，利小便，生津液，解百毒；白糖甘寒，可除烦热，生津液，且能改善金银花的苦味。

[使用注意] 本膳适用于风热感冒患者。素体阳虚或脾虚便溏者忌用。

3. 虚人感冒

（1）淡豉葱白煲豆腐

[组成] 淡豆豉 12g，葱白 15g，豆腐 200g。

[制法用法] ①豆腐加水 1 碗半，略煎；②加入淡豆豉，煎取大半碗；③再入葱白，滚开即出锅；④趁热服食，服后覆被取微汗。

[功效] 疏散风邪，扶正解表。

[应用] 体虚感冒。适用于年老体虚之伤风感冒，症见头痛身楚、恶寒微热、咳嗽咽痛、鼻塞流涕等。本方是临床治疗年老体虚，外感风邪轻证的食疗良方。

[方解] 本方遵循《肘后备急方》葱豉汤方意，是以淡豆豉、葱白为主料，伍用豆腐制作而成的药膳食品，具有扶正解表之功。方中淡豆豉苦辛凉，入肺经，能升能散，为宣郁之上剂，尤长于宣散解表，凡外受寒热、暑湿交感、食饮不运者皆可应用；葱白辛温，入肺、胃经，专主发散风寒邪气。葱、豉相合，发汗解表之力增强，可用于风寒、风热、暑湿诸外感病证，故《肘后备急方》将葱豉汤视为数种伤寒之"药兼疗"妙品。配料豆腐能益胃和中，与主料共收扶正解表作用；煲汤热服可助药物的发散之力。全方辛散而不燥烈，无过汗伤津之弊；扶正而不滞邪，无闭门留

寇之虞。

［使用注意］本膳适用于年老体虚而外感风邪者。外感重证不宜。

（2）葱白煮鸡

［组成］鸡肉 50g，葱白 2 个，芫荽 2g，生姜 5 片，红枣 5 粒，大米 50g，盐、鸡精各适量。

［制法用法］①葱白、芫荽洗净切碎，红枣去核，大米洗净，生姜去皮、拍扁、切碎，鸡肉洗净切块；②把鸡肉、大米、生姜、红枣一起放入砂锅，加适量清水，武火煮滚后改文火，煲 1 小时；③加适量清水，放入葱白、芫荽煮开，加盐、鸡精调味即可。

［功效］补虚祛风寒，发汗解表。

［方解］鸡肉营养丰富，有补虚暖胃、补肝益肾的作用；葱白、生姜、芫荽辛温发散，能祛风寒；大米、红枣健脾胃，益气扶正。以上诸物同用，有补虚祛风寒的作用。

（二）调理咳嗽药膳

（1）治小儿食积咳嗽方

［组成］白萝卜半根，蜂蜜 2 勺（约 20g）。

［制法用法］①将白萝卜洗净后，去皮切成小块；②准备好一口锅，加入适量清水，清水不能放太多，一般 4 碗即可，大火烧开后加入切好的萝卜；③大火煮沸 15 分钟左右，即可出锅盛出白萝卜水，然后将蜂蜜兑入即可饮用。

［功效］降气消积止咳。

［方解］白萝卜具有清热生津、消食化滞、开胃健脾、顺气化痰的功效，蜂蜜具有滋阴润燥、补虚润肺、解毒的作用。

［应用］主要用于咳嗽，伴黄痰、口干、舌苔厚腻等热象的患者。虚寒者忌用。

（2）治燥热咳嗽方

［组成］川贝母、梨、蜂蜜。

［制法用法］①先把川贝母捣碎；②梨去心，挖空；③将所有材料放入梨中间，以慢火炖 1 小时即成。蜜糖可在川贝母炖好后，食前再在汤中

加少许。

[功效]润肺止咳。

[方解]川贝母清热润肺，化痰止咳；梨味甘，归肝、胃经，生津润燥，清热化痰。

[应用]用于咳嗽、少痰色黄，伴口干、咽喉干燥等，常秋季多见。

（3）杏苏糕

[组成]面粉250g，杏仁12g，新鲜紫苏叶2片，红糖、发酵粉各适量。

[制法用法]①将面粉加水、发酵粉发酵，揉成2块糕；②杏仁用水泡，去皮，研压成粉，和适量红糖拌匀，撒布于糕面上；③将新鲜紫苏叶洗净，覆盖糕面，把糕面置锅上蒸，待糕熟取食即可。

[功效]疏风止咳。

[应用]用于咳嗽初起，鼻流清涕、喷嚏连连、咽喉作痛者。

[使用注意]感冒咳嗽需控制饮食，以饮稀粥、清淡饮食为主，忌食肥甘厚味。

（4）金银花冲鸡蛋

[组成]鲜鸡蛋1个，金银花12g。

[制法用法]鲜鸡蛋打入碗内，搅匀。金银花加适量水，煮沸2分钟，取其汁冲鸡蛋，搅匀即可。

[功效]疏风清热解毒。

[应用]用于风热咳嗽初起者，症见咳嗽、黄痰或少痰，咽喉肿痛，口干苔黄。

[使用注意]每次30ml，每日2次。

（5）蜜饯百合

[组成]干百合100g，蜂蜜150g。

[制法用法]将干百合、蜂蜜放在大碗内，再放在蒸锅内蒸1小时，趁热调匀。待冷装瓶罐中备用。

[功效]润肺止嗽，清心安神。

[应用]用于肺痨久咳，症见咳脓痰、低热、烦闷等。此膳还适用于慢性支气管炎，以及秋天肺燥，热邪伤及肺胃之阴所致咳嗽等。

（三）调理哮喘药膳

百果蜜糕

[组成]糯米粉1500g，白糖600g，核桃仁、松子仁、瓜子仁各25g，蜜枣5个。

[制法用法]①蜜枣去核，同核桃仁一起切成碎粒，加糯米粉、白糖、松子仁、瓜子仁和300ml冷水，搅拌均匀成糕；②笼内垫上纱布，再放上糕粉，在沸水锅上用旺火蒸10分钟左右，待水蒸气冒出，糕粉由白色转呈玉色，则糕已蒸熟；③取出糕，倒在砧板上，用干净湿布盖住，并趁热用双手揉至光滑，再搓成宽约6cm、高10cm的条状，待冷却后，切成1cm厚的薄片即可。

[功效]补脾和胃，止咳定喘。

[应用]用于哮喘、支气管炎等患者。

[使用注意]可当点心随意食用。

（四）通便药膳

杏麻板栗粥

[组成]杏仁10g，火麻仁10g，板栗30g，芝麻15g。

[制法用法]①杏仁去皮，与火麻仁一起砸碎；②板栗炒熟，去外壳；③芝麻炒香；④将上述物品放入砂锅中，加水适量，煎煮后去渣取汁；⑤早、晚各1次，饭前温服。

[功效]理气宽肠，润燥通便。

[方解]本方所治之证为气机郁滞所致便秘，治宜理气宽肠、润燥通便。方中杏仁，润肠通便兼降肺气，以助大肠传导；火麻仁润燥滑肠，杏仁偏走气分，火麻仁偏走血分，气血同治，用于肠燥气滞便秘之证；板栗具有益气健脾、厚补胃肠的作用；芝麻益肝补血，滋阴润肠。诸药合用，使体虚得补，肠燥得润，腑气得通，共成补虚润下之剂。

[应用]气滞便秘病证。适用于肺气上逆所致腑气不通，胸胁痞满，甚则腹胀腹痛，食少纳呆，大便秘结，欲便不得，苔薄白而腻，脉弦；或肺燥津亏之干咳劳嗽，无痰或少痰，或痰中带血等。亦可用于中老年日常保健。

[使用注意]火麻仁服用不可过量。

（五）调理鼻炎药膳

（1）芡实辛夷粥

[组成]芡实 30g，辛夷花 15g，大米 100g，盐、味精各适量。

[制法用法]先将辛夷花用纱布包扎，放锅内加适量水，煮沸 30 分钟后去渣取汁。然后将淘洗干净的芡实、大米放药汁中，用文火熬粥。最后熬至米烂粥熟时，加入盐、味精调味即可起锅。

[功效]补脾益肺，祛邪通窍。

[应用]用于脾肺气虚型过敏性鼻炎，晨起即见鼻痒喷嚏，流清涕，鼻塞不通，伴有体倦乏力、心悸气短、咳嗽食少，稍劳累则上述症状加重，舌质淡，苔白滑，脉虚缓无力等。

[使用注意]感冒及发热期间宜停服；大小便不利，痰饮、中满者不宜使用。

（2）杞菊二冬饮

[组成]枸杞 20g，菊花、天冬、麦冬各 15g，冰糖 50g。

[制法用法]上药除冰糖外，全部放入锅中，加 750ml 水，用小火煎煮至一半水量。捞去药渣，加入冰糖溶化后饮用即可。

[功效]滋补肾阴，清热祛风。

[应用]用于肺肾阴虚型过敏性鼻炎，症见鼻内刺痒，反复喷嚏，遇风加重，鼻塞，鼻涕不甚多，呈黏液样，发作后鼻腔干燥，伴有头晕耳鸣、口干咽燥、五心烦热、失眠盗汗，舌质红苔少，脉细数等。

[使用注意]分 3 次饮用，亦可煎后倒保温杯中，代茶饮，每天 1 剂。

（六）调理咽炎药膳

（1）炖雪梨豆根

[组成]雪梨 1 个，山豆根粉 1g。

[制法用法]先将雪梨洗净去皮，切成片状，放入锅中。加 100ml 水，煎煮至 50g 时，加入白糖调味。然后在雪梨水中调入山豆根粉即可。

[功效]养阴清热利咽。

[应用]用于慢性咽炎，主要表现为咽喉部干燥、发痒、灼热、微痛，严重者可导致咽喉部充血、肿大、声音嘶哑或咳痰不止。

（2）沙参生地糖

[组成]北沙参、生地黄各20g，鲜萝卜汁适量，麦芽糖30~50g。

[制法用法]①北沙参、生地黄加适量水，用文火熬30分钟，去渣留汁；②与适量鲜萝卜汁、麦芽糖同隔水炖熟，热饮即可。

[功效]清热润燥解毒。

[方解]生地黄味甘苦，入心、肝、肾经，清热凉血，养阴生津；北沙参味甘微苦，入肺、胃经，养阴生津，利咽喉；萝卜化痰，防滋阴之腻；麦芽糖味甘，入脾、胃、肺经，补虚生津润燥。

[应用]用于慢性咽炎。

（七）肺病常用茶饮方

（1）痰热方

[组成]罗汉果1个，芦根10g，黄芩12g，款冬花12g，冰糖5g（自备）。

[功效]清热化痰，生津止渴。

[适应证]肺系疾病，中医辨证为痰热壅肺；症见咳嗽，咳痰色黄，声音嘶哑、咽痛，肠燥便秘，舌红苔黄腻，脉滑数。

[注意事项]对药物成分过敏者禁用，孕妇及哺乳期妇女禁用，脾胃虚寒者慎用。

（2）感冒咳嗽方

[组成]陈皮10g，荷叶10g，款冬花15g，甘草6g，蔗糖5g（自备）。

[功效]理气化痰，宣肺止咳。

[适应证]感冒后咳嗽，中医辨证为痰湿咳嗽；症见咳嗽有痰色白，进食甘甜油腻食物加重，胸闷，身重乏力，舌淡苔白腻或胖大有齿痕，脉濡滑。

[注意事项]对药物成分过敏者禁用，孕妇及哺乳期妇女禁用。

（3）润肺通络茶

[组成]金银花30g，荷叶10g，玉竹10g，菊花30g，桔梗12g。

[功效]清热解毒，养阴润肺。

[适应证]口干、咽干，干咳少痰者。

（4）咽炎方

[组成]胖大海10g，乌梅10g，桔梗12g，薄荷12g，甘草6g，梨汁20ml（自备）。

[功效]清热润燥，利咽生津。

[适应证]急慢性支气管炎、急慢性咽炎，中医辨证为温燥伤肺；症见咳嗽少痰或无痰、咽干、鼻干、口干，欲饮，舌红少津，脉浮数。

[注意事项]对药物成分过敏者禁用，孕妇及哺乳期妇女禁用。

（5）咽炎2号方

[组成]玄参20g，枸杞30g，菊花30g，胖大海10g。

[功效]养阴清热，利咽开音。

[适应证]慢性咽喉炎，症见咽喉干燥、灼热疼痛、干痒音哑、口舌干燥。

（6）咽炎3号方

[组成]玫瑰花30g，厚朴花10g，合欢花30g，旋覆花10g，代代花10g，陈皮10g。

[功效]疏肝解郁，化痰利咽。

[适应证]慢性咽喉炎，症见咽喉不利，咽喉部异物感、痰阻感。

（7）肺病气阴两虚方

[组成]麦冬10g，西洋参10g，黄芪30g，枸杞30g，石斛10g，白砂糖5g。

[功效]益气养阴。

[适应证]慢性支气管炎、慢性阻塞性肺疾病、支气管哮喘、肺间质纤维化等肺系疾病，中医辨证为气阴两虚；症见咳嗽痰少，色白，喘息，胸闷，乏力，舌淡苔薄白，脉沉缓或细数。

[注意事项]对药物成分过敏者禁用，孕妇及哺乳期妇女禁用，脾胃虚寒者慎用。

（8）利咽解毒茶

[组成]金银花10g，胖大海10g，麦冬10g，苦荞麦20g，绿茶6g（自备）。

[功效]清热利咽。

[适应证]咽痛、咽痒，合并扁桃体炎。

（9）风热感冒方

[组成]金银花10g，菊花30g，薄荷12g，枇杷叶12g，冰糖5g（自备）。

[功效]疏风清热，宣肺止咳。

[适应证]风热感冒，症见发热，微恶风寒，有汗或少汗，头痛，咽干，口干渴，舌尖红，苔薄黄，脉浮数。

[注意事项]对药物成分过敏者禁用，孕妇及哺乳期妇女禁用，脾胃虚寒者慎用。

（10）清宣润肺茶

[组成]百合10g，知母10g，桑叶10g，枇杷叶12g，麦冬10g。

[功效]清肺润燥，止咳。

[适应证]燥邪犯肺，症见干咳痰少不利，口干舌燥，尤其适用于肺癌肺燥阴虚者。

[注意事项]对药物成分过敏者禁用，孕妇慎用。

（11）鼻敏饮

[组成]乌梅10g，防风10g，柴胡10g，五味子10g，甘草6g。

[功效]益气固表，脱敏止嚏。

[适应证]过敏性鼻炎，症见阵发性鼻痒、喷嚏、流清涕、鼻塞。

（12）补肺止咳茶

[组成]黄芪30g，太子参30g，桑白皮15g，五味子10g，山茱萸10g。

[功效]补肺益气，止咳平喘。

[适应证]肺气虚弱，症见喘促短气、肺虚久咳、气怯声低。

[注意事项]对药物成分过敏者禁用，脾虚便溏者慎用。

肺系疾病常用药对

广义上，药对有对药、角药、组药之分。狭义上，药对又称对药。

对药是指处方配伍中成对出现的药物（亦称姊妹药），是临床常用的一种特殊方剂配伍形式，又是最简单、最基本的中药复方，若配伍得当，在整个方中常能起到相辅相成、协同互制的作用。

角药是以中医基本理论为基础，以辨证论治为前提，以中药气味、性能、七情为配伍原则，将3种中药联合使用、系统配伍，是3种中药的有机组合，起到三足鼎立、互为犄角的作用。角药介于中药与方剂之间，在方剂中起主要或辅助作用，或独立成方，在临床应用中可起到减毒增效作用。

组药是以中医理论为指导，以辨证论治为基础，根据药物的性味、归经、相互作用与配伍规律，在长期临床实践基础上经过不断提炼、筛选出来的药物组合。组药一般由4味及以上药物组成，其数量与功用均多于对药及角药。组药的关键在于"组"，即药物的最佳配伍组合；其特点在于"精"，即追求组合的精练，避免臃肿。在临床应用组药时，关键是要发挥组药简捷精悍的特点，以较少的药物组合直指病机，因其充分体现了中医学"简、便、廉、验"的特点，故一向为临床医家所重视。

对药

1. 麻黄、杏仁

麻黄，辛温发散，入肺、膀胱经，功能发汗散寒，宣肺平喘，利水消肿。

杏仁，味苦，通过泄降气逆而达到止咳平喘的效果，为治咳喘之要药。

麻黄配杏仁，麻黄以宣肺散寒为主，杏仁以降气祛痰为主，宣肺平喘，润肠通便。杏仁主肺经之气，而麻黄开肺且达肌表毛窍，能"去荣中寒邪，泄卫中风热"。蜜麻黄合杏仁，既可发散，又可降气，两药相使，一升一降，调肺气之宣肃，同时麻黄经蜜制，与杏仁相合，润肺降气、平喘止咳之效更佳。

两者相须为用，常用于治疗上呼吸道感染或感染后咳嗽，以及肺胀、哮病等所见喘咳。常用量：蜜麻黄 6～9g，杏仁 10g。

2. 苍耳子、地龙

苍耳子，味辛、苦，性温，有毒，入肺经，有发散风寒、宣通鼻窍、祛风湿、止痛的功效，常用于治疗风寒感冒、鼻渊、风湿痹痛等。

地龙，性寒，味咸，归肝、脾、膀胱经，具有清热止痉、平肝息风、通经活络、平喘利尿等功效。

两者相须为用，常用于治疗过敏性鼻炎、鼻窦炎，症见打喷嚏、流清涕、鼻塞，亦常用于过敏性咳嗽、过敏性哮喘的平喘治疗。

3. 辛夷、白芷

辛夷，味辛，性温，入肺、胃经，质轻上浮，辛温发散，宣通鼻窍，外能祛除风寒邪气，内能升达肺胃清气，善通鼻窍，为治鼻渊头痛、鼻塞流涕的要药，亦为治疗鼻病之圣药。

白芷，味香、辛，性温，入肺、胃、大肠经，祛风解表散寒之力较温和，而止痛、通鼻窍之力较强，有解表散寒、祛风止痛、通鼻窍、消肿排脓的功效，用于治疗风寒感冒，头痛、牙痛、风湿痹痛、鼻渊、疮痈肿毒等。

两者相须为用，治疗各种鼻咽部疾病，尤以鼻鼽（过敏性鼻炎）、伤风鼻塞（急性鼻炎）、鼻窒（慢性鼻炎）疗效最为显著。

4. 乌梅、蝉蜕

乌梅，酸涩平，性善敛肺，有脱敏止痒之功。

蝉蜕，性味甘寒，入肺肝二经，轻浮升散，既能疏散肺经风热之邪，又能除肝经之风热。

两者相须为用，宣散风热而能祛风止痒，且二药散敛，共奏祛风脱敏止痒之功。

5. 地龙、全蝎

地龙，性寒，味咸，归肝、脾、膀胱经，清热止痉，平肝息风，通经活络，平喘利尿。

全蝎，性平，味辛，有毒，归肝经，息风止痉，通络止痛，攻毒散结。

二者均性走窜，长于通络止痉，可助搜刮经络之风。两者合用，共奏攻毒散结、通络止痉之效。

笔者在治疗顽固性咳嗽、哮喘、慢性阻塞性肺疾病中常用此对药，也常加用蜈蚣以加强解痉通络之功。

6. 黄芪、白术

黄芪与白术是补气健脾的常用组合，均始载于《神农本草经》，并列为上品。

黄芪能补肺气，益气固表以止汗；白术具有健脾益气止汗之功。二药合用，补肺气，益卫气，使肺气充足，营卫调和，卫外得固，津液循常道而不致外泄，达到固表止汗之效，且黄芪与白术相须为用，同人脾胃经，可实现益卫固表、消除水肿、补中气、健脾胃的功效。

现代研究表明，黄芪具有增强免疫、抗炎、抗菌、抗病毒等作用，白术亦具有增强免疫力、抗菌等作用，两药配伍可提高患者免疫力，增强抗病邪能力。

临床上多以黄芪、白术配伍防风、五味子等治疗反复上呼吸道感染属于肺气虚弱、表虚不固者；或予玉屏风散加减，治疗多汗、反复呼吸道感染、喘息性支气管炎、慢性支气管炎等属于气虚者；或配伍防风、桂枝、白芍、生龙骨、生牡蛎等，治疗汗出量多而异常为主的病证；或炙黄芪、生白术配伍陈皮、半夏、当归、肉苁蓉、枳实、神曲等，治疗脾虚气弱所致便秘等。

7. 地龙、穿山龙

地龙，味咸，性寒，归肝、脾、膀胱经，性擅走窜，长于治疗经络不畅而止痛；性寒咸降，体滑通利，长于清肺平喘。

穿山龙，味苦，性平，归肝、肺经，有清肺化痰、祛风除湿、活血通络等功效。

二者配伍既能清肺平喘，又可通行经络止痛，用于邪热壅肺、肺失肃降之咳嗽、喘息，或经络阻滞、血脉不畅之肢体麻木不利、腰腿疼痛、风湿痹痛。

现代药理研究发现，穿山龙具有镇咳、平喘、祛痰等多种药理作用。

8. 全蝎、蜈蚣

全蝎，性味辛平，有毒，归肝经，具有息风止痉、散结攻毒、通络止痛功效。

蜈蚣，性味辛温，有毒，归肝经，善走窜，具有息风止痉通络、攻毒散结止痛之功；性善走窜，通达能力强，与全蝎同为息风止痉要药。

二药合用源自《流行性乙型脑炎中医治疗法》止痉散。现代药理研究表明，蜈蚣具有抗肿瘤、调节免疫系统、抗菌、镇痛消炎等作用。

9. 鱼腥草、金荞麦

鱼腥草，性味辛寒，入肺经，清热解毒，消痈排脓，可治肺痈吐脓、痰热喘咳。

金荞麦，性味辛凉，入肺经，清热解毒，排脓祛瘀，用于肺脓肿、咽喉肿痛等。

二者均为肺经专药，性寒凉，功效类似，合用协同增效，适用于肺热喘嗽，又具清热排脓之功，更适用于痰液浓稠者。

10. 陈皮、半夏

陈皮又称橘皮，味苦辛，性温，归肺、脾经，理气健脾，燥湿化痰。

半夏，味辛，性温，归脾、胃、肺经，和胃降逆，燥湿化痰；其化痰之功有二，一则入肺经，燥湿行气化痰，二则入脾经，燥脾之湿，脾湿去则痰无所生。

本对药化痰湿之力强，善治湿痰，为治疗外感风寒或中焦湿痰上犯导致肺气不利而致咳嗽痰多、胸闷等症的要药，也可作为化痰基本方随证加减，治一切痰嗽。众多止咳化痰的方剂均含此对药，如二陈汤、杏苏散等。

11. 桂枝、白芍

桂枝，味辛甘，性温，既能温通扶阳、助卫实表，又能温通经脉、散寒止痛。

白芍，酸苦微寒，敛阴和营、止痛、止汗。

临证治疗外感风寒，表虚有汗，两药配伍，用量相等，可解肌发表。两药的药量不同，治疗方向不同：①桂枝、白芍按 1∶1 配比，取其调和营卫、走表止汗之功，用于营卫不和、汗出异常，即桂枝汤治疗"病常自汗出者"之意。常用量：桂枝、白芍各 10g。②桂枝、白芍按 1∶2 配比，芍倍于桂，取其和里缓急、入里止痛之功，用于中焦虚寒、脘腹疼痛，取小建中汤治疗"虚劳里急"之意。常用量：桂枝 6~9g，白芍 12~18g。

12. 枇杷叶、射干

枇杷叶，味苦，性微寒，入肺、胃经，清肺止咳，和胃降逆，止渴。

射干，性寒，味苦，主入肺经，长于清热解毒，降肺气，消痰涎，利咽喉。

两者合用，可增清肺润燥之力，又可利咽喉。笔者常用于治疗急性支气管炎、慢性阻塞性肺疾病急性期、支气管哮喘发作期表现为咽部干痒伴咳嗽等症状，止咳效佳。

13. 黄芪、鳖甲

黄芪，味甘，性微温，归脾、肺经，有补气健脾、升阳举陷、益卫固表、利尿消肿、托毒生肌之功效。

鳖甲，味咸，性微寒，入肝、肾经，具有软坚散结、滋阴潜阳、退热除蒸之功。鳖甲善能攻坚，又不损气，阴阳上下有痞滞不除者，皆宜用之，而又不损伤人体正气。

两者合用，有治疗瘕积之效，且补气而不壅滞，消积而不伤正气，体现了行中有补，补中有行。

14. 柴胡、葛根

柴胡，味苦、辛，性微寒，归肝、胆经，解肌退热，疏肝解郁，升举阳气。

葛根，味甘辛，性凉，归脾、胃、肺、膀胱经，具有解肌退热、生津止渴、透疹、升阳止泻的功效。葛根的解肌作用，可治太阳经枢不利，用于外感发热、头痛项背强痛等症。现代药理研究表明，葛根的解肌作用可用于治疗高血压引起的头晕不适、项背强痛，葛根中的有效活性成分能够改善肾功能、增强骨密度。

柴胡与葛根共用，可加强解肌、升阳之功效。

15. 党参、代赭石

党参，甘，平，归脾、肺经，补中，益气，生津。

代赭石，性寒，味苦，归肝、心经，有平肝潜阳、降逆镇惊作用，可携党参下行以平喘。

两者合用，既可扶助已伤之正气，又可防重镇之品伤胃之弊，共奏降逆化痰、益胃和中之功，为治胃虚痰阻、气逆不降对药。

16. 荷叶、莱菔子

荷叶，味苦涩，性平，功能清暑利湿；在降脂减肥方面的作用非常显著，煎水代茶或直接泡水代茶饮，临床常配伍山楂、决明子、莱菔子等。服用荷叶后能有效阻止脂肪吸收，化浊去腻，防治脂肪体内积滞，又有助于消化和消脂，同时能促进肠道蠕动，排出毒素。临床使用剂量宜大，30g 左右。

莱菔子，消食除胀，降气化痰，治疗咳嗽痰多、胸闷食积者，常与荷叶共用，可加强消积化痰之功。

17. 枳壳、瓜蒌

枳壳，味辛、苦、酸，性温，归脾、胃、大肠经，有理气消胀、开胸快膈的作用，可治疗胃肠积滞、湿热泻痢、胸痹、气滞疼痛等。

瓜蒌，味微苦、甘，性寒，质润散降，具有清热润肺化痰、宽胸散结、解渴利肠、消肿的功效。

枳壳宽胸理气，可顺畅脾胃中枢之气机，恢复脾之运化功能，而能杜绝生痰之源，治疗咳嗽之根本。瓜蒌能润能清，润却不滋腻碍胃，清却不过寒伤脾，可治疗痰热之标。二药合用，能标本同治，兼有润肠通便之功。

18. 党参、旋覆花

党参，甘，平，归脾、肺经，补中，益气，生津。

旋覆花，味苦辛咸，性微温，可下气消痰、降逆止噫。

两者合用，既可扶助已伤之正气，又可防重镇之品伤胃之弊，共奏降逆化痰、益气和胃之功。

19. 柴胡、郁金

柴胡，味苦、辛，性微寒，归肝、胆经，解肌退热，疏肝解郁，升举阳气。

郁金，味辛、苦，性寒，归肝、胆、心、肺经，活血止痛，行气解郁，清心凉血，利胆退黄。

两者合用，共奏降逆、升清、化浊之效，调节气机，疏肝气、降肺气。

20. 石菖蒲、郁金

郁金，味辛、苦，性寒，归肝、胆、心、肺经，有活血止痛、行气解郁、清心凉血、利胆退黄之功效。

石菖蒲，味辛、苦，性温，归心、胃经，有开窍醒神、化湿和胃、宁神益志之功效。

石菖蒲、郁金对药出自《温病全书》菖蒲郁金汤，具有清热化痰、开窍利湿之功。

21. 枳实、白术

本对药源自《金匮要略·水气病脉证并治》枳术汤。

枳实，辛行苦降，消积除痞，无论食积、湿热，导致气机不调者，皆可用之。

白术，甘温苦燥，《本草汇言》称其"散湿除痹，消食去痞之要药也。……脾虚不健，术能补之；胃虚不纳，术能助之"。

两药一以通泄胃浊，一以健运脾气，一降一升，一泻一补，相互为用，行气消痞，健脾利湿，以调脾胃气机升降之性。用于脾虚气滞、食积水停诸症，用量视其具体情况而异。如脾胃虚弱，运化失司，白术用量宜大；身体壮实，舌苔厚腻，以痰湿食积为主，枳实用量宜大。如宿食停滞、消化不良，加醋鸡内金、焦神曲，重用消导；食积生痰、痰浊阻肺，加炒莱菔子，酌予清肺化痰之品。临床补虚用炒白术，便秘促进胃肠蠕动宜生白术，用量 30 ~ 50g 不等。

22. 藿香、厚朴

藿香，辛而微温，为芳香化湿要药。

厚朴，苦辛性温，可使气行湿动；作用于中焦，使湿从燥化。

治疗湿浊困阻、气机不利者，以湿浊或寒湿为主，热象不显，舌体胖大有齿痕，舌苔厚腻，脉濡或滑，用本组对药，以芳香之品醒脾化湿，辛温之药行气燥湿，并以甘淡渗湿，祛除气分湿浊，宣畅气机，共奏芳香化湿、辛温宣透、健脾渗湿、行气祛湿之功，为分消走泄法。临证可配伍佩兰、半夏。

23. 龟甲胶、鹿角胶

龟甲胶，滋肾阴，强筋骨，养血补心。

鹿角胶，温补肝肾，益精养血。

两者合用，共奏补肝益肾、补精充髓、益气助阳之效。现代医学研究表明，两者有促增殖、抗凋亡的作用。

24. 紫苏子、半夏

紫苏子，味辛性温，归肺、大肠经，可降气化痰、止咳平喘、润肠通便。

半夏，味辛性温，有毒，归脾、胃、肺经，具有燥湿化痰、降逆止呕、消痞散结的作用。

半夏燥湿化痰降逆，可助紫苏子降气祛痰平喘。二药合用，可以治疗痰涎上壅于肺，肺失宣降而致的胸膈满闷、喘咳痰多等症。方如《太平惠民和剂局方》中的苏子降气汤，由紫苏子、半夏、厚朴、前胡、肉桂、当归、生姜、苏叶、甘草、大枣组成，标本兼治、上下并治，使气降痰消，咳喘自平。

25. 金银花、连翘

金银花，味甘，性寒，归心、肺、胃经，可清热解毒、疏散风热，通常用于治疗风热表证、温病初起、痈肿疔疮、热毒血痢等。

连翘，味苦，性微寒，入心、肺、小肠经，有疏散风热、清热解毒、散结消肿的功效，可治疗疮疡肿毒、瘰疬痰核、风热外感、温病初起、热淋涩痛等。

二药伍用，并走于上，轻清升浮宣散，既能透热达表，又能清里热而解毒，清气凉血。如金银花配连翘、香薷、白扁豆，治暑温发热无汗；连翘配金银花、甘草节、大青叶，治痈疽、疔毒。二药均有疏散风热、清热解毒作用，治疗外感风热、温病初起、热毒疮疡等常相须为用。现代研究证实，二药对金黄色葡萄球菌、溶血性链球菌、痢疾杆菌、霍乱弧菌等多种致病菌均有一定抑制作用，并有一定的抗流感病毒、抗柯萨奇病毒等作用。用于风热表证，量轻，一般 10 ~ 15g；用于清热解毒，量重，一般 15 ~ 30g。

26. 谷芽、麦芽

二芽禀受天地生发之气，能宣化中州，开发脾胃。谷芽入胃而主降，麦芽入脾而主升，两者合用可恢复脾胃转枢功能，使之升降有序，运化自如。

27. 人参、蛤蚧

人参，归肺、脾经，大补元气、补脾益肺、复脉固脱、生津止渴，可以改善短气喘促、懒言声微等肺气虚衰症状，也可以改变机体的反应性，增强机体对各种有害刺激的反应能力，有利于避免受物理性、化学性刺激而发生咳嗽、咽痒等症状。

蛤蚧，归肺、肾经，有补肺益肾、定喘止嗽之效，而从药理上看，可以直接松弛气管，平喘作用明显。

两者合用，常用于治疗支气管哮喘、慢性阻塞性肺疾病等见反复喘咳、气短懒言等。

28. 芍药、甘草

芍药甘草汤由白芍、炙甘草两味中药组成。芍药酸甘，养血敛阴、柔肝止痛；甘草甘温，健脾益气、缓急止痛。

两者配伍，具有调和肝脾、柔筋止痛等功效，是中医临床常用的缓急止痛之方。现代研究显示，芍药甘草汤中主要含有黄酮类、三萜皂苷类、鞣质类以及一些其他化合物，有多种药理作用，包括解痉、止痛、保肝、镇咳、平喘及抗炎等，临床上可用于治疗痉挛性疾病、疼痛性疾病、炎症性疾病、支气管哮喘等。

29. 紫菀、款冬花

紫菀，味苦、辛，性微温，入肺经，辛散苦降，温和柔润而不辛燥，长于润肺下气化痰，也可治疗便秘。

款冬花，味辛、微苦，性温，入肺经，辛温而润，止咳作用较强，《神农本草经》言其"主咳逆上气，善喘"。

二者皆性润不燥而为润肺下气化痰止咳之品，常相须为用，温润平和，不寒不热，属于以降气为主的宣肺平喘配伍，以降气药配伍宣肺平喘药，使气降则喘平嗽止。

30. 柴胡、黄芩

柴胡为少阳经表药，辛、苦，微寒，归肝、胆经，可和解表里，疏肝升阳。

黄芩苦寒直折，入肺、胆、脾、大肠、小肠经，清热燥湿，泻火毒。

柴胡疏肝升阳，升发肝气，又可引黄芩入肝；黄芩苦寒，上可清泻肺热，下可降泻肝胆，肝气得升，胆气得降，则口苦一症可缓。常用量为黄芩、柴胡各 10~12g。热证明显者，常予 12g。若痰黄不明显，或素体虚寒，当防用药过于苦寒。笔者擅取小柴胡汤中柴胡、黄芩解半表半里之精髓，临证见外感或外感后咳嗽伴见痰黄、口苦者，言其为内有郁热，多予柴胡、黄芩。

31. 桔梗、甘草

仲景以桔梗一两、甘草二两之少阴桔梗汤治疗少阴咽痛。桔梗与甘草皆为舟楫之药。

桔梗为气分药，苦、辛，平，入肺、胃经，可开宣肺气，祛痰利咽，消肿排脓。

甘草为众药之主，甘，平，归心、肺、脾、胃经，可清解阴经毒热，调药和中，缓急止痛。

笔者用桔梗、甘草，取其苦辛散寒、甘平除热、苦甘化阴、寒热可调之意，一为祛痰止咳利咽，二为宣肺利肺以散邪气，三为升载阳气。常用于治疗急性上呼吸道感染、急性支气管炎、喉源性咳嗽、咽源性咳嗽以及肺炎等证属风热郁肺，风寒湿闭肺，或风邪热毒客于少阴所致咽痛喉痹、咳嗽，以及痰热内郁之胸痛等。临床两药常 1：1 相配，取 5~15g 为宜。偏于止痛缓急者，桔梗、甘草用量之比为 1：2；偏于宣泄开肺者，桔梗、甘草用量之比为 2：1。

32. 半夏、厚朴

半夏同厚朴，取自仲景治梅核气之半夏厚朴汤。二药皆为燥湿化痰降气要药，可降逆散滞。治痰湿内阻之咳嗽或痰阻咽喉而见咽异感，抑或气上冲咽、冲喉而咳嗽者，多以半夏、厚朴燥湿化痰，降气平喘。

半夏为痰药，辛，温，归脾、肺、胃经，长于燥湿化痰和胃。

厚朴为气药，苦、辛，温，归肺、脾、胃、大肠经，长于运脾燥湿除满。

两药相合，辛温苦温燥湿，辛开散结，苦泻下降，可燥化痰湿，辛开痰结，使阴土之清气得升，阳土之浊气得降，则因痰湿而生之咳喘得平，气逆、气结得顺。常取半夏、厚朴 10 ~ 12g；若痰湿不甚，舌苔不厚，半夏、厚朴 10g 即可；气上冲明显者，常予厚朴 12g。兼寒证者，常配伍干姜、细辛以温化；见痰黄者，加黄芩、浙贝母以清热。

33. 玄参、麦冬

干祖望提出"水衰火旺"和"相火偏旺可致咽痒而咳"的观点。笔者认为，相火所致咽痒干咳，宜滋阴以壮水降火，肺肾同治。

玄参，甘苦咸，微寒，又善滋阴，最宜于肺热咳嗽。

麦冬，在《神农本草经》中为养阴润肺之上品，《医学衷中参西录》言其"入胃以养胃液，开胃进食，更能入脾以助脾散精于肺，定喘宁嗽"。

玄参配麦冬，滋阴清热金水生，多用于阴虚内热证。临床可见咽干而痛，口干舌燥，兼有五心烦热，颧红，大便干结，小便短赤，盗汗，舌红、少苔，脉细数等阴虚热盛之象。

34. 龙骨、牡蛎

龙骨，性平，味甘、涩，归心、肝、肾经，具有平肝潜阳、镇惊安神之效。

牡蛎，性微寒，味咸，归肝、肾经，具有平肝潜阳、重镇安神、收敛固涩、软坚散结、制酸止痛之效。

两药合用，共奏重镇潜阳之效。

35. 黄芪、红景天

红景天，甘、苦，平，清肺止咳，益气健脾。

黄芪，甘，微温，补气健脾，益卫固表。

两者合用，益气健脾，清肺化痰，治疗咳嗽短气、少气懒言、疲乏无力等症。现代研究证实，红景天苷为红景天的主要活性成分，具有显著抗疲劳、抗辐射、抗衰老、抗缺氧和免疫调节功效，对心血管系统、肝、肾、神经细胞有保护作用。

36. 金樱子、芡实

金樱子，酸、甘、涩，平，归肾、膀胱、大肠经，具有固精缩尿、固崩止带、涩肠止泻等功效。

芡实，甘、涩，平，归脾、肾经，益肾固精，补脾止泻，除湿止带。

金樱子气味俱降，酸涩收敛，功专敛精气，而芡实健脾祛湿，收敛肾气，两者配伍，益肾敛精，固涩下元，平补肾之阴阳。其中，金樱子多用20g，芡实多用10g。治疗脾肾虚所见小便淋沥、清长，二者合用，可益肾健脾。

37. 桂枝、炙甘草

桂枝，性温，味辛、甘，具有解肌发表、温通经脉、助阳化气功效，主治风寒表证、寒湿痹痛、四肢厥冷、经闭痛经等。

炙甘草，性平，味甘，具有补脾益气、解毒、润肺、祛痰止咳、缓急止痛、调和药性功效。现代研究证实，甘草既有抗炎杀菌、抗病毒的作用，也有抗氧化、增强免疫的作用。

两者合用，甘草既能加强桂枝解肌发表、祛风寒的作用，也可以加强调和营卫的作用，临床常用于咳嗽痰多、喘气短咳等肺系疾病，亦可治疗脾胃虚弱、疲乏无力等。

38. 葶苈子、桑白皮

葶苈子，味苦辛，性大寒，主归肺、膀胱经，专泻肺中水饮及痰火而平喘咳，泄肺气之壅闭而通调水道，利水消肿，常用于治疗水饮之腹水水肿、胸胁积水与水肿，使水湿之邪从下焦而解，可开上焦之闭塞。

桑白皮，甘寒，归肺经，泻肺平喘，利水消肿，用于肺热喘咳、水饮停肺、胀满喘急、水肿、脚气、小便不利。

两者均有泻肺、消痰、利水平喘之功，故配伍使用可用于临床肺热喘咳或痰涎壅盛于肺，喘咳不得平卧，各种水肿如风水、皮水、胸腹积水、悬饮等。

角药

1. 炙麻黄、地龙、苍耳子

麻黄，性温辛散，始载于《神农本草经》，外解表发汗，内止咳平喘。药理研究证实，其有效成分麻黄碱可直接松弛平滑肌，发挥拟肾上腺素样作用，抑制过敏介质释放，达到平喘效果。

地龙，咸寒，清热息风，止痉平喘，常用量 10~30g，依据病情程度调整选用。虫类药性善走窜，剔邪搜络，善祛除肺络中痰瘀等病理产物。

苍耳子，味辛、苦，性温，有毒，归肺经，常用量 6g，可宣通鼻窍，又独能上达颠顶，疏通脑户之风寒，为风病之要药，且无辛香走窜、升泄过度、耗散正气之虞。

苍耳子配地龙，具有脱敏定喘之功。地龙配麻黄，寒温平调，清宣肺气，解痉平喘，均为治疗哮喘的要药；药理研究表明，两药均有扩张支气管、缓解支气管痉挛的作用，配伍使用可以发挥良好的平喘效果。三药合用，具有解痉脱敏定喘之功。

2. 苏子、白芥子、莱菔子

紫苏子，降气行痰，使气降而痰不逆。

白芥子，温肺利气，快膈消痰。

莱菔子，消食导滞，使气行则痰行。

三者均为行气消痰之品，合为三子养亲汤，根据"以消为补"的原则，合而为用，各逞其长，可使痰消气顺，喘嗽自平。三者合用，主治痰壅气滞证，见咳嗽喘逆、痰多胸痞、食少难消、舌苔白腻、脉滑。

3. 干姜、细辛、五味子

干姜，味辛性热，归脾、胃、心、肺经，温中散寒，回阳通脉，温肺化饮。

细辛，味辛性温，有小毒，归心、肺、肾经，解表散寒，祛风止痛，通窍，温肺化饮。

五味子，味酸甘性温，归肺、心、肾经，收敛固涩，益气生津，补肾宁心。

干姜、细辛相配伍，温肺化饮。然而素有痰饮，脾肺本虚，若纯用辛温发散，恐耗伤肺气，故佐以五味子敛肺止咳。三药相配，有散有收，既可增强止咳平喘之功，又可制约辛散温燥太过之弊，共奏温肺化饮散寒之效。陈念祖指出："干姜以司肺之辟，五味以司肺之阖，细辛以发动其阖辟活动之机。"

4. 瓜蒌、半夏、黄芩

瓜蒌，甘寒，清热涤痰，宽胸散结，用时先煮，意在"以缓治上"，而通胸膈之痹。

半夏，辛温，化痰散结。

黄芩，苦寒，善清上焦肺热。

三者合用，取小陷胸汤之意，易黄连为黄芩，可治痰热壅盛，见咳痰黄稠、舌红苔黄腻、脉滑数。

5. 黄芪、防风、炒白术

黄芪，甘温，内补脾肺之气，外可固表止汗。

白术，健脾益气，助黄芪以加强益气固表之功。

防风，走表而散风邪，合黄芪、白术以益气祛邪。且黄芪得防风，固表而不致留邪；防风得黄芪，祛邪而不伤正，有补中寓疏、散中寓补之意。

三药配伍，具有益气固表止汗之功，主治表虚自汗、汗出恶风、面色㿠白、舌淡苔薄白、脉浮虚。亦治虚人腠理不固，易感风邪。

6. 黄芪、制附子、葶苈子

黄芪，甘温补益之品，既可补气亦可行气，兼利水，气充气行则瘀血得通、气血得畅。

制附子，辛热温阳之品，尤温心阳，可谓"益火之源以消阴翳"，阳气充盛则瘀血得通、痰浊水饮得消，标本兼治。笔者临床制附子常用剂量为 9～30g，小剂量递增，安全有效。

葶苈子，具有泻肺消肿、平喘逐水之效，利水逐痰而不伤及阴津，为治疗心力衰竭痰浊水饮之标实的佳品。

三药配伍，补气活血，温通心脉，起到强心、利尿消肿的作用。

7. 人参、麦冬、五味子

人参，补肺气，益气生津。

麦冬，养阴清肺而生津。

五味子，敛肺止咳、止汗。

三药合为生脉饮，共成补肺益气、养阴生津之功，主治气阴两虚证，见心悸气短、心慌等。

8. 乌贼骨、浙贝母、煅瓦楞

乌贼骨，又名海螵蛸，咸、涩，温，归脾、肾经，制酸止痛，收敛止血。乌贼骨中所含碳酸钙，可中和胃酸，缓解呕酸及烧心症状，又可促进溃疡面炎症吸收，阻止出血，减轻局部疼痛，故可作为制酸剂。

浙贝母，化痰散结消痈，与乌贼骨合用乃乌贝散。实验表明，乌贝散有明显吸附胃蛋白酶及中和胃酸的作用，可减少胃酸对胃溃疡面的刺激，亦减少蛋白酶对溃疡面的消化作用，能加速小鼠胃溃疡愈合。乌贝散除有对抗胃酸的局部作用外，似还有抑制胃酸分泌的类似抗胆碱药的全身作用，与其他几种常用抗酸剂比较，其体内作用大于其他各药，且作用持久；体外实验证实，其抗酸作用低于氧化镁、镁乳、钙镁片，而大于氢氧化铝凝胶。

煅瓦楞，咸，平，归肺、胃、肝经，具有消痰化瘀、软坚散结、制酸止痛之功。

三药合用，共奏制酸止痛、收敛之功。

9. 紫草、紫菀、紫花地丁

紫草，甘、咸，寒，归心、肝经，有凉血、活血、解毒透疹之功，可治血热妄行之咯血。

紫菀，苦、辛，微温，具有温肺、下气、消痰、止咳之功。《本草正》云："紫菀……辛能入肺，苦能降气，故治咳嗽上气、痰喘。惟肺实气壅，或火邪刑金而致咳唾脓血者，乃可用之。"《药品化义》云："紫菀，味甘而带苦，性凉而体润，恰合肺部血分。主治肺焦叶举，久嗽痰中带血，及肺痿，痰喘，消渴，使肺窍有清凉润泽之功。"紫菀在体外对大肠杆菌、痢疾杆菌、变形菌、伤寒杆菌、副伤寒杆菌、铜绿假单胞菌及霍乱弧菌等多种革兰氏阴性肠内致病菌有一定抑制作用，并有对抗致病性真菌的作用。

紫花地丁，苦、辛，寒，归心、肝经，具有清热解毒、凉血消肿、清热利湿的作用，主治疔疮、痈肿、瘰疬、黄疸、痢疾、腹泻、目赤、喉痹、毒蛇咬伤。

三药合用，具有清热解毒、凉血止血之效，主治支气管扩张急性加重期伴咯血者。

10. 地龙、全蝎、蜈蚣

地龙，咸寒，归肝、脾、膀胱经，具有清热息风、解痉平喘功效，善走窜，剔邪搜络。

全蝎、蜈蚣，归肝经，具有息风止痉、通络止痛、攻毒散结功效，均用于肝风内动、痉挛抽搐、小儿惊风、中风口㖞、半身不遂等。

虫类药具有搜剔经络伏邪的作用，对久病血瘀入络效果尤佳，故三药配伍，祛风通络，化痰散结，定惊宁神，可用于顽固性哮喘、类风湿关节炎所致肺间质纤维化、肺结节，还可用于癌性疼痛。

11. 鸡血藤、海风藤、络石藤

藤类药轻灵，易通利关节而达四肢。

鸡血藤，苦、甘，温，归肝、肾经，具有活血补血、调经止痛、舒筋活络之效，可以去瘀血，生新血，流利经脉。

海风藤，辛、苦，微温，归肝经，疏经络，活血脉，有祛风、除湿、通络之功。

络石藤，苦寒除湿，祛风通络，长于舒筋活络。

三药配伍，活血通络止痛，对于肺间质纤维化合并类风湿关节炎者效佳。

组药

1. 苍耳子、细辛、辛夷、白芷、川芎

苍耳子，辛苦温，入肺经，温和疏达，流利关节，宣通鼻窍，遍及孔窍肌肤而不偏干燥烈，又独能上达颠顶，疏通脑户之风寒，为风病之要药，而无辛香走窜、升泄过度、耗散正气之虞。苍耳子可走上、走下、入内、出外，为通达之药，可通达九窍。

细辛，祛风散寒、通窍之功效显著。

辛夷，辛温，趋向升浮，主入肺、胃经，气味芳香质轻，性升散，入肺经善散肺部风邪而宣通鼻窍，为治疗鼻渊之要药。

白芷，性温，味辛，解表散寒，祛风止痛，通鼻窍，上行头目，下抵肠胃，中达肢体，遍通肌肤以至毛窍，而利泄邪气，治头痛、眉棱骨痛、齿痛、鼻渊。

川芎，味辛，性温，归肝、胆、心包经，气香升散，走而不守，既能行散，上行可达颠顶，又入血分，下行可达血海，具有活血行气、祛风止痛的功效，为"血中之气药"。

五药合用，主治鼻渊之鼻塞、流涕、喷嚏、头痛诸症。

2. 苍耳子、地龙、乌梅、蝉蜕

苍耳子，味辛、苦，性温，有毒，归肺经，常用量6g，可宣通鼻窍，又独能上达颠顶，疏通脑户之风寒，为风病之要药，且无辛香走窜、升泄过度、耗散正气之虞。

地龙，咸寒，清热息风，止痉平喘，常用量10～30g，依据病情程度调整选用。虫类药物性善走窜，剔邪搜络，善祛除肺络中痰瘀等病理产物。

苍耳子配地龙，具有脱敏定喘之功。

乌梅，酸涩平，善敛肺涩肠生津，具有脱敏之功，是祝谌予名方过敏煎的药物组成之一。

蝉蜕，甘寒，宣散风热而能透疹止痒，药理研究显示有抑制变态反应作用。

四药合用，共奏祛风脱敏之功。笔者常用此组药治疗过敏性疾病，如过敏性鼻炎、哮喘、湿疹等。

3. 沙参、麦冬、玄参、石斛

沙参，味甘、微苦，性微寒，归肺、胃经，具有养阴清热、润肺化痰、益胃生津之效，主治阴虚久咳、燥咳痰少、虚热喉痹、津伤口渴。

麦冬，味甘、微苦，性微寒，归胃、肺、心经，有养阴润肺、益胃生津、清心除烦功效，用于肺燥干咳、阴虚痨嗽、喉痹咽痛、津伤口渴等。

玄参，微寒，无毒，凉血滋阴，泻火解毒。

石斛，微寒、甘，归胃、肾经，益胃生津，滋阴清热，用于阴伤津亏、口干烦渴、食少干呕、病后虚热、目暗不明。

四药合用，主治阴虚喉痹、肺燥干咳等。

4. 炙麻黄、地龙、穿山龙、白果

麻黄，性温辛散，始载于《神农本草经》，外解表发汗，内止咳平喘。药理研究证实，其有效成分麻黄碱可直接松弛平滑肌，发挥拟肾上腺素样作用，抑制过敏介质释放，达到平喘效果。

地龙，咸寒，清热息风，止痉平喘，常用量 10~30g，依据病情程度调整选用。虫类药物性善走窜，剔邪搜络，善祛除肺络中痰瘀等病理产物。

地龙配麻黄，寒温平调，清宣肺气，解痉平喘，均为治疗哮喘的要药；药理研究表明，两药均有扩张支气管、缓解支气管痉挛的作用，配伍使用可以发挥良好的平喘效果。

穿山龙，味苦，性平，归肝、肺经，有清肺化痰、祛风除湿、活血通络等功效。药理研究表明，穿山龙煎剂对组胺或乙酰胆碱喷雾引起的支气管痉挛都有预防作用。平喘有效成分在极性最强的部分即甾体皂苷，但均需较大剂量方有效。临床常用量 30g。

白果，具有敛肺定喘、涩精止带功效。明代李时珍《本草纲目》记载："白果……熟食益人……熟食温肺益气定喘嗽……生食降痰。"现代药理研究表明，白果通过抑制呼吸中枢而解痉平喘。

白果与炙麻黄相配，一散一收，相辅相成，既可加强平喘之功，又可

防麻黄耗散肺气。

四药合用，起到解痉平喘之效，主治支气管哮喘、慢性阻塞性肺疾病等气道痉挛性疾病。

5. 紫苏子、白芥子、莱菔子、葶苈子

紫苏子，降气行痰，使气降而痰不逆。

白芥子，温肺利气，快膈消痰。

莱菔子，消食导滞，使气行则痰行。

上述三药均为行气消痰之品，合为三子养亲汤，根据"以消为补"的原则，合而为用，各逞其长，可使痰消气顺，喘嗽自平。

葶苈子，具有泻肺降气、祛痰平喘、利水消肿、泄热逐邪之功效。

四者合用，主治痰壅气滞证，见咳嗽喘逆、痰多胸痞、食少难消、舌苔白腻、脉滑。

6. 瓜蒌、半夏、黄芩、胆南星

瓜蒌，甘寒，清热涤痰，宽胸散结，用时先煮，意在"以缓治上"，而通胸膈之痹。

半夏，辛温，化痰散结。

黄芩，苦寒，善清上焦肺热。

上述三药合用，取小陷胸汤之意，易黄连为黄芩，加胆南星清热化痰，主治痰热壅盛，见咳痰黄稠、舌红苔黄腻、脉滑数。

7. 黄芪、防风、白术、灵芝

黄芪，甘温，内补脾肺之气，外可固表止汗。

白术，健脾益气，助黄芪以加强益气固表之功。

防风，走表而散风邪，合黄芪、白术以益气祛邪，且黄芪得防风，固表而不致留邪，防风得黄芪，祛邪而不伤正，有补中寓疏、散中寓补之意，合为玉屏风散。加灵芝补益肺气，主治肺气虚证，见表虚自汗、汗出恶风、面色㿠白、舌淡苔薄白、脉浮虚。亦治虚人腠理不固，易感风邪。

8. 党参、白术、茯苓、甘草、陈皮、半夏

六君子汤以四君子汤（党参、白术、茯苓、甘草）加陈皮、半夏而成，以益气健脾之品配伍燥湿化痰之药，补泻兼施，标本兼治。

方中四君子汤益气健脾，脾气健运则气行湿化，以杜生痰之源；重用

白术，较四君子汤燥湿化痰之力益胜；半夏辛温而燥，为化湿痰之要药，并善降逆和胃止呕；陈皮既可调理气机以除胸脘痞闷，又能止呕以降胃气，还能燥湿化痰以消湿聚之痰，所谓"气顺而痰消"。主治肺脾气虚证，兼有痰湿，见面色萎黄、呕恶不舒、咳嗽胸闷、痰多稀白、不思饮食、大便不实、舌淡苔白腻、脉虚。

9. 黄芪、制附子、葶苈子、车前子、丹参

黄芪，甘温补益之品，既可补气亦可行气，兼利水，气充气行则瘀血得通、气血得畅。

制附子，辛热温阳之品，尤温心阳，可谓"益火之源以消阴翳"，阳气充盛则瘀血得通、痰浊水饮得消，标本兼治。笔者临床制附子常用剂量为 9～30g，小剂量递增，安全有效。

葶苈子，具有泻肺消肿、平喘逐水之效，利水逐痰而不伤及阴津，为治疗心力衰竭痰浊水饮之标实的佳品。

车前子，有清热利湿、化痰利水的作用。笔者注重化饮，在这里治疗肺心病、心衰能起到很好的利水作用。

丹参，活血，通心包络，且清心除烦，用于胸痹心痛、心烦不眠等。

五药配伍，补气活血，温通心脉，起到强心、利尿消肿的作用。

10. 淫羊藿、肉苁蓉、菟丝子、杜仲

淫羊藿，味辛甘，性温，走肝、肾二经，为补命门、益精气、强筋骨、补肾壮阳之要药，临床常用于治疗男子阳痿不举、滑精早泄、小便不禁，以及女子不孕等。药理研究表明，淫羊藿能增加心脑血管血流量，促进造血功能、免疫功能及骨代谢，具有抗衰老、抗肿瘤等功效。

肉苁蓉，味甘、咸，性温，归肾、大肠经，补肾阳、益精血、润肠道，主治肾阳虚衰、精血不足之阳痿、遗精、尿频余沥、腰痛脚弱、耳鸣目花、肠燥便秘等。

菟丝子，性味辛甘平，平补肝肾，始载于《神农本草经》，被列为上品。

杜仲，补肝肾，强筋骨，安胎，治腰脊酸痛、足膝痿弱、小便余沥等。近代科学研究更是发现，杜仲预防骨质疏松，有防衰老、提高免疫力的作用。

四药均具有补肾阳作用，主治肾阳虚诸症。

11. 仙茅、淫羊藿、女贞子、墨旱莲

仙茅，辛，热，有毒，入肾、肝经，温肾阳，壮筋骨，主治阳痿精冷、小便失禁、心腹冷痛、腰脚冷痹、痈疽、瘰疬、阳虚冷泻等。

淫羊藿，味辛甘，性温，走肝、肾二经，为补命门、益精气、强筋骨、补肾壮阳之要药。

仙茅与淫羊藿配伍，温肾助阳。

女贞子、墨旱莲合为二至丸，为平补肝肾之剂。方中女贞子甘苦凉，滋肾补肝，辅墨旱莲甘酸寒，滋阴益精，凉血止血，药性温和，补而不滞。

四药合用，调和阴阳，交通肾阴肾阳。

12. 柴胡、白芍、枳实、白术

柴胡，味苦辛，性微寒，入肝、胆经，味薄气升为阳，引清气上行，可祛实滞之邪，可补正气之虚，可宣内郁之阳气，长于疏肝气。

白芍，苦酸微寒，入肝、脾经。酸苦收敛为阴，长于柔肝敛阴。

柴胡合白芍，取四逆散之意，以疏肝健脾。

枳实，味苦、酸、辛，性温，辛开苦降，归脾、胃经，善破气开滞，消积除痞。

白术，味甘苦，性温，归脾、胃经，健脾利水燥湿，为"补气健脾第一要药"。

枳实配白术，取枳术丸之意，消补并用，使脾胃之气升降有序。

四药合用，可疏肝气、运脾土、和肝胃、复气机升降，主治肝脾不调诸症。

13. 黄芪、当归、肉苁蓉、桑椹、火麻仁

黄芪，味甘，性微温，归脾、肺经，乃补气之圣药。

当归，味甘辛，性温，归肝、心、脾经。《本草正》云："当归……其味甘而重，故专能补血，其气轻而辛，故又能行血，补中有动，行中有补，诚血中之气药，亦血中之圣药也。"

肉苁蓉，味甘咸，性温，归肾、大肠经，补肾阳，益精血，润肠道。《玉楸药解》云："肉苁蓉……暖腰膝，健筋骨，滋肾肝精血，润肠胃结燥。凡粪粒坚小，形如羊屎，此土湿木郁，下窍闭塞之故。……肉苁蓉滋木清风，养血润燥，善滑大肠而下结粪，其性从容不迫，未至滋湿败脾，非诸润药可比。"

桑椹，性寒，味酸甘，归肾、肝经，有补血滋阴、补益肝肾、生津止渴的作用。

火麻仁，味甘，性平，归脾、胃、大肠经，具有润肠通便的作用。

五药合用，补气补血，滋阴助阳，润肠通便，常用于老年人气血阴阳俱虚所致便秘。

14. 夏枯草、玄参、连翘、生牡蛎、浙贝母

夏枯草，辛苦寒，散结消肿。药理证实，夏枯草抗菌谱广，具有抗菌消炎作用。

玄参，甘苦咸微寒，既可清血分之热，又可解毒散结滋阴，防痰热伤阴。

连翘，苦微寒，可入卫气营血以清热，又可消肿散结。

生牡蛎，咸，微寒，入肝、肾经。《本草纲目》："化痰软坚，清热除湿，止心脾气痛，痢下，赤白浊，消疝瘕积块，瘿疾结核。"

浙贝母，清热化痰，散结解毒，治风热咳嗽、肺痈喉痹、瘰疬、疮疡肿毒。

五药合用，共奏散结化痰之效，主治肺结节、肺癌、支气管扩张等。

15. 茜草、侧柏叶、仙鹤草、三七

茜草，苦寒，归肝经，性寒入血分，凉血止血、活血化瘀，主血热咯血、吐血、衄血、尿血、便血、崩漏、经闭、产后瘀阻腹痛、跌打损伤、风湿痹痛、黄疸、疮痈、痔肿，凡血热妄行之出血证均可选用。

侧柏叶，苦寒，善清血热，又味涩而兼能收敛止血，为治各种出血证之要药，且长于清肺热，化痰止咳。

仙鹤草，味涩收敛，功能收敛止血，广泛用于全身各部位出血证，且药性平和，无论寒热虚实，皆可应用，尚有强壮补虚作用。

三七，以根部入药，性温，味甘、微苦，具有显著的活血化瘀止血之效。活血用量较大，多在 10g 左右；止血用量小，临床多用 6g 左右。

四药组合用之，凉血收敛止血、补血，主治肺结核、支气管扩张等咯

血者。

16. 白术、白芍、陈皮、防风

四药合为痛泻要方。

方中白术苦温,补脾燥湿,为君药。白芍酸寒,柔肝缓急止痛,与白术配伍,为臣药。陈皮辛苦而温,理气燥湿,醒脾和胃,为佐药。防风燥湿以助止泻,为脾经引经药,故为佐使药。

主治脾虚肝旺之泄泻,见肠鸣腹痛、大便泄泻、泻必腹痛、泻后痛缓、舌苔薄白、脉两关不调、左弦而右缓。笔者临床上多用于肺系疾病合并肠易激综合征者。若腹痛明显,易陈皮为青皮,易防风为薤白,加强理气止痛之效。

17. 龙骨、牡蛎、远志、茯神

龙骨,味涩、甘,性平,归心、肝、肾经,具有镇惊安神、平肝潜阳、固涩收敛功效,主治惊悸怔忡、失眠健忘、惊痫癫狂、头晕目眩、自汗盗汗等。

牡蛎,咸,微寒,入肝、肾经。现代药理研究表明,牡蛎具有安神养心宁志、平肝潜阳等诸多功效。

远志,苦辛,微温,归心、肾、肺经,安神益智,解郁,治惊悸、健忘、梦遗、失眠。《名医别录》:"定心气,止惊悸,益精。"

茯神,性味甘淡平,有渗湿、健脾、宁心等功效,用于痰饮、水肿、小便不利、泄泻、心悸、眩晕。

四药合用,起到安神益智、宁心定悸之效,临床多用于失眠多梦、胆怯易惊。

18. 青蒿、鳖甲、知母、黄柏、地骨皮

青蒿,苦辛而寒,其气芳香,清热透络,引邪外出。

鳖甲,咸,微寒,直入阴分,滋阴退热。

青蒿配鳖甲,滋阴清热,内清外透,使阴分伏热宣泄而出。如吴瑭自释:"青蒿不能直入阴分,有鳖甲领之入也;鳖甲不能独出阳分,有青蒿领之出也。"

知母、黄柏,苦寒质润,滋阴降火,共助鳖甲养阴退虚热。

地骨皮,具有退热除蒸、凉血清肺降火等功效。

五药合用，共奏养阴透热之功，主治阴虚内热。

19. 乌药、山药、益智仁、桑螵蛸、白茅根

乌药温肾散寒，山药补肾固精，益智仁温补肾阳、收敛精气，三药合为缩泉丸。

桑螵蛸，味甘、咸，性平，归肝、肾经，固精缩尿，补肾助阳。《本经逢原》云："桑螵蛸……功专收涩，故男子虚损，肾衰阳痿，梦中失精，遗溺白浊方多用之。《本经》又言通五淋，利小便水道，盖取以泄下焦虚滞也。"

白茅根，甘，寒，归肺、胃、膀胱经，凉血止血，清热利尿。《神农本草经》云："主劳伤虚羸，补中益气，除瘀血、血闭、寒热，利小便。"

五药合用，共奏补肾缩尿之功，临床多用于老年人夜尿多、小便淋沥不尽等。

我的从医之路

　　我父亲是一名军医，受家庭熏陶，我自幼的理想就是做一名治病救人的医师。由于历史原因，在那个年代，大学生都是从工农兵中推荐，所以我高中毕业时无法升大学，被分配到了药店工作，跟老药工学习了半年的中药炮制、加工，又当了2年的中药调剂师，这使我对中药有了感性认识。工作3年后，我迎来了恢复高考的消息，于是积极报名备考，但时间紧、任务重，没有教材，我四处借书，白天上班，下班后抓紧每一分每一秒复习功课。最终，我被山西中医药大学前身山西医学院中医大学班录取，成为山西医学院首届中医本科学生。在收到录取通知书的那一刻，我喜极而泣，我的心愿达成了。

　　在5年的大学时光里，我深知学习来之不易，更发愤学习医学知识，奠定理论基础，而且同学们个个都是强者，促使我努力取长补短，如饥似渴地学习，最终以优异的成绩毕业。

　　毕业后，我顺利进入山西省中医院工作。刚参加工作那几年，正值自学考试热的时期，我应邀到一些学校讲《中医基础理论》《中药学》《方剂学》等课程，进一步夯实了中医学的功底。

　　尽管在校时，我们学习了西医的一些课程，但初上临床工作后，我仍感觉到西医知识的不足及临床经验的匮乏。于是，20世纪90年代初，我参加了首都医科大学附属北京朝阳医院举办的为期1年的全国呼吸病学习班，在那一年的学习期间，我不仅跟着临床老师学，而且还拜同学为师。从阅片、肺功能等最基础知识开始，到轮转呼吸重症监护病房（RICU）时危重患者的管床及抢救，我都积极参与并不断总结经验，不断磨炼自己的心理素质。这一年的历练，夯实了我的临床应急能力，为以后中西医结合诊治呼吸系统疾病开拓了思路。

　　20世纪90年代末，我有幸成为山西省跨世纪人才，有机会脱产进修学习，于是我选择了早已向往的中国中医研究院（现中国中医科学院）西苑医院。在西苑医院学习期间，我跟着国医大师出门诊，听中西医学术讲座，并积极应用于临床实践。经过这样耳濡目染的学习，收获颇丰，我的心里豁然开朗，认定了中西医结合诊治疾病这条路。

有了方向，工作起来就有了目标，更有了不断前行的动力。近 40 年的临床实践，让我深深体会到：中医是一门实践医学，经验是在临床诊疗过程中点滴积累的，学术观点也是由浅入深融会贯通形成的。"读经典，重临床"是必经之路，同时也要接纳不断更新的现代医学知识，使思维更宽广。辨病、辨证、辨体质是我临床遵循的纲领，基于此，我把呼吸系统疾病按西医病名分类，四诊合参，按中医辨证分为不同证型，自拟常用30 余首基础方，灵活化裁，喜用对药、角药、组药成方，这样运用起来更得心应手，便于总结。

师古不泥古，冬病夏治贴敷方面，在前辈圣贤常用方的基础上，我将古籍中记载的一个方子扩充为两个方子，采用双药交替贴敷。贴敷穴位也由背脊穴扩充为以背脊穴为主，腰、腹、四肢穴位配合的双穴理论，以期整体调理患者体质。我科 30 余年的冬病夏治贴敷疗法声名远播，患者口口相传，交口称赞。在此基础上，我们申请院级及省级相关课题，包括基础动物实验及临床试验，深入探讨及挖掘冬病夏治贴敷治疗的作用机制及临床疗效，并在国家级及省级刊物发表多篇论文。

呼吸系统疾病如慢性咽炎、鼻炎、支气管哮喘、慢性阻塞性肺疾病、肺间质纤维化等，病程较长，易反复发作，短期治疗难以奏效，且长时间用药，患者又很难坚持。而膏方则是通过调理患者体质，起到预防疾病反复发作的目的。1 料膏方 2 个月左右的周期，口感好，患者更容易坚持服用。10 年前，我参加了全国膏方学习班，参观了膏方制备流程，观摩了国医大师的临床实践操作，听了相关学术交流，很受启发。于是，从那时起，我就开展了冬季膏方治疗呼吸系统疾病的诊疗实践。10 年来，通过临床不断实践，不断完善及总结，受益患者逐年增多。

临床中，在重视内服法的同时，我还不断扩充外治法，如穴位注射法、穴位埋线、肠疗（直肠滴入疗法）等。在直肠滴入治疗中，我创制了肛滴平喘方及肛滴退热方，用于住院患者的治疗，疗效显著。同时，我们申请了肠疗相关课题，并发表了相关文章，目前正在申报山西省科学技术进步奖。

20世纪初，我师从善治心血管病、杂病的王裕颐导师，成为第三批全国老中医药专家学术经验继承工作继承人。3年的临证学习，使我收获颇丰。同时，跟师期间，我主持的"化瘀祛痰法干预心脑血管事件危险因素的研究"获得2010年山西省科学技术进步奖三等奖。

我科研制的院内制剂——宣肺平喘胶囊，深受患者好评，年销量很大。山西省科学技术厅课题"宣肺平喘胶囊防治慢性阻塞性肺疾病的临床及作用机制"，获得2020年山西省科学技术进步奖三等奖。

作为呼吸专业的医师，我两次参加了抗疫工作，一次是2003年的严重急性呼吸综合征疫情，一次是2019年的新型冠状病毒肺炎疫情；作为省内中医专家组成员，我参与了中医诊疗、防治方药的方案制订，疫情病案的分析等工作，受到省内及院级奖励。

担任科主任的13年期间，我带领科室医护同心，使科室由小变大，由弱变强，形成了合理的人才梯队。2005年，我开始招收硕士研究生，先后共培养研究生15名，同时担任山西中医学院（现山西中医药大学）师承导师，培养学生6名。学生们毕业后，被分配到省内外不同岗位，各自发光发热，我以他们为傲。

2018年，我被评为山西省名中医。2020年，在省级及院领导的支持下，授予成立了名医工作室。工作室成立以来，配置了计算机、声像采集系统、实时记录设备等，收集整理临床典型医案、处方等原始资料，建立临证经验和文献数据库，开展学术经验传承班培训、病案讨论和中医医案评价等，同时工作室传承人结合工作实际，积极开展名老中医药专家学术观点和临床经验相关课题的研究，各项工作均有条不紊地进行。

回顾自己的职业生涯，虽然曾经有迷茫、有困惑，但初心未改，一直都在前行的路上。如今所拥有的一切，除了自身努力外，我更感激国家及医院的培养。今后，无论医疗环境如何变化，我都要用我所学，服务患者，回馈社会。

王洋

2022年8月

验方索引

B

鼻炎 1 号方　008

鼻炎 2 号方　008

补肺健脾颗粒　111

C

苍耳子油滴鼻剂　009

柴胡加龙骨牡蛎汤加减　113

除湿清肺颗粒　110

喘平 1 号方　050

喘平 2 号方　050

F

肺结节方　082

肺纤 1 号方　066

肺纤 2 号方　066

肺纤 3 号方　067

G

肛滴平喘方　183

肛滴退热方　184

固摄利尿方　149

J

加味脱敏增免汤　003

解毒护肺颗粒　110

K

抗痨方　098

咳血方　142

L

理中降逆汤　019

N

宁心助眠方　138

Q

强心定喘方　059

强心利水方　144

芩腥公英洗鼻剂　187

S

散结逐瘀方　011

收敛止汗汤　140

T

葶苈泻肺颗粒　111

脱敏增免汤　029

X

哮平方　027

行滞通便方　152

悬饮方　147

Y

咽炎 1 号方　009

咽炎 2 号方　010

咽炎 3 号方　010

益气除瘟颗粒　109

益气散结方　089

Z

支扩 1 号方　040

支扩 2 号方　042